Peter Deadman

Qigong

Peter Deadman

Qigong

Körper, Atem und Geist kultivieren

Deutsche Übersetzung:
Inken Stenger und Verlag Systemische Medizin

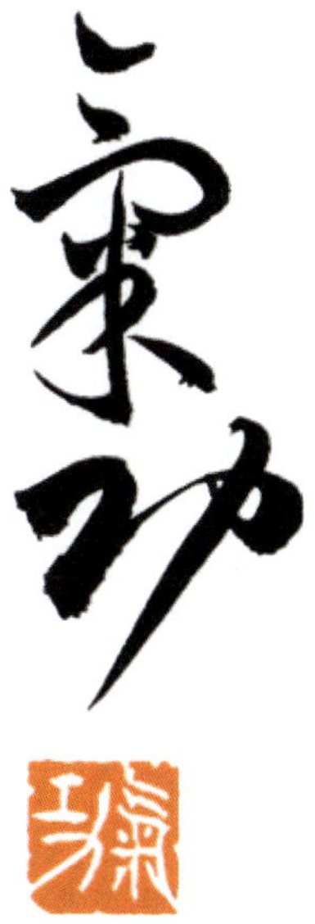

verlag
systemische
medizin

Zuschriften, Verbesserungsvorschläge und Kritik
Verlag Systemische Medizin AG
Müllerstraße 7 – 93444 Bad Kötzting
info@verlag-systemische-medizin.de
Titel der Oroginalausgabe:
QIGONG
Cultivating body, breath & mind

Wichtiger Hinweis für den Leser
Durch Forschung und klinische Erfahrungen unterliegen die Erkenntnisse in Medizin und Naturwissenschaften einem beständigen Wandel. Der Autor hat sorgfältig geprüft, dass die in diesem Werk getroffenen therapierelevanten Aussagen und Angaben dem derzeitigen Wissensstand entsprechen. Hierdurch wird der Leser dieses Werkes jedoch nicht von der Verpflichtung entbunden, ggf. auch anhand anderer Werke zu diesem Thema zu prüfen, ob die dort getroffenen Aussagen und Angaben von denen in diesem Werk abweichen. Der Leser trifft seine Therapieentscheidung in eigener Verantwortung. Ggf. erwähnte Produktnamen sind geschützte Marken oder eingetragene Markenzeichen der jeweiligen Eigentümer, Unternehmen oder Organisationen, auch wenn sie im Einzelnen nicht ausdrücklich als solche gekennzeichnet wurden.

Bibliografische Information der Deutschen Bibliothek
Die Deutsche Bibliothek verzeichnet diese Publikation in der Deutschen Nationalbibliografie; detaillierte bibliografische Daten sind im Internet über <http://dnb.ddb.de> abrufbar.

Deutsche Übersetzung und Lektorat:
Inken Stenger und Verlag Systemische Medizin, Bad Kötzting
Redaktion: Theresa Fischer, Bad Kötzting
Illustrationen, Abbildungen und Videos: Peter Deadman, Hove/Sussex
Satz und Herstellung: publishing support, München
Umschlaggestaltung: Stefan Dangl, München
Druck und Bindung: publishing support, München
Titelfoto: Adobe Stock

ISBN 978-3-86401-084-2

Aktuelle Informationen finden Sie im Internet unter www.verlag-systemische-medizin.de

Inhalt

Kapitel 3 | Atmung kultivieren

Kapitel 4 | Geist und Emotionen kultivieren

Kapitel 5 | Yin und Yang im Qigong

Kapitel 6 | Geschichte der Selbstkultivierung

Kapitel 7 | Qigong-Stile und -Formen

Kapitel 8 | Über die Praxis und andere Überlegungen

»Das höchste Gut ist wie Wasser.
Wasser gibt allen Dingen Leben und strebt nicht.
Es fließt an Orten, die Menschen ablehnen, und ist so wie das Dao.
Lebe nah an der Erde.
Gehe in der Meditation tief in dein Herz.
Sei sanft und freundlich im Umgang mit anderen.
Sei wahrhaftig in deinen Worten.
Sei gerecht in deinen Entscheidungen.
Sei kompetent in deinen Geschäften.
Achte auf den richtigen Zeitpunkt in deinen Handlungen.«

Daodejing, 4. Jahrhundert v. Chr.[1]

Vorwort

Dies ist ein Buch über *Qigong* – eine bewährte Praxis, die geschickte Bewegungen, achtsame Konzentration und tiefe, langsame Atmung miteinander verbindet. Obwohl es fest in der chinesischen Tradition verwurzelt ist, hoffe ich, dass es auch als Leitfaden für die Erkundung der weiteren Welt achtsamer Bewegungen dienen wird.

Mein Ziel ist es, diese transformative Praxis bekannter zu machen. Ich habe versucht, ihre Ursprünge, die ihr zugrunde liegenden Philosophien und die wachsende Zahl wissenschaftlicher Forschungsergebnisse, die sie belegen, zu erläutern. Dabei habe ich auf meine fünfzigjährige Erfahrung in der Chinesischen Medizin, meine jahrzehntelange *Qigong*-Praxis und mein Studium des *Yang Sheng* – der 2500 Jahre alten Tradition der Lebenspflege – zurückgegriffen. Für diejenigen, die mehr erfahren möchten, ist mein Buch »*Live Well Live Long: Teachings from the Chinese Nourishment of Life Tradition*« eine gute Ergänzung zu diesem Buch. Da es schwierig ist, *Qigong* anhand von Illustrationen und schriftlichen Anweisungen zu erlernen, habe ich in diesem Buch zahlreiche Links zu Dutzenden von Demonstrationsvideos eingefügt. Ich hoffe, dass dies die Leser dazu ermutigt, es auszuprobieren. Regelmäßiges und engagiertes Üben wird nach und nach einen Schatz offenbaren, der uns immer wieder bereichert – Jahr für Jahr, Jahrzehnt für Jahrzehnt, einen Schatz, der unser Leben wirklich verändern kann.

Die Kultivierung und Integration von Körper, Atem und Geist wird in China seit Beginn der Geschichtsschreibung vor fast zweieinhalbtausend Jahren praktiziert. Für manche war es ein Weg, die Gesundheit zu verbessern und das Leben zu verlängern. Kampfkünstler praktizierten, um ihre Kampffähigkeiten zu verbessern. Daoisten strebten nach Transformation und Verschmelzung mit dem *Dao*, Buddhisten nach *Sunyata* (»Leerheit«) und Konfuzianer nach dem Weg des Himmels. Lehrer der Kunst des *Yang Sheng* ermutigten ihre literarischen Mitstreiter, sich aus einem faulen und ausschweifenden Lebensstil zu befreien, während es für Ärzte der traditionellen Medizin ein Mittel zur Vorbeugung von Krankheiten und zur Unterstützung der Behandlung war.

Einige seiner Anhänger bevorzugten Ruhe, Stille und tiefe Präsenz. Sie praktizierten Atemkontrolle, Visualisierung, Mantra-Rezitation, sexuelle Kultivierung und innere Alchemie. Andere fühlten sich eher zu den körperlichen Vorteilen eines starken, ausgerichteten und ausgeglichenen Körpers hingezogen, insbesondere zu »inneren« Kampfkünsten wie *Taijiquan* (*Tai Chi*) – dem Training sanfter, aber kraftvoller Bewegungen. Doch alle diese Praktizierenden arbeiteten auf die eine oder andere Weise innerhalb derselben Tradition.

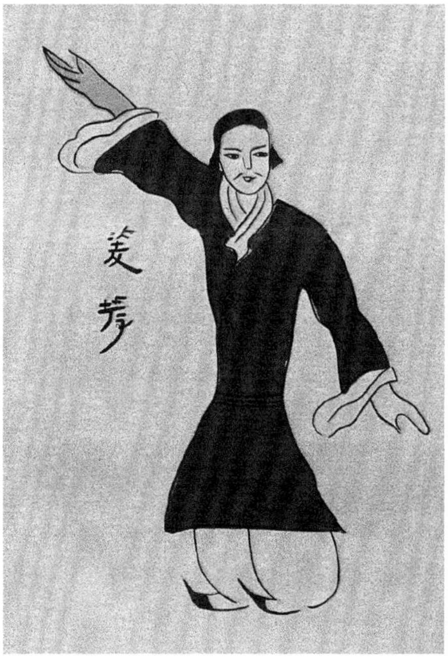

Angesichts dieser Vielfalt an Absichten ist es nicht verwunderlich, dass im Laufe der Geschichte eine Vielzahl unterschiedlicher Bezeichnungen verwendet wurde. Seit den 1950er Jahren hat jedoch der Begriff »*Qigong*« (oder manchmal auch »innere Künste«) die meisten davon weitgehend verdrängt und dient als Oberbegriff für viele dieser unterschiedlichen Ansätze.

Qigong benötigt keine spezielle Ausrüstung oder Kleidung, ist kostenlos und kann überall praktiziert werden – vom Berggipfel bis zum Schlafzimmer. Das Ziel ist eine bessere Gesundheit, ein längeres Leben, die Verbindung zu etwas Größerem als uns selbst und ein wirksames und mitfühlendes Handeln. Es kann jeden Aspekt unseres Lebens verbessern.

Diejenigen von uns, die sich dieser Praxis verschrieben haben, wissen, was für ein reiches Geschenk sie ist. Ich hoffe, dass dieses Buch dazu beiträgt, zu erklären, warum langsame, achtsame Bewegungen so gut für uns sind. Außerdem möchte ich anderen die gleiche Liebe zum *Qigong* vermitteln, die mich seit über drei Jahrzehnten inspiriert.

Chinesische Schreibweise

Bis in die 1950er Jahre war das Wade-Giles-System aus dem 19. Jahrhundert die wichtigste Methode, chinesische Wörter auf Englisch zu schreiben, und einige davon sind uns auch heute noch geläufig. Beispiele hierfür sind *chi*, *K'ung Fu-tzu*, *Peking*, *tai chi ch'uan*, *ch'i kung* und *Mao Tse-tung*. Im moderneren Pinyin-System, das in den 1950er Jahren in China entwickelt wurde, wurden daraus *qi*, *Kongfuzi*, *Beijing*, *taijiquan*, *qigong* und *Maozedong*. Aus Sicht der Popularisierung von *Qigong* ist es bedauerlich, dass die Entwickler von Pinyin beschlossen haben, das Wort »*chee*« mit »*qi*« zu schreiben.

Da die Anzahl der Silben im Chinesischen relativ gering ist, werden im Pinyin häufig Intonationsakzente hinzugefügt, beispielsweise Kǒngfūzǐ, obwohl diese in englischsprachigen Büchern, einschließlich dieses Buches, in der Regel weggelassen werden. Ich habe für die meisten chinesischen Wörter die Pinyin-Schreibweise verwendet, mit der wichtigsten Ausnahme »*Tai Chi*« (anstelle von »*Taiji*«), da dieser Begriff so weit verbreitet ist. Außerdem habe ich die meisten chinesischen Wörter im gesamten Buch kursiv gesetzt – mit Ausnahme derjenigen, die fast schon Teil der englischen Sprache geworden sind, wie beispielsweise »Yin«, »Yang« und »Qi«.

Haftungsausschluss

Ich bin kein Sinologe und kann weder Chinesisch lesen noch sprechen. Meine Quellen sind sekundäre Quellen, und ich bin den Übersetzern und Dolmetschern der chinesischen Philosophie und Selbstkultivierungstraditionen, deren Arbeit ich verwendet habe, zutiefst dankbar.

Es war vielleicht unklug von mir, mich zu diesen Themen sachkundig äußern zu wollen, und ich bin mir sicher, dass meine Ansichten zu *Qigong*, dem Universum und allem anderen Kritik hervorrufen werden. Ich kann darauf nur antworten, dass dies meine derzeitige Sichtweise ist und ich danach handle. Ich hoffe, dass ich offen für Veränderungen bleibe und weiter lernen werde.

Zum Schluss noch ein paar formelle Hinweise. Ich habe in diesem Text und in den Videos, auf die er verweist, stets versucht, die Sicherheit in den Vordergrund zu stellen – ohne dabei den Geist, den Körper oder die Atmung zu sehr zu beanspruchen. Ich kann jedoch keine Verantwortung für Schäden übernehmen, die im Zusammenhang mit den hier beschriebenen und demonstrierten Übungen entstehen. Wenn Sie Fragen haben, wenden Sie sich bitte an einen Lehrer vor Ort oder kontaktieren Sie mich. Ich werde mein Bestes tun, um Ihnen weiterzuhelfen.

Gebrauch des Buches

Als ich meine Frau Jenny bat, den Text dieses Buches durchzulesen, war ihre Antwort nach der ersten Stunde: »Das ist ganz schön schwer.« Sie kennt sich zwar mit Yoga-Körperarbeit und Meditation aus, aber nicht so sehr mit Yin und Yang, Qi, *Dao*, *Jing* und anderen Begriffen, denen sie im ersten Kapitel begegnet ist. Daher empfand sie das Buch als neu, kompakt und etwas schwerfällig. Wenn es Ihnen genauso geht wie ihr, empfehle ich Ihnen, sich durch das Buch zu »schnüffeln« – lesen Sie vor, blättern Sie zurück, lesen Sie weiter. Sie müssen nicht jedes Kapitel in einem Zug durchlesen, dafür habe ich das Buch in kurze Abschnitte unterteilt.

Videos

Dieses Buch enthält Links zu kostenlosen Online-Videos. Scannen Sie die im Text abgedruckten QR-Codes, um direkt zum jeweiligen Video oder zur vollständigen Videobibliothek zu gelangen. Alternativ finden Sie alle Videos auch unter https://verlag-systemische-medizin.de/peter-deadman-qigong-koerper-atem-und-geist-kultivieren

Video 1: Was ist Qigong?

Akupunkturpunkte

Abbildungen und Lage der im Text erwähnten Akupunkturpunkte finden Sie auf den Seiten 188 und 189. Die Punktabbildungen stammen aus »*A Manual of Acupuncture*« von Peter Deadman und Mazin Al-Khafaji mit Kevin Baker (amanualofacupuncture.com, deutsche Übersetzung erhältlich im Verlag Systemische Medizin).

Dank

Amy Hunter, Daniel Maxwell, David Palmer, Gary Carter, Jenny Deadman, Kaz Wegmuller, Manuel Maturano, Pete Blackaby und Sam Moor.

Die British Library Tom Bisio

Wellcome Bildarchiv Wikipedia

Und ganz besonders Roy Jenzen, von dem ich viel gelernt habe.

Models Sam Moor und Antonia Stringer

Fotografie Si Mitchell

Kalligraphie Jing Wang www.plumblossomink.art

Definitionen

Dantian
Wörtlich »Elixierfeld« oder Energiezentrum; von den drei *Dantians* ist der untere in der *Qigong*-Praxis der wichtigste (Seite 22).

Dao
Die unbeschreibbare Quelle aller Phänomene (Seite 21).

Daoyin
Wörtlich »das Qi führen und ziehen«; bis zur fast universellen Übernahme des Begriffs *Qigong* im 20. Jahrhundert, die gebräuchlichste Bezeichnung für Körper-Geist-Atem-Übungen.

Erde (di)
Die frühe chinesische Kosmologie besagt, dass klares Qi aufstieg und den Himmel bildete, während trübes Qi absank und die Erde bildete. In diesem Buch ist die Erde der Boden unter unseren Füßen, unsere Wurzel und unsere Stabilität, die Quelle natürlichen Wachstums und tiefer Weisheit.

Himmel (tian)
Ursprünglich die Wohnstätte der Götter, dann die Kraft, die das Leben der Menschen beherrscht. In diesem Buch ist der Himmel der Himmel, das Licht der Sonne und das unendliche Universum, in dem wir schwimmen.

Jing
Wird normalerweise mit »Essenz« übersetzt, in diesem Buch jedoch als »*Jing*« belassen; die reichhaltigste und tiefste Form der Körperenergie (Seite 17).

Qi
Wird gemeinhin mit »Energie« übersetzt, ist aber in Wirklichkeit unübersetzbar (Seite 17).

Neidan

Die daoistische Praxis der Kultivierung des inneren Elixiers, die sich aus der Praxis des *Waidan* – der Suche nach dem äußeren Elixier – entwickelte, besser bekannt als Alchemie. Im *Neidan* ist die Kultivierung des Qi und dessen Zirkulation durch den Körper eine esoterische Praxis, die den Rahmen dieses Buches und die Erfahrung des Autors sprengen würde (Seite 24).

Neijia

Innere Methode. Praktiken, die Entspannung, Achtsamkeit, die Kultivierung des Qi und Körperbewegungen betonen, die von innen (Kern und Wirbelsäule) nach außen fortschreiten. Neben *Qigong* ist *Tai Chi* die bekannteste dieser Praktiken.

Zhan Zhuang

Meditatives Stehen wie ein Pfahl oder ein Baum; eine Praxis, die in den meisten Schulen der inneren Künste verbreitet ist (Seite 34).

Kapitel 1
Grundlegende Theorien

Yinyang

陰
陽

Yinyang beschreibt zwei gegensätzliche, sich jedoch ergänzende Kräfte (Yin und Yang), die sich im gesamten Universum manifestieren, von seiner kosmischen Expansion und Kontraktion bis hin zum Herzschlag. Yin und Yang bringen sich gegenseitig hervor, unterstützen und beschränken sich gegenseitig. Es kann kein Yin ohne Yang geben, ebenso wenig wie Yang ohne Yin. Keines ist überlegen oder dominierend.

Obwohl äußerlich einfach, kann die Yin-Yang-Theorie Einblicke in fast jeden Aspekt unseres Lebens bieten und durchdringt die Praxis des *Qigong*.

Yang manifestiert sich als Feuer, Hitze, Licht, Sonne und Himmel, Morgendämmerung und Tag, Frühling und Sommer, Bewegung und Aktion, Aufsteigen, Härte und Männlichkeit. Im Körper beschreibt es Funktionen (Herzschlag, Darmperistaltik, Stoffwechselaktivität, Vitalität), die aufrechte Haltung, den Rücken und die Außenseite des Körpers, den Oberkörper sowie aufsteigende und ausdehnende Bewegungen.

Yin manifestiert sich als Wasser, Kühle, Dunkelheit, Mond und Erde, Abend und Nacht, Herbst und Winter, Ruhe und Nahrung, Empfänglichkeit, Weichheit und Weiblichkeit. Im Körper beschreibt es Struktur und Materialität (Fleisch, Muskeln, Blut, Flüssigkeiten usw.), Befeuchtung und Ernährung, die Vorderseite und das Innere des Körpers, den Unterkörper, Zusammenziehen, Sinken und Liegen.

Das Dao erzeugt eins.
Eins erzeugt zwei.
Zwei erzeugt drei.
Und drei erzeugt die zehntausend Dinge.
Die zehntausend Dinge tragen Yin und umfassen Yang. Durch die Vereinigung dieser Kräfte erreichen sie Harmonie.

Daodejing, 4. Jahrhundert v. Chr.[2]

Grundprinzipien von Yin und Yang

Wenn entweder Yin oder Yang sein Extrem erreicht, verwandelt es sich in einem ständig fließenden Kreislauf in sein Gegenteil.

Mit Tagesanbruch beginnt Yang (Licht, Wärme und Aktivität) zu wachsen und erreicht seinen Höhepunkt zur Mittagszeit. Dann muss Yang unweigerlich zurückgehen, während Yin (Dunkelheit, Kühle und Stille) sich zunächst unmerklich, dann aber bald in völliger Dunkelheit in der Mitte der Nacht ausbreitet. Diesen Prozess sehen wir auch im langsamen Wechsel der Jahreszeiten (Frühling, Sommer, Herbst, Winter) und im Lebenszyklus des Menschen (Geburt, Reife/Blütezeit, Alter und Tod). Das Bewusstsein, dass Extreme unweigerlich ins Gegenteil umschlagen und dass wir diesen Prozess steuern lernen können, wenn wir es vermeiden, bis an die Grenzen zu gehen, prägte die frühen Lehren des Daoismus. Wie es im *Daodejing* heißt: »Schärfe die Klinge zu sehr, und die Schneide wird bald stumpf.«

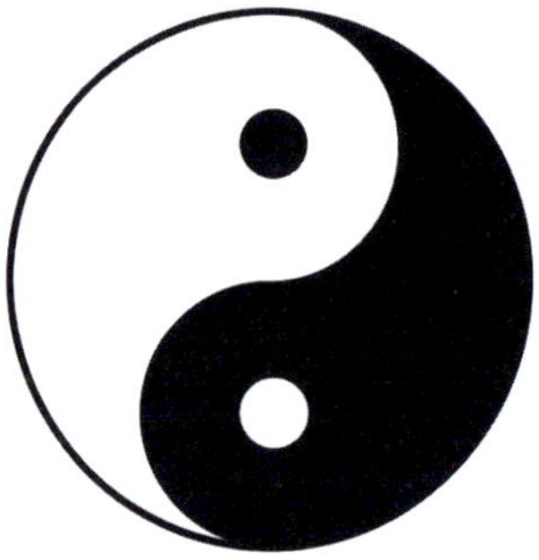

Das Taijitu

Yin und Yang sind Gegensätze, ergänzen sich jedoch und enthalten jeweils den Keim des anderen.

Dies kommt am deutlichsten im berühmten Yin-Yang-Symbol (bekannt als *Taijitu* – höchste Polarität oder höchstes Ultimatives) zum Ausdruck. Selbst in den Tiefen der Yin-Dunkelheit liegt der Keim der Yin-Morgendämmerung, so wie der Frühling geduldig tief in der gefrorenen Erde wartet.

Yin und Yang sind relativ

Eine Kerze brennt hell in einem dunklen Raum, doch ihr Licht ist an einem sonnigen Tag unbedeutend.

Yin und Yang im Qigong (und im Leben)

Die Yin-Yang-Theorie durchdringt die Praxis des *Qigong*, und ein ganzes Kapitel dieses Buches ist ihrer Erforschung gewidmet. Im weiteren Sinne kann sie uns als Leitfaden dienen für mehr Harmonie in allen Bereichen unseres Lebens zu erreichen. Wir bringen Aktivität und Ruhe, Fülle und Leere, Anstrengung und Entspannung, Kraft und Sanftheit, Klarheit des Geistes und Offenheit, den Drang nach Veränderung und die Fähigkeit, das zu akzeptieren, was ist, sowie die Fähigkeit, geerdet und verankert zu bleiben und gleichzeitig unseren Geist und unsere Seele fliegen zu lassen, in ein dynamisches Gleichgewicht.

Jing

精

Essenz ist die gebräuchlichste englische Übersetzung des Begriffs *Jing*. Das Schriftzeichen besteht aus zwei Teilen. Der eine steht für ein Reiskorn, der andere für Grün – sowohl in der Bedeutung der Farbe als auch im Sinne von frisch und jugendlich.[4] *Jing* bezeichnet somit ein weiches, feuchtes und leicht grünes Reiskorn, das in sich das Potenzial zum Wachsen birgt. Angesichts der zentralen Bedeutung von Getreidekörnern in der chinesischen Kultur stellt dieses Bild »*Jing*« als eine besonders reichhaltige und wertvolle Form der körperlichen Energiesubstanz dar. Seine Bedeutung ist weit gefasst und umfasst die vererbte Essenz (etwa gleichbedeutend mit unserer genetischen Veranlagung) und die erworbene Essenz (die verdichteten Ressourcen, die nach der Geburt aus dem Überschuss an Energie aus Nahrung, Getränken und Atmung gewonnen werden). Eine ausführlichere Erörterung findet sich auf Seite 166. *Jing* bezieht sich auch auf die sexuelle Essenz in Form von Samenflüssigkeit, Sperma, Eizellen und ovulatorischem Vaginalschleim und wird durch tiefe innere Praktiken wie achtsames *Dantian*-Atmen genährt. Im *Qigong* kann *Jing* einfach den materiellen, physischen Körper bezeichnen.

»Wer die Lebensessenz [Jing] bewahrt und auf natürliche Weise erzeugt, wird äußerlich von Ruhe erfüllt sein. Diese Ruhe, die wir in uns spüren, betrachten wir als Quelle. Wie eine Flut harmonisiert und gleicht sie aus, und wir betrachten sie als Quelle der Lebensenergie. Wenn die Quelle nicht versiegt, sind die vier Glieder fest. Wenn die Quelle nicht versiegt, zirkuliert die Lebensenergie frei durch die neun Öffnungen.«

Nei Ye (Innward Training), 4. Jahrhundert v. Chr.[3]

Qi

氣

Der Begriff Qi wird meist mit Energie übersetzt. In der Chinesischen Medizin und den inneren Kampfkünsten wird er oft als eine Art unsichtbare Kraft verstanden, die durch den Körper und seine Akupunkturmeridiane fließt und durch die Kraft des Geistes beim *Qigong* gelenkt werden kann. Manche glauben, dass sie bewusst aus dem Körper heraus projiziert werden kann. Je mehr wir uns jedoch mit der Geschichte und Verwendung des Begriffs Qi im Chinesischen beschäftigen, desto simpler erscheint dieses Bild.

Das Wort *Qigong* setzt sich aus zwei Schriftzeichen zusammen – *Qi* und *Gong*. *Gong* ist relativ einfach und bedeutet »Arbeit«, »Fertigkeit« oder »Kultivierung«. Der Begriff »*Gongfu*« (Kung Fu) bedeutet beispielsweise nicht, Ziegelsteine zu zerschlagen oder Sprungkicks auszuführen, sondern bezieht sich auf die Leichtigkeit, mit der eine Person etwas tut – eine Fertigkeit, die durch viele hundert oder tausend Stunden geduldigen Übens erworben wird. Das kann Kampfsport sein, das Spielen eines Musikinstruments, das Durchführen einer Operation oder das Zubereiten von Tee in der *Gongfu*-Teezeremonie.

»Menschen werden aufgrund der Ansammlung von Qi geboren. Wenn es sich ansammelt, gibt es Leben. Wenn es sich auflöst, gibt es Tod. Es gibt ein Qi, das alles in der Welt verbindet und durchdringt.«

Zhuangzi, 3. Jahrhundert v. Chr.[5]

»Die Menschen leben im Qi und das Qi lebt in den Menschen. Vom Himmel und der Erde bis hin zu den zehntausend Dingen benötigt jedes einzelne Qi, um zu leben. Diejenigen, die ihr Qi besonders gut zirkulieren lassen können, sind innerlich in der Lage, ihren Körper zu nähren, und äußerlich können sie Krankheiten abzuwehren.«

Ge Hongs Inner Chapters of the Master Who Embraces Simplicity, 4. Jahrhundert[6]

Wenn *Qigong* also die Fähigkeit oder Kultivierung von Qi ist, bleibt die Frage: »Was ist Qi?« Der Begriff kommt in der chinesischen Sprache überall vor. Das *Große Wörterbuch der chinesischen Schriftzeichen* gibt 23 Definitionen – keine davon ist Energie. Dazu gehören Wolken, Atmung, Wetter, Gase und Kraft. Zu den vielen Dutzenden zusammengesetzten Begriffen gehören *huo qi* (Wut), *he qi* (Geschlechtsverkehr), *mai qi* (tot sein), *qi ya* (Luftdruck) und *nuan qi* (Zentralheizung). Es ist klar, dass Qi eher wie ein abstraktes Prinzip als wie ein Substantiv funktioniert und sich auf etwas Immaterielles bezieht – ein Gefühl, eine Eigenschaft, eine Idee. Es ist auch klar, dass seine Verwendung kontextabhängig ist; sie hängt davon ab, worüber wir sprechen.

In diesem Sinne ist Qi ein äußerst wertvolles Wort mit einer Vielzahl von Verwendungsmöglichkeiten, das andere Sprachen gut übernehmen könnten. Beispielsweise nehmen wir ständig Eindrücke aus unserer Umgebung auf, die als eine Form von Qi beschrieben werden können – die immaterielle Eigenschaft einer Person, eines Musikstücks, einer Landschaft, eines Gerichts oder eines Körpergefühls.

Die Geschichte von Qi

Die allererste Form des Schriftzeichens für »Qi« hatte die Gestalt von Dampf, der aufsteigt und Wolken bildet. Später entwickelte sich daraus die Bedeutung »Atmung«, wobei in der daoistischen Selbstkultivierung von »Qi essen« und »Atem konzentrieren« die Rede ist. Aus diesem Grund betrachten einige *Qigong*-Praktizierende *Qigong* nach wie vor in erster Linie als Atemübung.

»Was die Materie betrifft, haben wir uns alle geirrt. Was wir Materie genannt haben, ist Energie, deren Schwingung so weit abgesenkt wurde, dass sie für die Sinne wahrnehmbar ist. Materie ist Geist, reduziert auf den Punkt der Sichtbarkeit. Es gibt keine Materie.«

Albert Einstein 1879–1955

Philosophen nahmen eine umfassendere Sichtweise ein und betrachteten Qi als die grundlegende Substanz, aus der alles im Universum besteht. In seiner reinsten Form manifestiert es sich als leerer Raum, dann in zunehmender Verdichtung als Wärme und Licht, Elektrizität, Wind und schließlich als flüssige und feste Materie. Alles ist Qi in dem einen oder anderen Zustand.

Der konfuzianische Gelehrte Zhang Zai aus dem 11. Jahrhundert argumentierte, dass Qi weder geschaffen noch zerstört werden kann, sondern sich vielmehr in einem Zustand des ständigen Flusses und Wandels befindet. Er verglich es mit Wasser, das sich in Dampf, Eis und Wolken verwandeln kann, aber immer Wasser bleibt.

Qi in der Chinesischen Medizin

Das Konzept des Qi wurde vor etwa zweitausend Jahren in die Chinesische Medizin aufgenommen und taucht in zahlreichen Begriffen auf, wie *Shen Qi* (Geist), *Xue Qi* (Blut), *Qi Xue* (Qi und Blut), *Zhao Qi* (Lebenskraft), *Xie Qi* (Krankheits-Qi), *Yuan Qi* (Ursprungs-Qi), *Ying Qi* (nährendes Qi), *Tian Qi* (himmlisches Qi/Luft), *Gu Qi* (wörtlich Getreide-Qi/das Qi der Nahrung), *Wei Qi* (Abwehr-Qi), *Xin Qi* (Herz-Qi) usw.

Die verschiedenen Bedeutungen von Qi im Körper lassen sich wie folgt zusammenfassen.

Funktion und Aktivität

Beispielsweise bezieht sich Herz-Qi auf die Pumpfunktion des Herzens, Dickdarm-Qi auf die Peristaltik, Milz-Qi auf die Verdauungsfunktion und so weiter.

Bewegung und Transformation

Alles, was sich im Körper bewegt und fließt – Blut, Flüssigkeiten, Lymphe, elektrische Impulse, Zellsignale, Hormone – tut dies aufgrund von (und ist Ausdruck von) Qi. Alles ist in Ordnung, wenn der Qi-Fluss reichlich und frei ist. Ebenso findet jede Veränderung – z. B. die Umwandlung von Nahrung und Getränken in Blut und Energie – dank des Qi statt. In diesem Sinne ist Qi einfach die Physiologie des lebenden Körpers.

Schutz

Wenn unser Qi stark ist, sind wir besser vor Krankheiten geschützt, sei es in Form von eindringenden Krankheitserregern wie Viren, Bakterien oder schädlichem Wetter oder als Folge innerer Disharmonie durch unkontrollierte Emotionen, schlechte Ernährung, Überarbeitung usw.

Emotionen

Man kann sagen, dass diese eine Form von Qi sind oder zumindest einen direkten Einfluss auf das Qi haben. Unterdrückte Wut beispielsweise führt dazu, dass das Qi stagniert, während Zorn es zum Kopf hinaufsteigen lässt; übermäßiges Nachdenken und Sorgen lassen das Qi verklumpen; Trauer schwächt das Qi und lässt es absinken.

Anheben

Wie alle materiellen Objekte unterliegen auch Menschen der Schwerkraft. Wenn unser Qi stark ist, fühlt sich unser Körper leicht an und unsere inneren Organe sind angenehm an ihrem Platz gehalten; wenn es schwach ist, fühlen wir uns schwer und unser Körper und unsere inneren Organe können absinken und vorfallen.

Insgesamt umfasst Qi im weiteren Sinne sowohl in der Medizin als auch im *Qigong* alle unsere physiologischen, mentalen und emotionalen Aktivitäten. Wenn unser Qi stark ist und gut fließt, sind alle diese Aktivitäten optimiert, und das ist eines der Kernziele des *Qigong*.

Qi in der Qigong-Praxis

Ein Witz lautet: »Wie viele *Qigong-* (oder *Tai Chi-*)Praktizierende braucht man, um eine Glühbirne zu wechseln?« Die Antwort lautet: »Einhundert – einer, um die Glühbirne zu wechseln, und neunundneunzig, die herumstehen und murmeln, dass man das in ihrer Schule nicht so macht.« Was nun folgt, ist daher meine persönliche Ansicht, und ich würde die Bedeutung von Qi in der *Qigong*-Praxis in vier Hauptpunkten zusammenfassen.

»Das Qi ist überall im Körper, ohne die geringste Behinderung.«

The Taijiquan Classics, Lied der 13 Haltungen, anonym[7]

Freier Fluss

Das erste ist das Gefühl von freiem Fluss, mehr Energie und Vitalität, das durch regelmäßiges Üben entsteht.

Atmung

Das zweite ist die Atmung. Das tägliche Atmen ist natürlich lebenswichtig, aber die *Qigong*-Atmung – bewusst, tief, langsam, in den Unterbauch – nährt uns viel reichhaltiger und tiefer.

»Gesundheit ist Bewusstsein, nicht körperliche Fitness, die wie ein Fluss durch jeden Teil des Körpers fließt.«

BKS Iyengar, Yogalehrer

Bewusstsein und Empfindung

Der dritte Punkt ist das Bewusstsein. Aus verschiedenen Gründen haben wir möglicherweise Probleme, unseren Körper oder zumindest Teile davon wahrzunehmen. Wir werden uns ihrer vielleicht erst dann wirklich bewusst, wenn sie uns Schmerzen und Unbehagen bereiten. Aber durch die geduldige Praxis des *Qigong* beginnt sich unsere innere Landschaft besser zu definieren. Das ist eine Bedeutung der Qi-Kultivierung. Das Bewusstsein ist anfangs vielleicht nicht immer angenehm, und wir können Schmerzen und Leiden in Form von stagnierendem oder chaotischem Qi erleben. Doch mit der Zeit beginnen wir, den Fluss zu genießen und seine Ecken und Kanten zu glätten. Schließlich wird es zu einem zutiefst angenehm.

Die Verwendung des Geistes, um Qi zu Heilzwecken durch den Körper zu »leiten und zu führen«, ist eine der ältesten bekannten Praktiken der Selbstkultivierung. In der Regel wurde sie mit körperlichen Bewegungen und bewusster Atmung kombiniert und als *Daoyin* (Führen und Ziehen) bezeichnet – ein Begriff, der erst im 20. Jahrhundert durch *Qigong* ersetzt wurde. Es gibt ein Sprichwort: »Wo der Geist hingeht, geht auch das Qi hin.« Dies kann auf Heilung ausgerichtet sein – wie bei *Daoyin* – oder einfach darauf, eine bereichernde innere Erfahrung zu genießen. Wenn wir unseren Geist zur Ruhe bringen und ihn auf einen beliebigen Teil des Körpers richten, z. B. auf die Handflächen, die Fußsohlen oder den *Dantian* im Unterbauch – Sie werden etwas spüren. Das kann Wärme sein, ein Kribbeln oder Pochen oder etwas weniger Beschreibbares, aber dennoch Deutliches. Diese angenehmen, nährenden und heilenden Empfindungen können alle als »Ankunft des Qi« beschrieben werden.

Viertens können wir, wenn wir den Geist beruhigen und uns von ablenkenden Gedanken zurückziehen, einfach in dem Bewusstsein verweilen, dass wir Qi haben und sind und daher lebendig sind. Dies ist kein abstrakter Gedanke, sondern ein sinnliches Eintauchen in den Strom des Lebens, der Moment für Moment durch unseren Körper und Geist fließt, den Strom, der mit unserem Tod aufhören wird.

神

Shen

»Geist« oder »Seele« sind die gängigsten Übersetzungen des chinesischen Begriffs »*Shen*«. Auch hier offenbart die Geschichte eines so alten Begriffs mehrere Bedeutungsebenen – darunter Götter und Geister. In seiner einfachsten Form und in der chinesischen Medizin gebräuchlichen Bedeutung bezeichnet er jedoch die Fähigkeiten des Fühlens, Denkens, Bewusstseins, Erinnerns, der geistigen Vitalität und des Schlafes. Ein gesundes und verwurzeltes *Shen* entsteht durch eine starke Veranlagung oder durch Meditation, Körper-Geist-Training oder Therapie. Es fördert klares Denken, geistige Präsenz, einen reifen Umgang mit Emotionen, Weisheit, Mut und Belastbarkeit. Im Gegensatz dazu äußert sich ein unverwurzeltes *Shen* durch Ängste, Unruhe, emotionale Instabilität, chaotisches Denken, Furcht und Schlafstörungen. Eines der Ziele der Kultivierung des Geistes ist es, den *Shen* zu beruhigen und zu stabilisieren, damit wir besser mit allem umgehen können, was das Leben uns in den Weg stellt.

Shen beschreibt auch den Teil von uns, der oft als Geist bezeichnet wird. Wenn wir in einen höheren Bewusstseinszustand gelangen, gibt es Momente, in denen wir uns selbst vergessen und eine nahtlose Integration mit allem im Universum erleben – dem *Dao*. Dies wird durch den zusammengesetzten Begriff *Shenming* ausgedrückt. Das Schriftzeichen *Ming* setzt sich aus den Radikalen für Sonne und Mond zusammen. Es bedeutet Helligkeit, Klarheit, Erleuchtung oder Aufklärung. [8]

Dao

道

Wenn Begriffe wie »Qi« und »*Shen*« schwer ins Englische zu übersetzen sind, ist das Wort »*Dao*« noch schwieriger. Das einzigartige philosophische Werk aus dem 4. Jahrhundert v. Chr., das *Daodejing* (Tao te Ching), das nach der Bibel das am zweithäufigste übersetzte Buch der Welt ist, beginnt mit den Worten: »Das *Dao*, das man erklären kann, ist nicht das ewige *Dao*. Der Name, den man benennen kann, ist nicht der ewige Name.«

»Etwas Geheimnisvolles entstand,
Geboren vor Himmel und Erde,
In der Stille und Leere,
allein und unveränderlich, immer gegenwärtig und in Bewegung. Vielleicht ist
es die Mutter der tausend Dinge
Ich kenne ihren Namen nicht.
Nennen wir es Dao.«

Daodejing, 4. Jahrhundert v. Chr.[9]

Die übliche Übersetzung von *Dao* ist »Weg«. Wie viele alte chinesische Begriffe hat auch dieser mehrere Bedeutungen. Auf kosmischer Ebene bringt das *Dao* Yin und Yang hervor, und aus der Vermischung dieser beiden entstehen alle Phänomene. Während wir versuchen, uns des namenlosen, leeren, unbeschreiblichen *Dao* bewusst zu bleiben, aus dem alles entsteht, können wir uns gleichzeitig daran erfreuen, die Dinge der Welt zu erkennen, zu genießen und mit ihnen zu arbeiten. Wie es im ersten Kapitel des *Daodejing* heißt: »*Das Namenlose ist der Anfang von Himmel und Erde. Das Benannte ist die Mutter von den zehntausend Dingen. Wer niemals begehrt, kann das Geheimnis sehen. Wer immer begehrt, kann die Erscheinungen sehen.*«[9]

Dao bedeutet auch »Weg«, »Pfad« oder »Methode«. Dies wird durch den japanischen Begriff »*do*« gut veranschaulicht, der in traditionellen Künsten wie *Shodo* (die Kunst der Kalligraphie), *Kado* (die Kunst des Blumenarrangierens), *Chado* (die Kunst der Teezeremonie) und *Budo* (die Kunst der Kampfkunst, einschließlich Judo, Aikido und Kendo) zu finden ist. Hier bezieht sich *Dao/Do* auf die mühelose Fertigkeit, die durch engagiertes Üben, Lernen und Verstehen entsteht und durch Verlernen und Loslassen ergänzt wird. Wie es im *Daodejing* heißt: »Man tut immer weniger, bis man das Nicht-Handeln erreicht hat.«

In Bezug auf das menschliche Leben und Handeln würden Daoisten sagen, dass die größte Weisheit darin besteht, sich mit dem *Dao* – mit der Natur und dem natürlichen Weg – in Einklang zu bringen – anstatt gegen sie anzukämpfen. Ob in tiefer Meditation, bei der Pflege der Gesundheit oder beim Praktizieren von *Qigong* und Kampfkunst – wir beobachten den natürlichen Fluss der Dinge und stimmen uns darauf ein.

Himmel, Mensch und Erde

天
人
地

Himmel, Mensch und Erde sind als die drei Kräfte (*sancai*) bekannt. Die Beziehung zwischen Mensch und Himmel (*tian*) und in geringerem Maße auch zur Erde (*di*) wird in der chinesischen Philosophie seit ihren Anfängen diskutiert. Ich werde nicht versuchen, mich in diese Diskussion einzumischen, sondern vielmehr erklären, was Himmel, Mensch und Erde für mich bedeuten – insbesondere in der Praxis des *Qigong*.

»Himmel und Erde sind das Obere und das Untere der unzähligen Wesen.«

The Yellow Emperor's Inner Classic, 2. Jahrhundert v. Chr.–1. Jahrhundert n. Chr.[10]

Zunächst einmal ist der Himmel einfach das, was sich über unseren Köpfen befindet – die wechselnden Farben des Himmels, die Formen der Wolken, die Helligkeit und Wärme der Sonne und das kühle Licht des Mondes. Und darüber hinaus die unvorstellbare Weite des Universums und der unendliche Raum. Wir stehen unter dem Himmel und in ihm, und doch können wir so sehr in unsere Angelegenheiten vertieft sein, dass wir von morgens bis abends nicht einmal nach oben schauen. Wir verpassen die Schönheit des Himmels und vergessen, dass wir auf einem winzigen Planeten leben, der einen der Hunderte von Milliarden Sterne umkreist, aus denen unsere Milchstraße besteht, die wiederum nur eine von zwei Billionen anderen Galaxien ist.

»Nur die Weisen oben machen sich selbst zu Gefährten des Himmels, um das Leben des Kopfes zu erhalten; unten machen sie sich selbst zum Abbild der Erde, um das Leben der Füße zu erhalten; ebenso wie sie sich in der Mitte mit menschlichen Angelegenheiten beschäftigen, um das Leben der fünf Zang [inneren Organe] zu erhalten.«

The Yellow Emperor's Inner Classic, 2. Jahrhundert v. Chr.–1. Jahrhundert n. Chr.[11]

Unser Himmel ist Yang – der sich ausdehnende, weitläufige, helle Herrscher über unsere täglichen und jahreszeitlichen Veränderungen. Nach dem Glauben vieler Menschen ist er die Heimat eines (in der Regel männlichen) Himmelsgottes oder mehrerer Götter. Die Energie des Himmels ist die Weisheit der Kritik und Unterscheidung, die Vision, die Kraft des Intellekts, das Bewusstsein, das Äußere und das Offenbarte.

Die Erde ist Yin und liegt unter unseren Füßen. In alten Kulturen waren ihre Bäche, Flüsse, Wälder und Höhlen die Heimat von Göttinnen. Im Gegensatz zur rationalen Weisheit des Himmels verkörpert die Erde die Weisheit der Geburt, der Fürsorge, der bedingungslosen Liebe und Akzeptanz sowie den physischen Körper, die Unterwelt, das Innere und das, was in den Tiefen der Psyche verborgen liegt. Die Erde ist Materie, ein Wort, das denselben Ursprung hat wie »Mutter«. Sie bringt unaufhörlich die unzähligen Formen der Natur hervor und ist die Quelle unserer physischen Nahrung. Wenn Lebewesen und Pflanzen sterben, nimmt sie sie auf und absorbiert sie, während sie unaufhörlich neues Leben hervorbringt.

»Wenn die Menschen ausgerichtet und ruhig sind, werden sie den großen Kreis des Himmels aufrechterhalten und fest auf das große Quadrat der Erde treten.«

Nei Ye (Inward Training), 4. Jahrhundert v. Chr.[12]

»Die Mutter der Natur, die Erd, ist auch ihr Grab, und was ihr Schoß gebar, sinkt vor ihn hinab« Romeo und Julia, William Shakespeare

Wenn wir *Zhan Zhuang* (stehendes *Qigong*, Seite 34) praktizieren, verwurzeln wir uns in der Erde. Das gibt uns körperliche Stabilität und eine wohltuende Freude, weil wir uns wirklich geerdet fühlen. Dann, fest verwurzelt, strecken wir uns in den Himmel, schaffen mehr Raum durch den Körper und verbinden uns mit der Weite des Kosmos.

丹
田

Dantian

Sowohl in der Praxis des *Qigong* als auch in der inneren Alchemie gilt das sogenannte untere *Dantian* – »Elixierfeld« oder »Zinnoberfeld« – als wichtiger Energiespeicher und als Schwerpunkt des Körpers.

Die im Text erwähnten Illustrationen und Akupunkturpunkte finden Sie auf Seite 188–189.

Die Bedeutung des Rumpfes für modernes Training und Bewegung ist allgemein anerkannt. Aus der Perspektive der chinesischen Kampfkünste umfasst er die Taille, den unteren Rücken, die Hüften, die Leistengegend und den Unterbauch, zusammen als »*Yao*« bezeichnet. Dies ist der Bereich, in dem Kraft erzeugt wird. Hier befinden sich wichtige Akupunkturpunkte, z. B. *Mingmen* (Tor des Lebens) zwischen dem zweiten und dritten Lendenwirbel, *Guanyuan* (Tor des Ursprungs, auch bekannt als *Dantian*) und *Qihai* (Meer des Qi), beide auf der Mittellinie des Unterbauchs, sowie *Shenque* (Tor des Geistes) in der Mitte des Bauchnabels.

Was man als »Kern des Kerns« bezeichnen könnte, ist das untere *Dantian* tief im Bauch. Obwohl es manchmal als einzelner Punkt vorgestellt wird, lässt es sich leichter als ein Bereich wahrnehmen, und zwar als ein recht großer, was erklären könnte, warum seine Lage von Schule zu Schule variiert. Einige lokalisieren es tief im Unterbauch auf Höhe des Nabels, andere [häufiger] zwei bis drei Zentimeter unterhalb des Nabels und ebenfalls tief im Bauch.

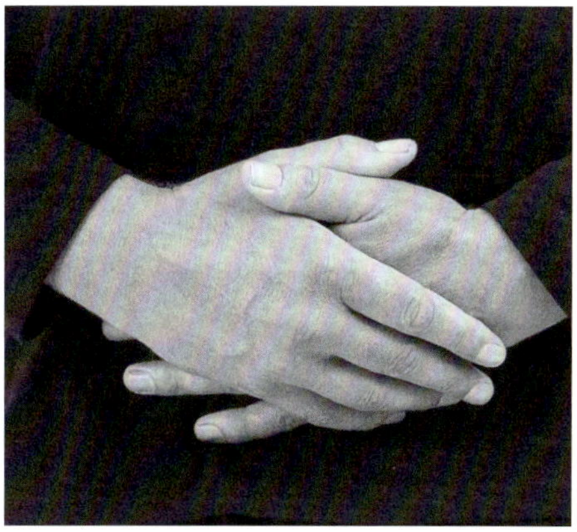

Der beste Weg, ihn zu finden, besteht wahrscheinlich darin, den Geist einfach in den Unterbauch zwischen Vorder- und Rückseite des Körpers zu vertiefen und zu spüren, was wir dort finden. Dazu müssen wir ruhig und sanft konzentriert sein – und die stille Mitte in unserem Innersten finden. Das Atmen in den Unterbauch – ohne Anstrengung – hilft, wenn es regelmäßig praktiziert wird, ein angenehmes Gefühl im *Dantian* aufzubauen. Es ist ein Gefühl tiefer Ruhe, Zentriertheit und Frieden, aber auch von Lebendigkeit, Ausdehnung, Energie, sanftem Pulsieren oder anderen Empfindungen, für die wir nur schwer Worte finden. Indem wir im *Dantian* ruhen und ihn mit Atem nähren, bietet *Qigong* eine Möglichkeit, unsere Qi- und *Jing*-Reserven aufzubauen.

Nach der traditionellen chinesischen Medizin ist der Bereich des *Dantian* bei Männern die Heimat des *Bao* (Samenraum) und bei Frauen die *des Zi Bao* (Gebärmutter). Dies legt nahe, dass die Erzeugung stiller Kraft im *Dantian* die Libido steigert und die Fruchtbarkeit verbessert.

»Das Wichtigste ist, den Geist und das Qi im Dantian zu halten, so wie eine Henne, die ihre Eier ausbrütet.«

Tai Chi-Meister Cheng Man Ching[13]

Die Konzentration auf den *Dantian* und insbesondere das Atmen in diesen Bereich sollte auf natürliche Weise und ohne übermäßige Anstrengung praktiziert werden. Wie beim Anbau einer Pflanze sollte nichts erzwungen werden.

Der mittlere und obere Dantian

Obwohl – wie so oft in chinesischen Traditionen – unterschiedliche Meinungen bestehen, herrscht allgemein Einigkeit darüber, dass sich das mittlere *Dantian* in der Brust auf Höhe des Herzens befindet, genauer gesagt in der Mitte der Brust zwischen den beiden Brustwarzen bei Männern, tief unterhalb des Akupunkturpunkts *Shanzhong* (Brustmitte). Das obere *Dantian* befindet sich im Gehirn auf Höhe der Augenbrauen, wo der Nicht-Meridian-Akupunkturpunkt *Yintang* liegt. In der daoistischen Tradition wird dieser Punkt Niwan-Palast genannt, der zentrale der neun Paläste des Gehirns, »wo sich alle verschiedenen Geister treffen«.

»An der Spitze des menschlichen Körpers befindet sich Niwan, wo der Geist gespeichert ist … die Wohnstätte des ursprünglichen Geistes, wo geistige und spirituelle Klarheit existiert, der wichtigste Aspekt des Geistes.«

Classic on the Central Void in the Inner Sphere, 4. Jahrhundert[14]

Einige *Qigong*-Praktizierende setzen das mittlere *Dantian* mit dem Herzzentrum gleich – dem Sitz von Mitgefühl, Liebe und Empathie – und das obere *Dantian* mit Transzendenz, Intuition und Intellekt. Sie schlagen vor, alle drei gleichermaßen zu kultivieren. Die meisten von uns müssen jedoch, besonders in den Anfängen der Praxis, unsere Wurzeln festigen, indem wir uns darauf konzentrieren, den Schwerpunkt zu senken, die Brust zu entspannen und in das untere *Dantian* zu atmen. Dies hilft uns, ein starkes Fundament aufzubauen. Das Öffnen des Herzens oder die Konzentration auf das obere *Dantian,* bevor die Wurzel gut gefestigt ist, kann zu emotionaler und mentaler Disharmonie führen. Das langfristige Ziel ist jedoch, alle drei *Dantians* zu kultivieren. Ohne das Öffnen des Herzens können wir zu sehr an die Erde gebunden sein und Gefahr laufen, von der physischen und libidinösen Kraft des unteren *Dantians* verführt zu werden. Und ohne das Öffnen des oberen *Dantians* können wir die Kraft des unbegrenzten Geistes vernachlässigen.

Neidan – innere Alchemie

»Shen, das aus Qi entsteht, befindet sich im oberen Dantian;
Qi, das aus Jing entsteht, befindet sich im mittleren Dantian;
die Vereinigung von Wasser und wahrem Qi bildet Jing, das das unteren Dantian wohnt.«

Abhandlung über die drei Felder und die drei Zinnober[15]

Die vielfältigen historischen und modernen Praktiken, die unter dem Oberbegriff *Qigong* zusammengefasst werden, reichen von kraftvollen körperlichen Übungen bis hin zu ruhigen und stillen inneren Praktiken. Hier verschmelzen sie manchmal zu esoterischeren Praktiken, die in der Tradition *des Neidan* (innere Alchemie) zu finden sind, auch bekannt als der Weg des Goldenen Elixiers.

In der *Neidan*-Praxis wird das untere *Dantian* als Ofen (oder goldener Ofen) bezeichnet, ein Name, der sich aus der Praxis des *Waidan* – der äußeren Alchemie, die als Vorläufer der Chemie gilt – ableitet. Frühe Daoisten versuchten, ein materielles Elixier herzustellen, um das Leben zu verlängern und sogar Unsterblichkeit zu erlangen, indem sie Mineralien und Metalle in einem Schmelztiegel verfeinerten. *Dan* bedeutet Zinnober, und wie in der indischen, tibetischen, muslimischen und europäischen Alchemie war Quecksilber, dessen Hauptquelle Zinnober ist, eine der wichtigsten Substanzen für die Daoisten.

»Krankheit bleibt bestehen und ihre Schädlichkeit wächst, weil das Qi blockiert ist. Wenn Wasser blockiert ist, stagniert es; wenn ein Baum blockiert ist, wird er von holzfressenden Insekten befallen; wenn eine Pflanze blockiert, verdorrt sie.«

The Annals of Lu Buwei, 3. Jahrhundert v. Chr.[16]

Die Giftigkeit vieler dieser Elixiere und die darauffolgenden Todesfälle durch Vergiftung führten jedoch dazu, dass man sich dem *Neidan* – der inneren Alchemie – zuwandte, mit dem Ziel, eine wirkungsvolle Medizin (das Elixier) im Körper selbst herzustellen, vor allem durch Atmung, Visualisierung und tiefe Meditation.

Neidan-Übungen sind komplex und ihre Wirkungen können sehr stark sein. Sie sollten daher nur unter Anleitung eines erfahrenen Lehrers durchgeführt werden. Wie bei allen Übungen, die darauf abzielen, mit Hilfe von Konzentration und Visualisierung bewusst Qi zu erzeugen, ist es ratsam, zunächst einen starken Körper und ein widerstandsfähiges Nervensystem aufzubauen, bevor man sich daran versucht.

Freier Fluss

Video 2: Grundschwung zur Entspannung des Körpers

Eines der zentralen Themen der Chinesischen Medizin und der inneren Künste lässt sich mit dem Begriff »freier Fluss von Qi und Blut« zusammenfassen. Freier Fluss beschreibt einen Zustand, in dem alles reibungslos funktioniert, ohne Spannungen, Verengungen oder Blockaden, und wir uns lebendig und wohl fühlen. Er wird mit Wohlbefinden, Gesundheit, Entspannung, Selbstentfaltung und Glück assoziiert. Auf körperlicher Ebene sorgt der freie Fluss von Qi und Blut für eine optimale Funktion und Bewegung im gesamten Körper.

Freier Fluss ist eine erkennbare und gemeinsame menschliche Erfahrung. In der Psychologie ist der Flow-Zustand – auch als »in völliger Vertiefung sein« bekannt – ein angenehmer Zustand völliger Versunkenheit mit müheloser Konzentration. Das Gegenteil von freiem Fluss – Stagnation und Blockade – ist ebenfalls eine erkennbare und gemeinsame Erfahrung, bei der wir uns eingeengt, frustriert, angespannt, unwohl, aufgebläht oder schmerzhaft fühlen und Körper und Geist beginnen, nicht mehr richtig zu funktionieren.

In der modernen Medizin gibt es kein Äquivalent zum Konzept des Qi, doch die freie Zirkulation des Blutes durch die Blutgefäße ist für die Gesundheit unerlässlich. Dazu müssen diese entspannt und erweitert sein (Vasodilatation).

Die Emotionen und Verhaltensweisen, die in der Chinesischen Medizin den freien Fluss von Qi und Blut fördern, sind auch dafür bekannt, dass sie die Gefäßerweiterung fördern – beispielsweise Entspannung, Meditation, langsames Atmen, Tanzen, Glück, Lachen, Freude, Liebe, Sex, mäßiger Alkoholkonsum, Teetrinken und Bewegung.

Was das Training angeht, so unterscheiden sich die verschiedenen Sportarten in ihrer Wirkung auf den freien Fluss. Krafttraining und Ausdauertraining aktivieren Herz, Lunge und Muskeln und pumpen Blut durch den Körper. Die Wirkung ist schnell, intensiv und belebend, bei übermäßiger Ausübung jedoch auch erschöpfend. Diese Art von Bewegung kann unsere Stimmung drastisch verändern und als wirksames Antidepressivum wirken. Befinden wir uns jedoch in einem Zustand der Anspannung und Verspannung, kann die körperliche und emotionale Entspannung relativ kurzlebig sein, insbesondere wenn die Ursache des zugrunde liegenden Stresses nicht behoben wird.

Die ruhigeren, eher innerlichen Praktiken der chinesischen Tradition verfolgen einen anderen Ansatz. Einige – insbesondere im Kampftraining – können zwar kräftig sein, aber der Schwerpunkt liegt immer auf der Integration von Weichheit und Kraft, Entspannung und Anstrengung sowie auf geistiger Ruhe und Präsenz während der Körperarbeit. Dies beruht auf der Erkenntnis, dass es in lebenden Körpern der natürlichen Beschaffenheit von Qi und Blut entspricht, zu fließen, so wie ein Bach ungehindert fließt. Innere Weichheit – kombiniert mit den richtigen Bewegungen – zielt darauf ab, solche Blockaden zu lösen und den spontanen Fluss wiederherzustellen.

»In der Stille gibt es Bewegung, in der Bewegung ist man wie still.«

The Taijiquan Classics,
Lied der 13. Haltungen, anonym[17]

Wenn wir auf diese Weise zu praktizieren beginnen, werden wir vielleicht nicht sofort die dramatischen Veränderungen spüren, die man bei Aerobic, Krafttraining oder statischem Stretching erlebt. Das liegt daran, dass es Zeit braucht, unserem Körper und Geist neue Wege zu lehren. Langfristig ist jedoch ein Zustand innerer Leichtigkeit und des freien Fließens angestrebt, der tief in uns sitzt.

Stehende *Qigong*-Übungen (*Zhan Zhuang*) sind eine der besten Methoden, um dies zu trainieren. Wir maximieren den Fluss, indem wir Verspannungen lösen, Blockaden auflösen, den Atem verlangsamen und den Geist beruhigen. Und je mehr wir uns im Stehen in Stille und Entspannung üben, ohne uns von äußeren Bewegungen ablenken zu lassen, desto leichter fällt es uns, dies auch umzusetzen, wenn wir uns bewegen.

Freier Fluss in der Chinesischen Medizin

In der Chinesischen Medizin liegt vielen körperlichen Symptomen wie Druckgefühl, Schwellungen und Schmerzen im Körper eine Störung des freien Qi-Flusses zugrunde. Prämenstruelle Blähungen und Schmerzen im Unterleib oder in der Brust sind häufige Beispiele dafür. Eine der Hauptursachen ist die Unterdrückung von Emotionen wie Wut, Begierde, Trauer und Freude. Gleichzeitig führt die Qi-Stagnation in einer Art Teufelskreis zu emotionaler Disharmonie in Form von Depressionen, aufgestauten Gefühlen, Wut und Reizbarkeit.

Da alles, was sich im Körper bewegt, durch Qi geschieht, ist dessen freier Fluss untrennbar mit dem Blutfluss verbunden. Eine langfristige Qi-Stagnation kann daher auch zu einer sogenannten Blutstauung führen. Beispiele hierfür sind Herz- und Gefäßerkrankungen, verschiedene Arten von Tumoren und stärkere Menstruationsbeschwerden mit Blutgerinnseln.

»Der Grund, warum fließendes Wasser nicht faulig wird und die Drehpunkte einer Tür nicht von Insekten zerfressen werden, ist, dass sie sich bewegen. Der physische Körper und sein Qi sind genauso. Wenn sich der Körper nicht bewegt, fließt das essentielle Qi nicht. Wenn dies nicht fließt, dann verstopft das Qi.«

The Annals of Lu Buwei,
3. Jahrhundert v. Chr.[18]

Wasser

»Beweg dich wie Wasser, sei still wie ein Spiegel.«

Zhuangzi, 3. Jahrhundert v. Chr.[19]

»Das höchste Gut ist wie Wasser. Wasser gibt allen Dingen Leben und strebt nach nichts. Es fließt an Orte, die Menschen ablehnen, und ist so wie das Tao.«

Daodejing, 4. Jahrhundert v. Chr.[20]

Das Bild des Wassers durchdringt die daoistische Philosophie, die Chinesische Medizin und die Praxis des *Qigong* und der inneren Kampfkünste. Der Daoismus ist einzigartig in seiner Vorstellung, dass Weichheit Härte überwindet, so wie biegsames Wasser eine immense Kraft entfalten kann. Dieses Prinzip bildet den Kern der inneren Kampfkünste (*neijia*), in denen fließende und entspannte Bewegungen als überlegen gegenüber starken und angespannten Bewegungen angesehen werden. Ein Lehrer beschreibt die innere Kampfkraft eher als einen kontinuierlichen Wasserfluss als einen Trommelschlag, der gelegentlich mit Momenten verletzlicher Unterbrechung einsetzt und wieder verstummt.

Wenn wir uns beim Üben an das Bild und das Gefühl fließenden Wassers halten, können wir die Verspannungen in Körper und Geist lösen und tief entspannen. In einer Art moralischer Lehre erinnert uns das *Daodejing* auch daran, dass Wasser alle Dinge nährt und dennoch immer den tiefsten Punkt sucht.

Die große Flut und die Ursprünge der Akupunktur

»In früheren Zeiten [während der Xia-Periode, 21. Jahrhundert v. Chr.–16. Jahrhundert v. Chr.] war das Yin-Qi blockiert und stagnierte. Die Wasserwege der Erde waren verstopft und flossen nicht frei. Das Qi der Menschen wurde träge und düster. Die Sehnen und Knochen der Menschen waren vor Kälte erstarrt und konnten nicht mehr richtig ausstrecken. So entstand der Tanz, um die Stagnation zu vertreiben.«

The Annals of Lu Buwei, 3. Jahrhundert v. Chr.[22]

Bereits seit dem 2. Jahrhundert v. Chr. wird der lebende Körper (menschlich und tierisch) in der Chinesischen Medizin als Landschaft dargestellt, durch die Qi und Blut fließen. Es wird gesagt, dass alle Kulturen die Medizin anhand ihrer vorherrschenden Technologie definieren, beispielsweise die Sichtweise des Körpers als Maschine im 19. Jahrhundert, die militaristische »Wunderwaffe« gegen bestimmte Krankheiten im 20. Jahrhundert und das datenbasierte Biohacking im 21. Jahrhundert.

Die vorherrschende Technologie im alten China war die Wasserwirtschaft zur Bekämpfung von Überschwemmungen und Dürren. Die Geschichte der Großen Flut – ein Ereignis, das sich angeblich im dritten Jahrtausend v. Chr. ereignet hat – ist tief in das Gedächtnis der Chinesen eingegraben. Sie dauerte zwei ganze Generationen und gilt als eine der größten Naturkatastrophen, die jemals über das Land hereingebrochen sind. Kaiser Yao beauftragte zunächst den Prinzen von Chong mit der Beseitigung der Überschwemmungen, doch dessen Versuche, das Wasser mit Deichen, Dämmen und Böschungen aufzuhalten, blieben erfolglos. Der Prinz bezahlte für sein Scheitern mit der Verbannung an den äußersten Rand des Reiches (wo er einigen Quellen zufolge hingerichtet wurde). Sein Sohn, der Große Yu, erkannte die Fehlerhaftigkeit des Ansatzes seines Vaters und entschied sich für eine andere Strategie. Er ließ Flüsse ausbaggern und an ihren Mündungen Drainagen legen. Diese Methoden waren so erfolgreich, dass Yu Kaiser wurde und die Xia-Dynastie (21.–16. Jahrhundert v. Chr.) gründete.

»Wasser ist das Blut und der Atem der Erde und funktioniert ähnlich wie der Kreislauf von Blut und Qi in den Sehnen und Adern.«

Guanzi, 4. Jahrhundert v. Chr.[21]

Es wurde vermutet, dass die Kunst der Wasserwirtschaft der Akupunktur zugrunde liegt, deren Kernpraxis darin besteht, Punkte fernab der Krankheitsstelle zu nadeln, um den gestauten Fluss von Qi und Blut zu befreien. Es ist sicherlich richtig, dass die Akupunkturphysiologie des Körpers als komplexes Netzwerk von Kanälen dargestellt wird. Wo der Fluss in den Fingern und Zehen entsteht, wird er mit einem Brunnen oder einer Quelle verglichen, der sich in den Gliedmaßen zu Flüssen und Bächen verbreitert und sich zu Meeren ausdehnt, wenn er die größeren Strukturen des Körpers erreicht. In Zwischenreservoirs wird überschüssiges Qi gespeichert, um bei Bedarf wieder in das System zurückgeführt zu werden.

Chinesische Bücher beschreiben oft, dass Lu Buweis Hinweis auf das Tanzen als Heilmittel gegen Kälte und Feuchtigkeit, die Sehnen und Knochen angreifen, den Ursprung des *Qigong* beschreibt.

Die fünf Phasen

Die Fünf-Phasen-Theorie (manchmal auch Fünf-Elemente-Theorie genannt) stammt aus dem 6. Jahrhundert v. Chr. Sie geht von fünf Zuständen aus – Holz, Feuer, Erde, Metall und Wasser, aus denen alle Phänomene bestehen und die sich ständig verändern und ineinander übergehen. Wasser beispielsweise nährt Holz (Pflanzenleben), das sich beim Verbrennen in Feuer verwandelt, wodurch Asche (Erde) entsteht, aus der Metall entsteht. Die Einbeziehung von Metall mag zwar seltsam erscheinen, spiegelt jedoch den Entwicklungssprung wider, der mit der scheinbar magischen Entdeckung einherging, wie man Erde (oder die darin enthaltenen Erze) in eine Substanz verwandeln kann, die das Leben der Menschen verändert hat. Tatsächlich markieren wir drei der großen Perioden der menschlichen Evolution anhand unserer Beherrschung von Kupfer, Bronze und Eisen. Dies spiegelt möglicherweise auch die Verwendung alter Bronzegefäße (*Ding*) wider, mit denen den Vorfahren Speisen dargebracht wurden – ein Ritual, das der politischen Legitimität der Elite zugeschrieben wird.

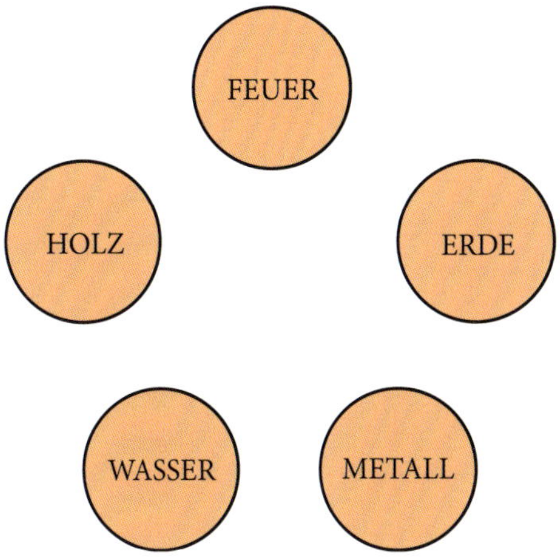

Im Laufe ihrer Entwicklung wurde die Fünf-Phasen-Theorie auf viele verschiedene Bereiche angewendet – Dynastiefolge, Geschichte, Musik, Militärstrategie, Kampfkunst, Ernährung und insbesondere Medizin – und wurde (neben Yin und Yang) zu einer ihrer Kerntechniken.

Sie geht davon aus, dass es Resonanzen zwischen Naturphänomenen gibt – sowohl innerhalb als auch außerhalb des menschlichen Körpers –, die etwas von derselben Qualität haben. Die Holzphase verbindet beispielsweise die Organe Leber und Gallenblase, die Augen, Sehnen und Fingernägel mit der Jahreszeit Frühling, dem klimatischen Faktor Wind, der Himmelsrichtung Osten, der Farbe Grün und (wie Pflanzen) den Eigenschaften des Wachsens und sich Ausbreitens.

Wir sehen die fünf Phasen auch in den Jahreszeiten und Lebenszyklen widergespiegelt: Frühling (Wachstum, Jugend, das Kommen des Lichts), Sommer (Reifung zum Erwachsenenalter, volle Helligkeit), Spätsommer (Ernte der Früchte, die im Frühling und Sommer gewachsen sind, Reife, Ernte der Weisheit), Herbst (das Fallen der Blätter, das Schwinden des Yang und das Wachsen der Yin-Dunkelheit, der Beginn des stillen Rückzugs) und Winter (ultimatives Yin, Speicherung, Stille, Vollendung und Tod).

In der Kampfkunst *Xingyiquan* basieren die fünf Grundbewegungen und Schläge (»fünf Fäuste«) auf den fünf Phasen – Hacken/Metall, Bohren/Wasser, Zerschlagen/Holz, Explodieren/Feuer, Kreuzen/Erde.

In der Chinesischen Medizin haben die Resonanzen der fünf Phasen eine tiefere und detailliertere klinische und diagnostische Bedeutung, als hier erläutert werden kann, aber die allgemeine Bedeutung ist klar: Alle Phänomene in der Natur sind miteinander verbunden, und der Mensch ist vollständig Teil der natürlichen Welt und mit ihr verflochten.

»Metall steht für die Kraft, die in den Knochen und Muskeln steckt, für einen Geist, der fest wie Eisen oder Stein ist und Gold und Stahl schneiden kann. Holz hat die Bedeutung der biegsamen, aber verwurzelten Haltung eines Baumes. Wasser steht für Kraft wie die Wellen des weiten Meeres, lebhaft wie ein Drache oder eine Schlange; wenn es eingesetzt wird, kann es alles durchdringen. Feuer bedeutet Kraft wie Schießpulver, Fäuste wie herausgeschossene Kugeln, die die Kraft haben, den Körper des Gegners bei der ersten Berührung zu verbrennen. Erde bedeutet Kraft ausüben – schwer, tief, fest und vollkommen rund, mit starkem Qi, das die Kraft der Einheit mit Himmel und Erde.«

Wang Xiangzhai, 1885–1963,
Kampfkunst- und *Qigong*-Meister[23]

Buddhistische fünf Elemente

Die fünf Elemente des Buddhismus sind Erde, Wasser, Feuer, Luft und Raum oder Bewusstsein. Eine Meditationsübung erinnert uns daran, dass bei unserem Tod alle fünf wieder in das Universum zurückgeführt werden. Was im Körper fest ist, kehrt zur Erde zurück. Was flüssig ist, kehrt zum Wasser zurück. Unsere Wärme kehrt zur Umgebung zurück. Die Luft in unseren Lungen kehrt zur uns umgebenden Luft zurück. Was das Bewusstsein angeht, wer weiß das schon?

Vor der Vollendung innehalten und der mittlere Weg

»Der Weg, das Leben zu pflegen, besteht darin, sich ständig um geringe Anstrengungen zu bemühen, aber niemals stark zu ermüden und nichts zu erzwingen, was man nicht aushalten kann.«

Sun Simiao, 7. Jahrhundert[24]

In der westlichen Kultur scheinen wir die Idee zu lieben, Sport bis an seine Grenzen zu treiben, nach Intensität, Schweiß und Erschöpfung zu streben, nach mehr Geschwindigkeit, mehr Kraft, der größten Dehnung. Allerdings bestätigen immer mehr Belege die Worte von Sun Simiao, dass gewöhnliche Alltagsbewegungen einen wesentlichen Beitrag zur körperlichen und geistigen Gesundheit leisten und selbst das intensivste Training die negativen Auswirkungen einer ganztägigen Inaktivität nicht ausgleichen kann. Tatsächlich gibt es Hinweise darauf, dass wir uns umso weniger bewegen, je intensiver wir trainieren. Wir sitzen mehr, nehmen den Aufzug statt die Treppe, fahren mit dem Auto statt zu Fuß zu gehen oder mit dem Fahrrad zu fahren und so weiter. Vielleicht weil wir müde sind oder das Gefühl haben, unser Tagespensum an Bewegung bereits erfüllt zu haben.

»Besser rechtzeitige innehalten, als bis zum Rand füllen.«

Daodejing, 4. Jahrhundert v. Chr.[25]

Im Gegensatz dazu umfasst die chinesische Tradition der Selbstkultivierung die Philosophien des Mittelwegs und des »Anhaltens vor der Vollendung«. Die Yin-Yang-Theorie besagt, dass jede Tendenz, wenn sie ihr Extrem erreicht, unweigerlich ins Gegenteil umschlägt. Das Ideal ist es, zu beleben, ohne zu erschöpfen, zu nähren, anstatt zu verbrauchen, und dabei den freien Fluss von Qi und Blut zu maximieren. Selbst absichtlich unnötiges Schwitzen war traditionell verpönt, da man glaubte, dass dabei Qi verloren geht.

Was die Bewegung angeht, gilt neben dem Verzicht auf Training bis zur Erschöpfung oder starkem Schwitzen eine weitere Richtlinie, nämlich »vor dem Ende aufzuhören«: Dehnen Sie sich nicht bis zum Maximum, sondern öffnen und strecken Sie sich nur bis zu 80–90 %. Die Idee dahinter ist, während der gesamten Übung locker und entspannt zu bleiben, damit Qi und Blut ungehindert fließen können und nicht durch Verspannungen und blockierte Gelenke behindert werden (die uns außerdem anfälliger für Verletzungen machen). Das lässt sich ganz einfach ausprobieren, indem man die Arme langsam streckt und den Punkt bemerkt, an dem die Elastizität nachlässt und Verspannungen einsetzen.

Neben einer gewissen emotionalen Zurückhaltung und dem Verzicht auf übermäßige körperliche Betätigung gilt das Prinzip, vor dem Erreichen des Ziels aufzuhören, auch für andere Verhaltensweisen. Die meisten Chinesen kennen das Sprichwort »Iss, bis du zu sieben Zehnteln satt bist«. Das bedeutet, dass man aufhören soll zu essen, bevor man satt ist, und sich mit noch etwas Appetit vom Tisch erheben soll. Dies soll das Verdauungssystem – und damit den gesamten Körper – gesund halten, indem es nicht überlastet wird.

Was den Mittelweg betrifft, so liegt die Antwort oft darin, wenn man sich zwischen zwei Extremen nicht entscheiden kann.

Weniger ist mehr

Wenn wir *Qigong* praktizieren, üben wir ohne Eile. Stattdessen verlangsamen wir unsere Bewegungen und unsere Atmung, um mehr Zeit zu haben, den Körper mit Achtsamkeit zu durchdringen. Wir folgen auch dem Prinzip »weniger ist mehr«. Für einen Außenstehenden mag es so aussehen, als würde nicht viel passieren – zumindest im Vergleich zu anderen Sportarten. Aber wie der Name schon sagt, konzentriert sich diese innere Praxis eher auf Bewegungen tief im Rumpf und im Kern als auf die Gliedmaßen. Mit der Zeit werden wir vielleicht feststellen, dass unsere äußeren Bewegungen immer kleiner werden, z. B. gerade so viel, dass wir spüren, wie sich die Schulterblätter ausdehnen und zurückziehen, das Ellbogengelenk entfalten, das Hüftgelenk öffnen und schließen oder die Taille und den unteren Rücken verlängern und entspannen, während man gleichzeitig auf unnötige Verspannungen »lauscht«.

Video 3: Einfache 3-teilige Qigong-Übung

Weniger ist mehr kann auch auf andere Aspekte des Trainings zutreffen. Wenn wir eine Form mit einer festgelegten Abfolge von Bewegungen lernen, z. B. *Baduanjin,* üben wir normalerweise alle Bewegungen in einer einzigen Trainingseinheit. Manchmal ist es jedoch lohnenswert, nur eine oder zwei Bewegungen auszuwählen und sich länger mit ihnen zu beschäftigen (ohne die schwierigeren zu vermeiden), sie immer wieder zu wiederholen, zu fühlen, zu beobachten und zu lernen. Das kann eine Herausforderung sein, wenn wir dazu neigen, uns zu beeilen und immer zu neuen Dingen übergehen wollen.

»Man sollte wissen, dass eine große Bewegung nicht so gut ist wie eine kleine Bewegung, eine kleine Bewegung nicht so gut wie Stille, man muss wissen, dass nur Stille endlose Bewegung ist.«

Wang Xiangzhai, 1885–1963,
Kampfkunst- und *Qigong*-Meister[26]

Wenn wir beispielsweise 18-Bewegungen-*Tai-Chi-Qigong* lernen, kommt nach einigen Wochen ein Punkt, an dem wir die Choreografie verinnerlicht haben und nicht mehr darüber nachdenken müssen, welche Bewegung als Nächstes kommt. Dann kann die Versuchung groß sein, sich etwas Neuem zuzuwenden – einer anderen Übung oder Form. Aber eigentlich stehen wir erst am Anfang unserer Reise, und es wird viel lohnender sein, mehrere Monate daran zu arbeiten, bis wir es uns vollständig angeeignet haben. Wie ein japanisches Sprichwort aus dem Kampfsport sagt: »Ich fürchte mich mehr vor dem einen Tritt, den du zehntausend Mal geübt hast, als vor den zehntausend Tritten, die du einmal geübt hast.«

Wuji

無極

Wir beginnen und beenden eine *Qigong*-Übung immer mit Stille. Zu Beginn sind wir vielleicht noch voller Gedanken über den bevorstehenden Tag oder den vergangenen Tag, und um in den *Qigong*-Zustand zu gelangen, müssen wir uns beruhigen, zur Ruhe kommen und zu unserem tieferen Selbst zurückkehren. Am Ende der Übung möchten wir uns wieder beruhigen und die positiven Wirkungen festigen, bevor wir uns wieder in die Welt hinauswagen.

Video 4: Wuji finden

Auf einer tieferen Ebene können wir uns öffnen und schließen, indem wir uns mit dem *Wuji* verbinden. Der Begriff *Wuji* (wörtlich »ohne Firstbalken« und auch als grenzenlos bekannt) beschreibt das Voruniversum – eine Zeit, bevor irgendet-

»Wuji, dann Taiji. Taiji bewegt sich und lässt Yang entstehen. Wenn die Bewegung ihr Äußerstes erreicht hat, kommt sie zum Stillstand. Aus der Stille entsteht dann Yin. Wenn die Stille ihr Äußerstes erreicht hat, kehrt sie zur Bewegung zurück. Bewegung und Stille sind gegenseitig die Wurzel des jeweils anderen …«

Zhou Dunyi, 11. Jahrhundert, Begründer des *Taijitu*-Kosmosdiagramms[28]

was manifest war, bevor die Zeit selbst existierte. Aus *dem Wuji* entstand *das Taiji* (höchste Polarität) – der Zustand unendlichen Potenzials, aus dem die Yin-Yang-Polarität hervorging.

Wuji ist daher ein Zustand der Nicht-Differenzierung. Es gibt kein Oben oder Unten, Innen oder Außen, Vorwärts oder Rückwärts – einfach nur Leere. Wenn wir uns mit *Wuji* verbinden, gelangen wir in einen ruhigen, tiefen und nährenden Zustand. Dieser Zustand ist jedoch auch voller Potenzial, denn aus dem *Wuji* entsteht Yin und Yang, und wir sind dann bereit und in der Lage, uns in jede Richtung zu bewegen. Es ist eine sehr anschauliche Analogie, die mich an die neutrale Position erinnert, die ein Tennisspieler einnimmt und zu der er wann immer möglich zurückkehrt – bereit, auf jeden Schlag seines Gegners zu reagieren.

功夫

Gongfu

Der Begriff *Gongfu* (Kung Fu) ruft Bilder von Kämpfern hervor, die in akribisch choreografierten Kämpfen durch die Luft springen, begleitet von einer knalligen Soundkulisse. Die wahre Bedeutung von *Gongfu* ist jedoch eine ganz andere. »Gong« bedeutet Arbeit, Leistung oder Fertigkeit und ist dasselbe Schriftzeichen, das auch im Wort »*Qigong*« (Fertigkeit in Lebendigkeit) vorkommt. *Gongfu* ist die scheinbar mühelose Meisterschaft, die sich aus langjährigem, engagiertem Üben einer Kunst ergibt. Ein Musiker oder Sänger, der sein Instrument vollkommen beherrscht *Gongfu* wird ebenso demonstriert wie *Tai Chi* oder *Qigong*, bei denen sich die Praktizierenden wie durch Wasser bewegen, oder wie ein Redner, der sein Publikum in gebannter Aufmerksamkeit hält. Die traditionelle chinesische *Gongfu*-Teezeremonie ist ein weiteres Beispiel für anmutige und ritualisierte Perfektion.

»Was wir jemals mit Leichtigkeit tun wollen, müssen wir zuerst mit Fleiß lernen.«

Samuel Johnson, Autor des *Dictionary of the English Language* aus dem 18. Jahrhundert

Der Journalist Malcolm Gladwell hat die Idee populär gemacht, dass man 10 000 Stunden Übung benötigt, um in einem Bereich Fachkompetenz zu erlangen. Das entspricht beispielsweise drei Stunden täglich über einen Zeitraum von zehn Jahren.

Das Gongfu des Kochs von Prinz Wen Hui

»Tausend Tage zum Lernen, zehntausend Tage zum Verfeinern.«

Japanisches Sprichwort

»Der Koch von Prinz Wen Hui zerlegte einen Ochsen. Jede Bewegung seiner Hand, jede Bewegung seiner Schulter, jeder Schritt, jeder Stoß seines Knies, das Schneiden und Trennen des Fleisches und das Zischen des Messers – alles war in perfektem Rhythmus. Prinz Wen Wei bemerkte: ›Wie wunderbar Sie Ihre Kunst beherrschen.‹ Der Koch legte sein Messer nieder und sagte: ›Was Ihrem Diener wirklich am Herzen liegt, ist Dao, das über die bloße Kunst hinausgeht. Als ich anfing, Ochsen zu zerlegen, sah ich nichts als Ochsen. Nach drei Jahren Übung sah ich den Ochsen nicht mehr als Ganzes. Jetzt arbeite ich mit meinem Geist, nicht mit meinen Augen. Meine Sinne funktionieren nicht mehr, und mein Geist übernimmt die Kontrolle. Ich folge der natürlichen Maserung, durch ihre vielen versteckten Öffnungen, nutze das, was da ist, berühre niemals ein Band oder eine Sehne, geschweige denn ein Hauptgelenk. Ein guter Koch wechselt sein Messer einmal im Jahr, weil er schneidet, während ein mittelmäßiger Koch es jeden Monat wechseln muss, weil er hackt. Ich habe dieses Messer seit neunzehn Jahren und habe damit Tausende von Ochsen zerlegt, und doch ist die Klinge so scharf, als käme sie frisch vom Schleifstein. Zwischen den Gelenken

gibt es Zwischenräume. Die Klinge des Messers hat keine Dicke. Was keine Dicke hat, hat viel Platz, um durch diese Zwischenräume zu gleiten.‹«

Zhuangzi, 3./4. Jahrhundert v. Chr.[28]

Schönheit des Widerspruchs

Im logischen Denken neigen wir dazu anzunehmen, dass nur eine Sache wahr sein kann, doch an anderer Stelle akzeptieren wir Widersprüche ohne Weiteres, beispielsweise in den englischen Sprichwörtern »Viele Hände machen leichte Arbeit« und »Zu viele Köche verderben den Brei«. Wir akzeptieren, dass unter verschiedenen Umständen beides richtig sein kann.

Das chinesische Denken ist voller solcher weisen Widersprüche, und die innere Praxis unterscheidet sich davon nicht. Die *Tai Chi*-Klassiker sagen: »In der Bewegung bewegt sich alles, in der Stille ist alles still«, während sie gleichzeitig behaupten: »In der Stille gibt es eine Bewegung, in der Bewegung ist man wie still«.

Wenn wir *Zhan Zhuang* (*Qigong* im Stehen) praktizieren, ist der Körper still, während wir gleichzeitig den inneren Fluss des Lebens spüren. Und wenn wir uns bewegen, nimmt jeder einzelne Teil des Körpers an der Bewegung teil, während unser stiller und zentrierter Geist wie ein ruhiger Teich ist.

Wuwei – Nicht-Handeln

Einer der sich ständig wiederholenden Refrain im *Daodejing* ist die Weisheit des *Wuwei* oder Nicht-Handelns. Die einfachste Interpretation davon ist, dass der Adept sich einfach aus der Welt zurückzieht. Wie es im Text heißt: »Wenn nichts getan wird, dann wird alles gut sein«. Da das *Daodejing* während der blutigen Zeit der Streitenden Reiche verfasst wurde, in der jahrzehntelang Konflikte tobten, konnte es eine kluge Überlebensstrategie sein, sich unauffällig zu verhalten und keine Aufmerksamkeit auf sich zu lenken.

Die Bedeutung von *»wuwei«* ist jedoch viel umfassender. Es bedeutet, dass wir alles, was wir tun, mit einer entspannten und egofreien Leichtigkeit angehen. Wir beobachten aufmerksam, erkennen, was notwendig ist, handeln im richtigen Moment, sodass nur minimale Eingriffe erforderlich sind, und haben die Weisheit zu wissen, wann der Wunsch zu handeln geduldig zurückgestellt werden muss, weil der Zeitpunkt nicht günstig ist. Wie es *im Daodejing* heißt: »Achte beim Handeln auf den richtigen Zeitpunkt.« Wir werden auch dazu ermutigt, so unsichtbar wie möglich zu handeln und kein Lob zu suchen, damit die Menschen denken, dass die Ereignisse einfach von selbst geschehen sind.

Nicht-Handeln erfordert innere Stille, Geduld, genaue Wahrnehmung und das Vertrauen, dass sich die Dinge oft so entwickeln, wie sie sollen.

»Verstehst du alles und bist du
offen für alles, bist du dann in
der Lage, nichts zu tun?
Gebären und nähren,
tragen, aber nicht besitzen,
arbeiten, aber nicht die
Lorbeeren einheimsen,
führen, ohne zu beherrschen –
das ist die höchste Tugend.«

Daodejing, 4. Jahrhundert v. Chr.[29]

»Wer kann geduldig warten, bis
sich der Schlamm gelegt hat?
Wer kann still bleiben, bis der Moment
zum Handeln gekommen ist?«

Daodejing, 4. Jahrhundert v. Chr.[30]

仁

Ren

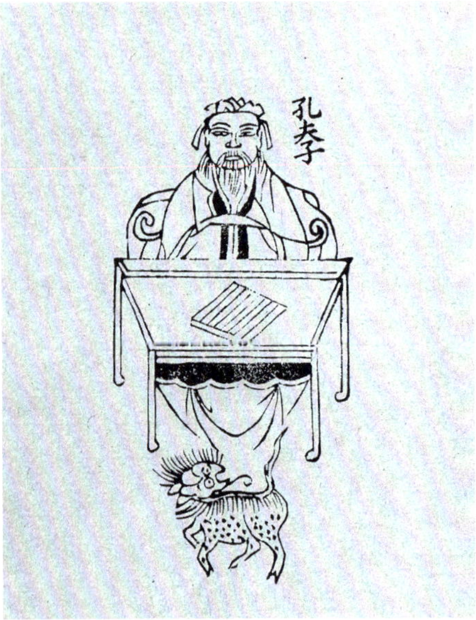

Konfuzius, 6.–5. Jahrhundert v. Chr.

Was streben wir über Gesundheit und Vitalität, einen ruhigen und zentrierten Geist hinaus an, wenn wir uns einer regelmäßigen Praxis wie *Qigong* oder Meditation widmen? Wir sprechen beispielsweise von spiritueller Entwicklung, Transformation oder Verbindung mit dem *Dao*.

Wenn wir Konfuzius, einen der größten Philosophen Chinas, fragen würden, würde er vielleicht von »*Ren*« sprechen – einer der fünf konfuzianischen Tugenden. Das Schriftzeichen besteht aus zwei Radikalen, von denen das eine »Person« und das andere »zwei« bedeutet. »*Ren*« wurde unterschiedlich übersetzt, beispielsweise als Menschlichkeit, Empathie, Güte, Wohlwollen, Menschenfreundlichkeit und Liebe. Ein Beispiel, das Konfuzius anführte, war das beschützende Gefühl eines Erwachsenen gegenüber Kindern. Er beschrieb es auch so: »Der Wunsch, selbst zu wachsen, lässt ihn auch andere wachsen lassen.« Zusammen mit den vier anderen Tugenden Gerechtigkeit, Anstand, Weisheit und Vertrauenswürdigkeit bot es eine Anleitung für ein gutes Leben.

Das Praktizieren (und insbesondere das Unterrichten) von *Qigong* und den inneren Künsten kann Gefühle von Energie, Kraft und Macht hervorrufen. Während »Macht zu etwas« eine große kreative Kraft ist, kann »Macht über etwas« allen möglichen Schaden anrichten, und die konfuzianischen Tugenden erinnern uns daran, dass letztendlich Güte und Weisheit die höchste Stufe der Errungenschaft sind.

Konfuzius sprach auch von *Zhong* (Respekt, Integrität) und *Shu* (Güte, Menschlichkeit und Empathie). Er sagte: »Wer *Zhong* und *Shu* ist, wird niemals vom Weg abkommen. Was er nicht möchte, dass man ihm antut, tut er auch anderen nicht an.«

Kapitel 2
Kultivierung des Körpers

Jing-Qi-Shen – die drei Schätze

»Was der gesamte Körper schätzt, sind Jing, Qi und Shen. Shen entsteht aus Qi; Qi entsteht aus Jing; Jing verwandelt sich in Qi; Qi verwandelt sich in Shen. Deshalb ist Jing die Wurzel des Körpers, Qi ist der Träger von Shen, die Form ist die Behausung von Shen.«

Lin Peiqin, Qing-Dynastie

Zusammen werden *Jing*, Qi und *Shen* als die drei Schätze bezeichnet. Sie spielen eine wichtige Rolle in der inneren Alchemie und der chinesischen Medizin, während sie im *Qigong* vereinfacht als Körper (*Jing*), Atem (Qi) und Geist (*Shen*) verstanden werden können. Alle drei werden gleichermaßen kultiviert und nähren sich gegenseitig, mit dem letztendlichen Ziel, das *Shen* zu transformieren und zu verfeinern.

Wir beginnen mit dem Körper und arbeiten an Haltung, Ausrichtung, Loslassen und Weite, um ein höheres Maß an Bewusstsein und Freude an unserem Körper zu entwickeln. Verwurzelt und stabil legen wir den Grundstein für die Entwicklung von Qi und *Shen*.

Als Nächstes kultivieren wir eine langsame, tiefe *Dantian* Atmung. Diese ergänzt die Vitalität, die uns die Körperarbeit verleiht, und beruhigt und stabilisiert gleichzeitig den *Shen*. Ohne diese ausgleichende Wirkung besteht die Gefahr, dass die geweckte Energie grob und sogar schädlich für uns selbst und andere wird.

Das ultimative Ziel ist die Verfeinerung des *Shen*. Je ruhiger unser Zentrum ist und je größer das Bewusstsein, das wir durch die Praxis erfahren, desto besser sind wir in der Lage, sowohl alltägliche als auch transzendentale Weisheit zu kultivieren. Alltägliche Weisheit ist das, was wir durch lebenslanges Lernen, ehrliche Selbsterkenntnis und Offenheit für Veränderungen aufbauen. Transzendentale Weisheit erblicken wir, wenn unser individuelles Ego mit seiner lästigen Last aus Wünschen und Meinungen – vielleicht nur für kurze Momente – verschwindet und wir mit allem, was ist, dem *Dao*, verschmelzen.

Video 5: Stehendes Qigong

Stehende Qigong-Übungen – Zhan Zhuang

»Wenn dein Körper nicht ausgerichtet ist, kommt die innere Kraft nicht zum Vorschein. Wenn du innerlich nicht ruhig bist, ist dein Geist nicht in Ordnung. Richte deinen Körper aus, unterstütze die innere Kraft, dann wird sie allmählich von selbst kommen.«

Nei Ye (Inward Training), 4. Jahrhundert v. Chr.[31]

Die Praxis des *Zhan Zhuang* (wie ein Pfahl stehen oder wie ein Baum stehen) ist allen *Qigong*- und vielen Kampfkunstschulen gemeinsam. Für manche ist sie das Herzstück der Praxis – sie verbindet die Fähigkeiten der Ausrichtung, der Entspannung, der Integration von Körper, Geist und Atem sowie der achtsamen Präsenz. Im Kampftraining baut sie Kraft, Stärke und Kampfgeist auf.

Es mag schwer zu verstehen sein, wie das einfache Stehen ohne Bewegung so tiefgreifend und lohnend sein kann. Wir sind jedoch an die Idee der Sitzmeditation gewöhnt, und da stehendes *Qigong* sowohl eine meditative als auch eine körperliche Übung ist, sollte dies eigentlich nicht überraschen.

Der erste Teil der Stehübungen besteht darin, die Körperstruktur zu organisieren.

Die Füße

»Sei still wie ein Berg, bewege dich wie ein großer Fluss.«

The Taijiquan Classics: Darlegung der Erkenntnisse in die 13 Haltungen[32]

Die Füße werden im Allgemeinen schulterbreit auseinandergestellt. Da dies ein eher vager Begriff ist, können wir eine Lotlinie von den Schulterkehlen (der Vertiefung, wo die Schulter auf den Körper trifft – Seite 37) durch die Brustwarzenlinie und die Mitte der Hüften, Knie und Knöchel ziehen.

Die Innenseiten der Füße sind parallel. Dadurch können sich die Schambeine und Leisten vorne und das Kreuzbein hinten gleichmäßig ausdehnen.

Allerdings variiert unsere Anatomie, und für manche Menschen – deren Füße von Natur aus nach außen oder innen gedreht sind – ist dies eine zu große Belastung. Wir sollten eine gute Körperhaltung fördern, aber niemals erzwingen.

Der nächste Schritt besteht darin, die Knie zu lockern und bewusst wahrzunehmen, wie sich dadurch unser Schwerpunkt senkt. So können wir den Kontakt zwischen den Füßen und dem Boden maximieren und beobachten, ob unser Gewicht auf einem Fuß mehr lastet als auf dem anderen. Wir können auch die Außen- und Innenkanten der Füße überprüfen. Wenn wir schwache oder abgeflachte Fußgewölbe haben, neigen die Innenseiten der Füße dazu, einzuknicken, und mehr Körpergewicht wird über die mediale (innere) Fläche des Knies übertragen, was langfristig zu Schmerzen und Beschwerden führen kann. Indem wir darauf achten, dass wir immer die Außenkante des Fußes auf dem Boden spüren, können wir dieser Tendenz entgegenwirken. Ähnlich, aber weniger häufig, können wir bei O-Beinen darauf achten, dass wir die Innenkanten der Füße spüren.

Sechs Akupunkturmeridiane verlaufen durch die Zehen, daher sollten wir sie lebendig und stark halten. Eine Möglichkeit dafür ist, die Bewegung eines Kätzchens nachzuahmen, das sanft mit den Krallen am Bauch seiner Mutter kratzt, indem wir unsere Zehen abwechselnd nach innen ziehen, als würden wir den Boden krallen, und sie dann lang und weit spreizen, sodass sie den Boden berühren.

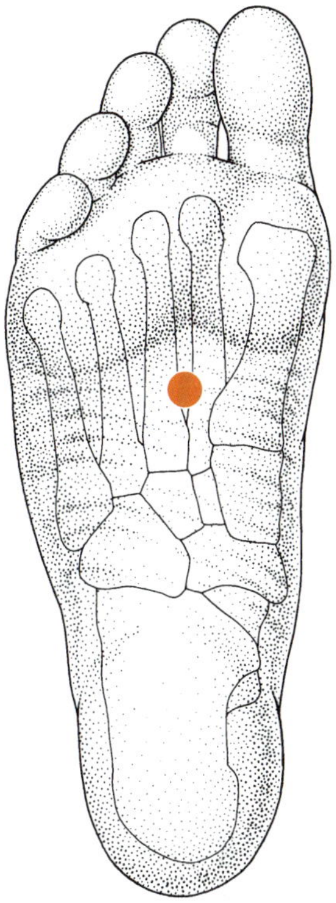

Yongquan Niere 1

Das Körpergewicht ist im Allgemeinen zwischen der Vorder- und Rückseite des Fußes zentriert, mit einer Einschränkung. Es gibt nur einen einzigen Akupunkturpunkt auf der Fußsohle – den Ursprungspunkt des Nierenmeridians. Sein gebräuchlichster Name ist *Yongquan* (sprudelnde Quelle), aber er ist auch als *Dichong* (Erdwelle) bekannt. Diese Namen vermitteln das Bild von aufsteigendem Wasser oder Erdenergie. In der Akupunktur wird er verwendet, um »das Entwurzelte wieder an seinen Ursprung zurückzuführen« – mit anderen Worten, um übermäßiges Yang, das zum Kopf aufsteigt, zu senken. Es war dieser Punkt, an dem Liu Guizhen (der Begründer des modernen *Qigong*) 102 Tage lang stehen und sich konzentrieren sollte, während er einen bestimmten Heilungsspruch wiederholte (Seite 147).

Wir sollten daher so stehen, dass die Aufmerksamkeit und Offenheit von *Yongquan* und seiner Umgebung maximiert wird, und vermeiden, das Gewicht zu weit nach hinten auf die Fersen zu verlagern.

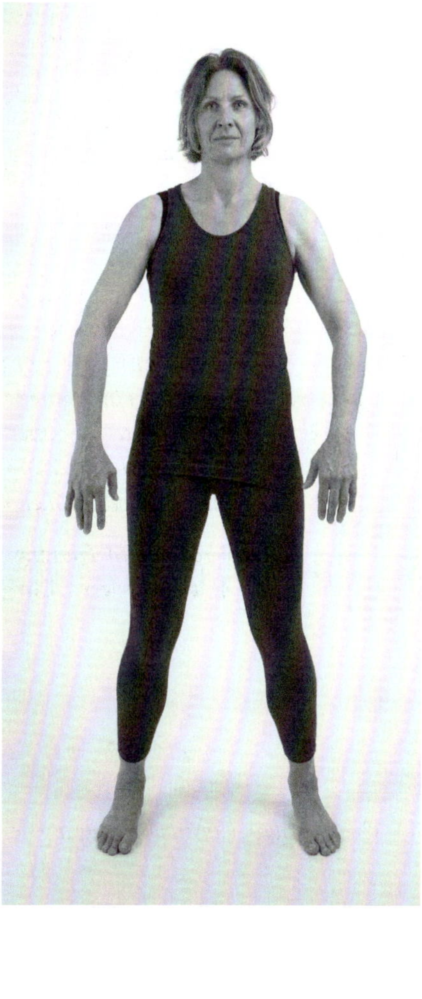

Die Knie

Der erste und wichtigste Aspekt der Kniebewusstheit ist, dass die Knie entspannt sein sollten. Das bedeutet, dass sie leicht gebeugt sind – oder in anspruchsvollen Kampfkunstübungen sogar deutlich gebeugt. Wenn wir stattdessen die Knie durchstrecken und anspannen, heben wir den Schwerpunkt an (verlieren unsere Wurzel) und behindern den freien Qi-Fluss durch die Beine.

Als Nächstes soll das Körpergewicht durch die Mitte des Kniegelenks verlaufen. Wenn die Knie nach innen oder seltener nach außen abweichen, lastet das Gewicht nur auf einem Teil des empfindlichen Kniegelenks. Wenn es gleichmäßig durch die Mitte der Knie verläuft, bilden unsere Beine und der Schrittbereich einen sanften Bogen.

Ebenso wichtig ist es, die Vorderseite des Knies zu schützen, indem man darauf achtet, dass die Kniescheibe (Patella) nicht über die Zehen hinausragt.

Die Knie locker zu halten, kann für Anfänger eine Herausforderung sein. Die meisten von uns sind es nicht gewohnt, die Oberschenkelmuskulatur so stark zu beanspruchen, sodass Beschwerden oder Schmerzen in den Beinen häufig auftreten. Dafür gibt es zwei Hauptgründe: Muskelverspannungen und Muskelschwäche. Mit etwas Übung lernen wir, unnötige Muskelaktivierungen zu erkennen und zu lösen und gleichzeitig die gesamte untere Extremität zu stärken, insbesondere die Quadrizepsmuskeln, was sich positiv auf die Gesundheit der Knie auswirkt.

Das Kreuzbein und das Steißbein

»Das Weilü [Steißbein] ist gerade und der Shen verbindet sich mit dem Scheitelpunkt des Kopfes; der gesamte Körper ist leicht und beweglich, der Kopf wie schwebend.«

The Taijiquan Classics, Lied der 13 Haltungen, anonym[33]

Um unsere Verwurzelung zu erhalten, wird das dreieckige Kreuzbein nach unten entlastet, wie eine Speerspitze, die in die Yin-Erde sinkt. Gleichzeitig streckt sich der Kopf sanft in den Yang-Himmel. Wir können uns ein nach oben zeigendes Dreieck auf dem Hinterkopf vorstellen, das das nach unten zeigende Kreuzbein widerspiegelt, und dann spüren, wie sie sich sanft voneinander entfernen.

Das Yao lösen

»Halte die Aufmerksamkeit in jedem Moment auf das Yao; wenn der Bauch vollständig entspannt ist, dann steigt das Qi auf.«

The Taijiquan Classics, Lied der 13 Haltungen, anonym[34]

Das *Yao* (wörtlich »die Taille«) ist der Kern des Körpers und umfasst die Taille, den unteren Rücken, die Hüften, die Leisten und den Unterbauch. Hier befinden sich die größten Knochenstrukturen und einige der größten Muskeln (sowohl tiefe als auch oberflächliche). Auch hier liegt der Fokus wieder auf der Entspannung. Dadurch werden wir uns bewusst, wie das Becken auf natürliche Weise unter seinem eigenen Gewicht sinkt und hängt, was die Verwurzelung des gesamten Körpers fördert. Wenn wir unsere Aufmerksamkeit auf den unteren Rücken lenken, spüren wir möglicherweise eine sanfte Zugkraft – als würden wir liegen und jemand sanft an unseren Beinen ziehen. Dadurch entsteht ein Gefühl von Raum zwischen den Wirbeln, insbesondere zwischen dem letzten Lendenwirbel (L5) und dem Kreuzbein.

Die Hüften weiten

Wir können die äußeren Hüftknochen identifizieren und sie dann sanft voneinander weg spreizen. Dies ist nur eine kleine Bewegung, und bis wir das Weichgewebe gelockert haben, müssen wir vielleicht zunächst nur vorstellen, wie diese Bewegung aussieht. Wir möchten ein Gefühl der Ausdehnung über die Schambeine und Leisten an der Vorderseite und eine gleichmäßige Verbreiterung über das Kreuzbein an der Rückseite erreichen. Beide Bereiche werden dann offen gehalten, während sie gelockert und entspannt werden.

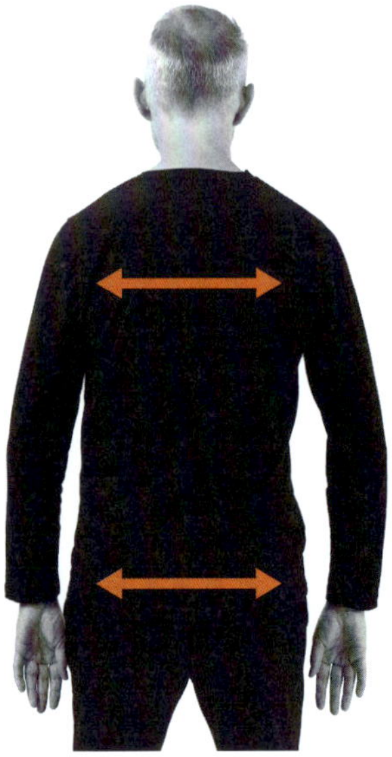

Die Schultern und Schulterblätter

Wir beginnen damit, die äußeren Kanten der Schultern sanft voneinander wegzuziehen. Dies spiegelt wider, was mit den Hüften geschieht, ist jedoch viel einfacher auszuführen. An der Vorderseite möchten wir eine Verbreiterung im Bereich des Schlüsselbeins und eine Öffnung im »Schulternest« spüren – der Vertiefung, in der die Schulter auf den Körper trifft. Gleichzeitig möchten wir den oberen Rücken verbreitern, sodass die Schulterblätter voneinander weg gleiten können. Dadurch wird der Rücken gerundet und geöffnet und es entsteht Raum in den Achselhöhlen (oft wird dies als »groß genug, um ein Ei zu halten« beschrieben).

Das Offenhalten der Achselhöhlen hilft uns, die Schultern zu senken und zu entspannen, damit der Fluss zwischen Körper und Armen ungehindert stattfinden kann. Am einfachsten lässt sich dies überprüfen, indem man das Gegenteil tut – die Arme fest an den Körper pressen und spüren, wie sich die Schultern verkrampfen.

Sobald der Oberkörper auf diese Weise sanft geöffnet ist, richtet sich die Aufmerksamkeit darauf, die Schulterblätter in den unteren Rücken sinken zu lassen. Die Schulterblätter sind wie das Kreuzbein nach unten gerichtete Dreiecke, und es kann hilfreich sein, zu spüren, wie sich alle drei gleichzeitig nach unten lösen.

Wenn wir angespannt und gestresst sind oder uns auf eine schwierige Aufgabe konzentrieren, heben und spannen wir häufig die Schultern an. Dies steht nicht nur in Zusammenhang mit dem sympathischen »Kampf-oder-Flucht«-Zustand und löst diesen aus, sondern hat auch kaum positive Auswirkungen. Das Entspannen und Senken der Schultern während des *Qigong*-Stehens hilft uns, langsam bewusster wahrzunehmen, wann wir sie zu anderen Tageszeiten anheben und anspannen.

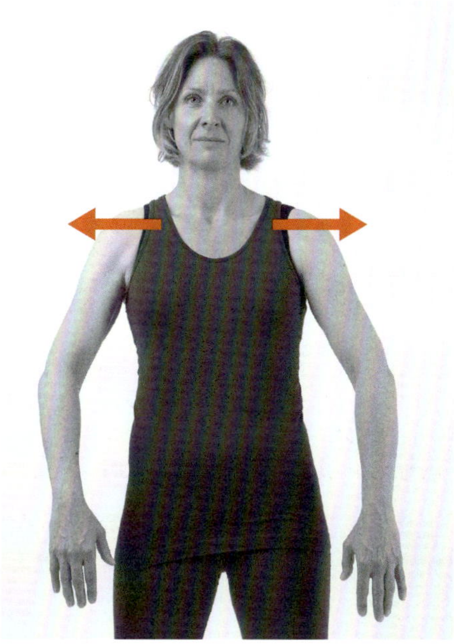

Die Arme

Die Arme hängen locker, etwas vor dem Körper, mit den Handflächen nach hinten, um die Achselhöhlen und den oberen Rücken offen zu halten. Dann entspannen wir die Schultern und lassen die Arme über die Oberarme, Ellbogengelenke, Unterarme, Handgelenke, Handflächen und Finger- und Daumengelenke sinken. Die Handflächen (*Laogong*) öffnen sich wie eine Blume, wobei die Finger und Daumen sanft wie Blütenblätter gespreizt werden. Es ist sinnvoll, zu überprüfen, ob die Ellbogengelenke entspannt sind, da sich dort oft versteckte Verspannungen befinden.

Alternativ können die Arme vor dem Bauch abgerundet werden, sodass *Laogong* in Richtung *Dantian* zeigen.

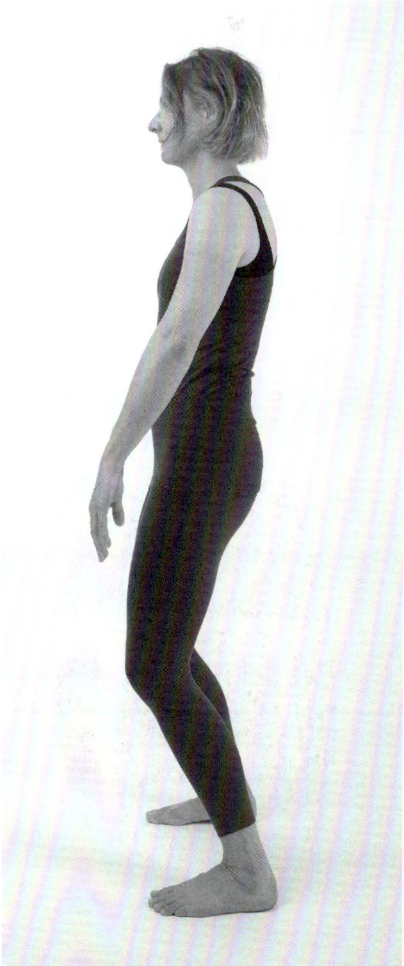

Die Brust

Der Brustkorb ist entspannt und hängt natürlich. Er sollte sich leer anfühlen (»wie eine leere Glocke«), die Lungen und das Herz sollten ruhig sein. Wir sind vielleicht darauf konditioniert oder haben gelernt, die Schultern zurückzuziehen und die Brust herauszustrecken oder anzuheben, wenn wir uns stark und selbstbewusst fühlen wollen. Schließlich ist dies die militärische Haltung, die man auf Paradeplätzen auf der ganzen Welt sieht, auch wenn sie den Schwerpunkt erhöht und die Stabilität verringert. In den Kampfkünsten kommt sie nie vor, außer vielleicht während des Austausches vor dem Kampf, um den Gegner einzuschüchtern.

Wir könnten auch versucht sein, den Brustkorb nach außen und oben zu erweitern, um tiefer zu atmen. Dies kann jedoch die Sauerstoffversorgung verringern und Stress- und Anspannungsgefühle verstärken (Seite 93).

Kopf und Nacken

Wir ziehen das Kinn leicht nach unten, um die Halswölbung etwas abzuflachen. So stellen wir sicher, dass wir beim sanften Strecken des Kopfes nach oben nicht das Kinn nach oben ziehen und den Hals zusammenpressen.

Eine alternative Methode besteht darin, die Vertiefung am Hinterkopf zu lokalisieren, in der sich der Akupunkturpunkt *Fengfu* befindet. Wir können ihn finden, indem wir mit einem Finger in der Mitte des Hinterkopfes entlangfahren, bis wir den knöchernen Hinterhauptbeinauswuchs erreichen, und dann den Finger in die Vertiefung darunter fallen lassen. Wenn wir diesen Punkt nach hinten (vom Körper weg) nehmen, wird der Nacken auf natürliche Weise flacher und streckt sich

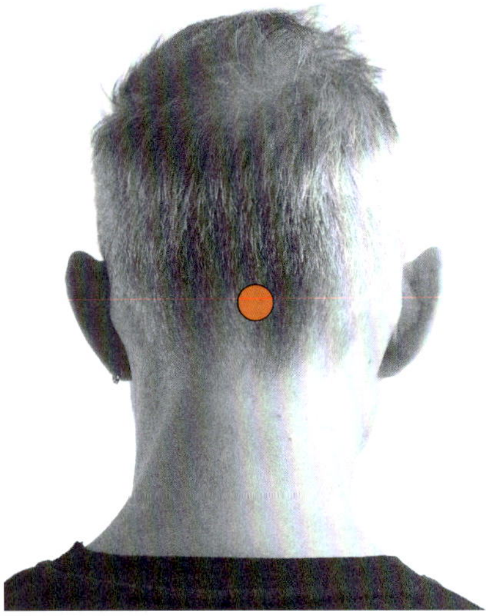
Fengfu-Gouverneursgefäß 16

sanft. Was wir fühlen wollen, ist ein Aufsteigen und Wachsen (aber kein aktives Dehnen) durch die Mitte des Nackens, die Mitte des Kopfes und den Scheitel, genau wie eine Pflanze, die mühelos dem Licht entgegenwächst.

Wir können uns auch auf den Raum zwischen dem Schädel und dem obersten Ende der Wirbelsäule konzentrieren und spüren, wie er sich ausdehnt und wächst – genau wie wir es an der Basis der Wirbelsäule getan haben. Tatsächlich können wir beide Öffnungen gleichzeitig in unserem Bewusstsein halten.

Das Gesicht

Wir können nach und nach die Stirn (insbesondere den Bereich zwischen den Augenbrauen), die tief in den Augenhöhlen liegenden Augäpfel, die Nebenhöhlen unter den Augen, den Kiefer, die Wangen, die Lippen und den Hals entspannen. Verspannungen im sogenannten stomatognathen System (Zähne, Kiefer und umgebende Weichteile) wirken sich bekanntermaßen negativ auf die Haltung des gesamten Körpers aus, wahrscheinlich aufgrund ihrer Auswirkungen auf das zentrale Nervensystem und die Faszien des gesamten Körpers.

Die Zunge

Die Zungenspitze ruht auf dem Gaumen direkt hinter den oberen Zähnen und wird dann weich und schmilzt dahin. In der chinesischen Medizin entspricht die Zungenspitze dem Herzen, in dem der *Shen* (die Seele) wohnt. Wenn die Zunge entspannt bleibt – selbst inmitten von Konzentration und Anstrengung –, hilft dies, Körper und Geist zu entspannen.

Alternative Körperhaltungen

Die beste Haltung für den Beginn des *Zhan Zhuang* ist, mit den Armen seitlich herunterhängend zu stehen. Es gibt jedoch eine Reihe von alternativen Positionen, die ausprobiert werden können, sobald man in der Lage ist, bequem und angenehm für eine angemessene Zeit zu stehen – beispielsweise 15 bis 20 Minuten.

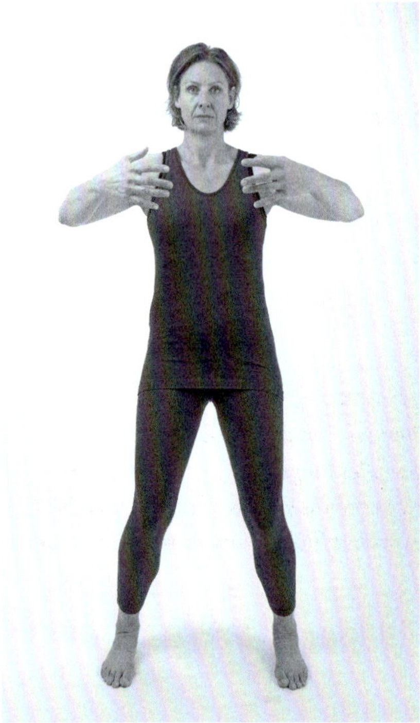

Abgerundete Arme. Diese Haltung wird als »*Hunyuan*« (vollständig rund oder runde Gleichmäßigkeit) oder »*Chengbao*« (Baumumarmungshaltung) bezeichnet. Dabei werden die Arme auf Schulterhöhe (oder etwas höher) angehoben und abgerundet – als würde man einen großen Baum umarmen. Die Handflächen zeigen zum Körper und die Fingerspitzen sind einige Zentimeter voneinander entfernt. Die Schultern und Schulterblätter werden voneinander weg gespreizt und dann nach unten in den unteren Rücken geführt. Die Ellbogen werden nach vorne geführt, damit die Arme nicht auf die Brust fallen. Diese Position kann über einen längeren Zeitraum hinweg schwierig zu halten sein, aber je besser wir die Körperteile entspannen können, die nicht aktiv sein müssen, desto leichter wird es.

Die Handflächen zeigen zur Erde. Wir können einen breiteren Stand einnehmen (wobei wir darauf achten, dass die Beine gut durchgestreckt bleiben), das Kreuzbein zur Erde sinken lassen, den Bereich zwischen Schambein und Kreuzbein sanft weiten und Kopf und Nacken weich zum Himmel strecken. Die Handflächen zeigen zur Erde und verbinden sich. *Laogong* in der Mitte der Handfläche ist offen und lebendig, ebenso wie *Yongquan* in der weichen Mitte des Fußes. Wir können dann einfach in der gegenseitigen Verbindung von Handflächen und Fußsohlen verweilen. Alternativ können wir üben, durch beide einzuatmen und den Atem in den *Dantian* zu ziehen, dann durch den Körper und die Gliedmaßen zurückzuatmen und aus den Händen und Füßen auszuatmen.

Santishi (Drei-Säulen-Stehen). Diese Standhaltung stammt aus der Kampfkunst *Xingyiquan* und ist ein zentraler Bestandteil des inneren Trainings. Sie fördert Kraft in den Beinen und im Körper, einen kämpferischen Geist sowie Konzentration und Entschlossenheit. Aufgrund der erforderlichen Details sollte diese Haltung am besten von einem Lehrer erlernt werden. Alternativ gibt es eine Reihe von YouTube-Videos.

Neben diesen stehenden Haltungen gibt es noch viele weitere, insbesondere in der Praxis des *Yiquan* (Seite 159).

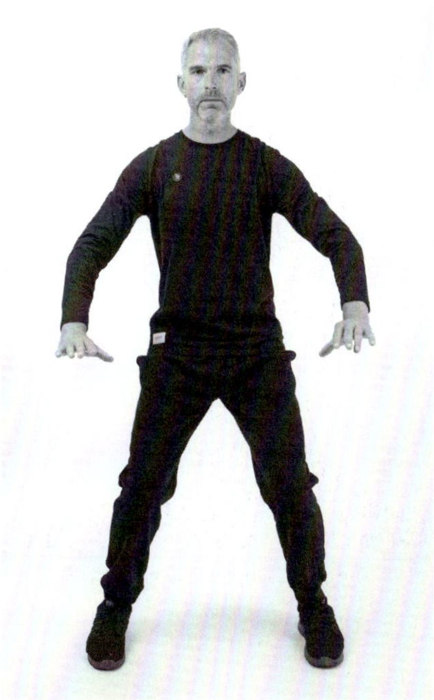

Der nächste Schritt

Sobald wir unsere Haltung gefunden haben, können verschiedene Achtsamkeitsübungen integriert werden.

Progressive Entspannung

Wir können unseren Geist wie einen Scanner vom Scheitel bis zu den Zehenspitzen durch unseren Körper gleiten lassen und dabei alles loslassen. Wenn wir Bereiche mit hartnäckigen Verspannungen entdecken, können wir zunächst »in sie hineinatmen« und sie dann beim Ausatmen loslassen. Oder wir arbeiten uns von vorne nach unten, dann zu den Seiten und schließlich zum Rücken vor und entspannen dabei nach und nach tief in das Weichgewebe, die Gelenke, Blutgefäße und sogar Knochen.

Oder wir können uns vorstellen, wie sich unser Körper von einem festen in einen flüssigen und dann in einen gasförmigen Zustand verwandelt – bis er schließlich nicht mehr von der uns umgebenden Luft zu unterscheiden ist. Es kann jedoch Monate dauern, bis wir Bereiche entdecken und loslassen können, die wir unser ganzes Leben lang festgehalten haben.

»Nimm die richtige Körperhaltung ein, halte den Körper aufrecht, habe keine Gedanken, stärke die Nerven in der Stille, passe die Atmung an, wärme die Muskeln auf und versorge sie mit Nährstoffen, lass jede Zelle auf natürliche Weise aktiv werden. Die Kraft kommt von innen und erreicht den gesamten Körper auf sanfte Weise. So trainiert man weder Knochen noch Muskeln, dennoch werden sie von selbst trainiert, man nährt weder die Nerven, dennoch werden sie von selbst genährt. Man sollte insbesondere ihre kaum wahrnehmbaren Bewegungen und Aktivitäten erleben und beobachten. Wenn man dies lange genug praktiziert, wird man erkennen, dass das Stehen viele unerschöpfliche Wunder mit sich bringt.«

Wang Xiangzhai, 1885–1963,
Kampfkunst- und *Qigong*-Meister[35]

Selektiver Fokus

Anstatt uns auf den gesamten Körper zu konzentrieren, können wir unsere Aufmerksamkeit auf bestimmte Körperteile lenken. Das können Bereiche sein, in denen wir Schmerzen, Beschwerden oder Krankheiten verspüren. In diesem Fall können wir die oben beschriebene Methode des Einatmens und Ausatmens anwenden. Es kann sich aber auch um Akupunkturpunkte oder »Energiezentren« handeln. Gängige Beispiele sind *Yongquan* an den Fußsohlen, *Laogong* in der Mitte der Handflächen, Schulternest und Leisten, *Dantian* und die »vier Tore« (bilaterale *Hegu* und *Taichong* – Seite 188). Die Übung besteht darin, die Aufmerksamkeit auf diese Bereiche zu richten, bis sie unter unserer Aufmerksamkeit lebendig werden, und sie dann zu öffnen und zu erweitern.

Manche Menschen arbeiten auch gerne mit Licht – insbesondere bei Schmerzen und Krankheiten –, indem sie sich weißes, goldenes oder farbiges Licht vorstellen, das durch den gesamten Körper oder einen Teil davon strömt.

Offene Achtsamkeit

Meditation lässt sich grob in zwei Arten unterteilen. Bei der ersten Art wird die Aufmerksamkeit fokussiert, beispielsweise auf den Körper oder den Atem oder – in verschiedenen buddhistischen Praktiken – auf Buddhas und Bodhisattvas, den blauen Himmel, den leeren Raum oder die Tatsache unseres unvermeidlichen Todes.

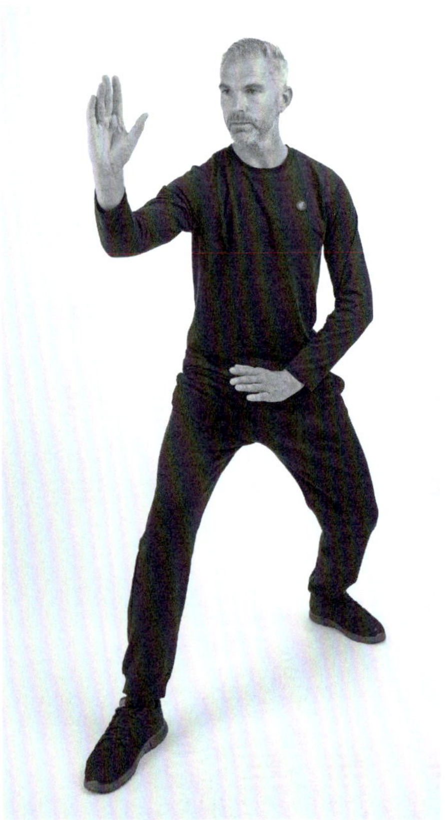

Santishi

Die andere ist das offene Bewusstsein. Wir beobachten einfach alles, was in unser Bewusstsein kommt – Gedanken, Empfindungen, Freude, Schmerz, Emotionen – und lassen es vorbeiziehen, während wir ruhig im Strom der Zeit stehen.

»Der vollkommene Geist ist wie ein Spiegel. Er bewegt sich nicht mit den Dingen und greift ihnen auch nicht vor. Er reagiert auf die Dinge, behält sie aber nicht bei. Deshalb kann der vollkommene Geist erfolgreich mit den Dingen umgehen, ohne von ihnen beeinflusst zu werden.«

Zhuangzi, 4. Jahrhundert v. Chr.[36]

Affirmationen

Dies sind Sätze, die wir wie ein Mantra wiederholen können. Beispiele sind »Mir geht es gut«, »Ich bin gesund«, »Ich bin glücklich«, »Ich bin stark«, »Ich bin geerdet«, »Ich bin ruhig«, »Ich entspanne mich«.

Atmung

Stehendes *Qigong* ist eine ideale Gelegenheit, um eine tiefe, langsame Bauchatmung zu entwickeln.

Herausforderungen

Zhan Zhuang kann eine Herausforderung sein, und am Anfang können wir körperliche oder emotionale Beschwerden oder Schmerzen verspüren, manchmal schon nach wenigen Minuten. Einerseits müssen wir durchhalten, andererseits müssen wir uns selbst gegenüber freundlich sein. Dies ist keine Übung nach dem Motto »ohne Fleiß kein Preis«, und vor allem sollten wir uns nicht dazu zwingen, damit wir keine Abneigung entwickeln und davon ablassen. Das richtige Gleichgewicht zu finden, ist Teil der Übung selbst, und wie wir darauf reagieren, kann uns dabei helfen, unseren Umgang mit dem Rest unseres Lebens zu beleuchten.

Stehen wie ein Baum

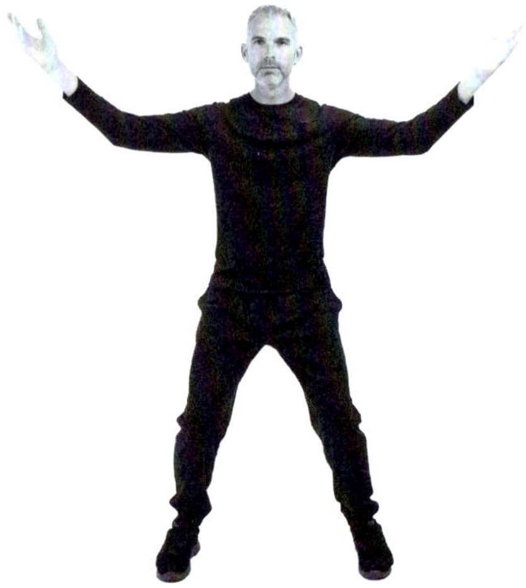

Zhan zhuang wird manchmal als »wie ein Baum stehen« bezeichnet, und wenn wir uns zu diesen wunderbaren Riesen hingezogen fühlen (über deren Wunder wir jedes Jahr mehr erfahren), können wir dies bewusst in unsere Praxis integrieren. Wir können eine Baumart wählen, die wir besonders lieben, oder einen einzelnen Lieblingsbaum, der vielleicht in einem Wald oder auf einem Hügel mit Blick auf eine schöne Landschaft steht. Wir beginnen damit, unsere Füße fest auf den Boden zu stellen und unser Gewicht und Bewusstsein durch den Körper in die Erde sinken zu lassen. Ein Baum mit einem kräftigen und ausgedehnten Wurzelsystem ist fest verankert, und wir können uns vorstellen, wie unsere eigenen Wurzeln tief und weit in den Boden eindringen und uns stabilisieren und nähren, so wie die reichhaltige Erde einen Baum nährt. Fest verankert, ist es weniger wahrscheinlich, dass wir von den unvermeidlichen Winden des Wandels im Leben entwurzelt werden.

Sobald wir uns gut verwurzelt fühlen, können wir uns nach oben zum Licht und zur Sonne strecken – besonders, wenn wir unsere Arme wie ausladende Äste heben. Wenn wir das Bild des Baumes weiterführen möchten, können wir uns an all die Tiere, Vögel und Insekten erinnern, die in seinen Ästen und Stämmen leben. Wenn wir uns vorstellen, dasselbe zu tun, kann dies Gefühle der Großzügigkeit und des Wohlbefindens fördern.

Wir könnten uns auch bewusst dafür entscheiden, uns mit unseren Mikrobiota anzufreunden – den Hunderten von Billionen nicht-menschlichen Mikroorganismen, die – wie die unzähligen Lebewesen, die ein Baum beherbergt – auf und in uns leben. Ihre Zahl wird auf das Zehnfache der menschlichen Zellen geschätzt, ihr Gewicht auf etwa 1,5 Kilogramm schwer, kommen sie fast überall im Körper vor. Sie helfen uns bei der Verdauung von Nahrungsmitteln und der Aufrechterhaltung eines normalen Körpergewichts, produzieren Vitamine und essenzielle Aminosäuren, regulieren den Energiehaushalt, wirken entzündungshemmend, neutralisieren Medikamente und Karzinogene und stärken unser Immunsystem. Mittlerweile geht man davon aus, dass die Mikrobiota sogar unser Verhalten und kognitive Funktionen wie Lernen, Gedächtnis und Entscheidungsfindung beeinflussen könnten. Eine aktuelle Studie hat ergeben, dass tibetische Mönche, die täglich mehrere Stunden meditieren, eine gesündere Darmflora haben als ihre Nachbarn, die sich genauso ernähren.

Das chinesische Schriftzeichen »*gen*« (Wurzel) enthält das Bild eines Baumes. »*Gen*« ist auch der etymologisch ähnliche Name des Hexagramms 52 im fast 3000 Jahre alten *Yijing* (Buch der Wandlungen). Es besteht aus zwei identischen Trigrammen – beide mit einer Yang-Linie über zwei Yin-Linien und bedeuten »Berg«. Das Hexagramm ist daher als »Stillstehen« oder »Berg« bekannt.

根

Gen (Wurzel)

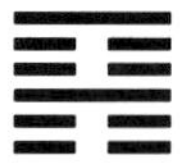

Stillstehen Hexagramm 52

Die Übersetzung und Bedeutung des *Yijing*-Textes ist anspruchsvoll, aber es ist interessant, dass die berühmte Version von Richard Wilhelm, bekannt als »das Urteil und die Linien«, die Formulierungen »den Rücken stillhalten«, »die Zehen stillhalten«, »die Waden stillhalten«, »die Hüften stillhalten«, »den Rumpf stillhalten« und »die Kiefer stillhalten« enthält.

Sitzendes und liegendes Qigong

Video 6: Sitzendes Qigong bei Long Covid und chronischer Müdigkeit

Sitzendes *Qigong* hat eine lange Tradition – genau wie sitzende Meditation. Es kann besonders hilfreich sein, wenn wir unter Müdigkeit oder einer Behinderung leiden oder uns von einer Krankheit erholen. Viele der Prinzipien des stehenden *Qigong* gelten auch hier, mit der offensichtlichen Ausnahme der Beinarbeit.

Möglicherweise finden wir, dass wir am bequemsten auf einem Stuhl sitzen, obwohl die flexiblere Personen können die japanische Seiza-Position (auf den Fersen sitzen) oder sogar den halben oder vollen Lotussitz einnehmen – alles mit Kissen. Wichtig ist, dass der Rücken so aufrecht wie möglich ist und das Gewicht auf die Sitzbeinhöckern sinkt.

Es ist auch möglich, im Liegen zu üben – auf dem Rücken oder auf der Seite mit angezogenem Unterschenkel. In diesem Fall besteht die Hauptübung aus langsamer, tiefer Atmung und progressiver Entspannung des gesamten Körpers.

Gesang oder Loslassen

»Lass nicht einen Funken Kraft in deinen Blutgefäßen, Knochen und Bändern zurück, der dich fesselt.«

Lost T'ai-chi Classics from the Late Ch'ing Dynasty (Qing)[37]

Qigong und die inneren Kampfkünste, insbesondere *Tai Chi*, basieren auf der Kunst der Entspannung. Diese als *Song* (Loslassen oder Entspannen), *Fang Song* (aktives Loslassen) oder *Fang Song Gong* (die Kunst des aktiven Loslassens) bezeichnete Technik besteht darin, alles loszulassen, was nicht festgehalten werden muss – sowohl im Körper als auch im Geist.

Auf körperlicher Ebene bedeutet dies, dass wir unabhängig von der Bewegung oder der statischen Haltung versuchen, uns unnötiger Muskelaktivierung bewusst zu werden. Moshe Feldenkrais verwendet den Begriff »parasitäre Muskeln«, um Dinge wie das Anspannen des Kiefers oder das Stirnrunzeln bei Konzentration oder das Anspannen der Schultern und des Nackens bei Stress zu beschreiben.[39]

»Harte Übungen … stimulieren die Nerven zu sehr, belasten das Herz und machen eine längere Ruhepause erforderlich … Wer viel hart trainiert, wird vielleicht nicht krank, aber er überlastet seinen Körper und erschöpft seine Energiereserven … Das sieht man an denen, die viel hart trainieren; sie scheinen nicht so lange zu leben wie Menschen, die sanfte Übungen machen.«

Ein 66-jähriger *Tai Chi*-Praktizierender[38]

Es gibt wirklich keine Aktivität, bei der unnötige Muskelverspannungen die Leistung, den Spaß oder die Flüssigkeit der Bewegung verbessern. Im Gegenteil, sie können zu unnötiger Ermüdung führen und das Verletzungsrisiko erhöhen. Doch selbst das Bewusstmachen dieser Verspannungen, die sich durch endlose Wiederholungen tief in Körper und Geist festgesetzt haben können, kann eine Herausforderung sein. Sie loszulassen ist noch schwieriger, zumal wir zwischen den Muskeln unterscheiden müssen, die wir beim Bewegen oder Halten einer Haltung aktivieren müssen, und denen, die wir nicht brauchen.

Aus der Sicht des *Qigong* sind Muskelverspannungen und Gelenkverkrümmungen eine Form der Stagnation, die den freien Fluss von Qi und Blut behindern. Da die Beseitigung von Stagnation viele gesundheitliche Vorteile mit sich bringt, ist *das »Song«* oder Loslassen eindeutig ein zentraler Bestandteil der Praxis. Und wie es im *Tai Chi Classic* heißt, wollen wir nicht nur Muskeln, sondern auch Bänder, Faszien, Nerven und Blutgefäße, ja sogar Knochen »schmelzen« lassen.

Aus sportlicher und wettkampftechnischer Sicht beeinträchtigen Muskel- und Gelenkverspannungen die Leistungsfähigkeit. Wir können einen Tennisball nicht geschmeidig und mit leichter Kraft schlagen, wenn Verspannungen in Schulter, Ellbogen, Hüfte oder Rücken die ungehinderte Kraftübertragung durch den Körper behindern. Und wenn wir ein Musikinstrument spielen, malen, zeichnen oder irgendeine andere Kunst oder Handwerk ausüben wollen, brauchen wir die größeren, zentraleren Muskeln, um den Großteil der Arbeit zu verrichten, während die weichen und entspannten Schultern, Ellbogen, Handgelenke und Finger feine und flüssige Bewegungen ausführen.

In den inneren Kampfkünsten, insbesondere im *Tai Chi*, ist es *das Lied*, das das Weiche über das Harte siegen lässt. *Tai Chi*-Lehrer Adam Mizner sagt, dass *Tai Chi* entgegen der landläufigen Meinung gegen die Natur ist. Damit meint er, dass wir in jeder körperlichen Konfrontation, selbst beim spielerischen Schubsen, aufgrund unserer evolutionären Prägung dazu neigen, uns zu verspannen. Durch fleißiges Training lernt der *Tai Chi*-Praktizierende, sein Nervensystem so umzuprogrammieren, dass er auch im Wettkampf vollkommen entspannt bleibt, sodass der Gegner keinen Widerstand spürt und somit keine Kraft aufwenden kann.

Um *Song* zu entwickeln, ist engagiertes Üben erforderlich, und um dies zu erreichen, wird stehendes *Qigong* (*Zhan Zhuang*) geschätzt. Indem wir äußere Bewegungen eliminieren, geben wir uns die Möglichkeit, das Innere des Körpers zu erforschen, Spannungen, Schmerzen oder Stagnationen zu entdecken und zu üben, diese loszulassen. Wenn wir uns dann bewegen, gibt uns das langsame und bewusste Bewegen die Zeit, gewohnheitsmäßige Verspannungen auf eine Weise zu erleben, die bei schnellen Bewegungen unmöglich ist. Je mehr wir üben, desto besser können wir diese Achtsamkeit auf alles andere übertragen, was wir tun, und desto schneller bemerken wir Verspannungen und können darauf reagieren.

Es sollte jedoch gesagt werden, dass *Song* keineswegs Schwäche oder Schlaffheit bedeutet. Ein entspannter Körper ist stärker, anmutiger und effektiver in allem, was er tut – er bringt genau das richtige Maß an koordinierter Kraft für die jeweilige Aufgabe auf.

»Absicht statt Anspannung«

Anonym

Den Geist befreien – die Ruhe bewahren

Der Stürmer nähert sich dem Tor, nur noch der Torwart steht zwischen ihm und dem Tor; die Zuschauer halten den Atem an. Dann, obwohl er diesen Spielzug tausendmal geübt hat, schießt er nicht ins Tor, sondern neben das Tor, über das Tor oder direkt in die Arme des Torwarts.

Genauso wie wir unsere Muskeln anspannen, wenn wir eine körperliche Aufgabe bewältigen wollen, verspannen wir auch unseren Geist, wenn wir vor körperlichen, geistigen oder emotionalen Herausforderungen stehen. Dies führt zu beeinträchtigten Reaktionen und einem schlechteren Urteilsvermögen. Durch regelmäßiges Üben der Entspannung von Körper und Geist können wir uns jedoch besser zentrieren und unsere innere Ruhe bewahren, egal was um uns herum geschieht. Sobald dies zur Gewohnheit geworden ist, wird es sogar zu unserer Standardreaktion.

»Das kühle Auge erkennt den Charakter der Menschen. Das kühle Ohr hört die Absicht in ihren Worten. Kühle Emotionen ergründen die Gefühle anderer. Der kühle Verstand durchdringt alles. Menschen neigen dazu, leicht erregbar zu sein. Bei der Erledigung von Angelegenheiten muss man die Situation umfassend und ruhig betrachten. Und wenn man so vernünftig handelt, wird man nicht in Fehler verfallen.«

Vegetable Root Discourses, 16. Jahrhundert[40]

Entspannungsforschung

Das Verständnis der Bedeutung von Entspannung für die Gesundheit und die Kampfkunst reicht in der chinesischen Kultur fast 2500 Jahre zurück, aber erst seit etwa einem Jahrhundert wird es aktiv erforscht. So hat sich beispielsweise die progressive Muskelentspannung, die zu Beginn des 20. Jahrhunderts von Edmund Jacobson entwickelt wurde, als wirksam erwiesen, um Angstgefühle, Stress und Depressionen zu reduzieren und Beschwerden wie Schlaflosigkeit, Schmerzen und Müdigkeit zu lindern.

Autogenes Training (AT) ist eine komplexere Form der Selbstentspannung, bei der viele Methoden aus dem *Qigong* zum Einsatz kommen, beispielsweise innere Konzentration, mentale Wiederholung von Wörtern und Sätzen, Muskelentspannung, bewusste Wahrnehmung der Atmung und aktive Erzeugung von Wärme- und Kälteempfindungen. Eine Auswertung von sechzig Studien zum AT ergab positive Auswirkungen bei Spannungskopfschmerzen, Migräne, Bluthochdruck, koronarer Herzkrankheit, Asthma, Schmerzen, Raynaud-Syndrom, Angstzuständen, Depressionen und Schlafstörungen.

Physiologisch gesehen wurde erst im 21. Jahrhundert erkannt, dass Muskelentspannung mehr ist als nur das Aufhören der Kontraktion, sondern ein aktiver Prozess, der eine größere und umfassendere Gehirnaktivität erfordert als die Muskelkontraktion. Wie Moshe Feldenkrais beobachtete, ist es schwieriger, einen Muskel zu entspannen als ihn anzuspannen.

»In der ganzen Welt gibt es nichts Biegsameres als Wasser, und doch gibt es nichts, das ihm in seiner Widerstandsfähigkeit gegen das Harte gleichkommt. Es kann durch nichts verändert werden. Das Schwache besiegt das Starke, das Weiche besiegt das Harte.«

Daodejing, 4. Jahrhundert v. Chr.[41]

Verschiedene Studien haben auch etwas bestätigt, was wir alle erleben. Wenn wir eine neue Sportart, einen neuen Tanzstil oder ein neues Musikinstrument lernen oder wenn wir ängstlich sind (z. B. während eines Wettkampfs), neigen wir dazu, alle möglichen Muskeln anzuspannen, die die Leistung aktiv behindern. Die Bekämpfung dieser Spannung entgegenzuwirken, ist einer der Hauptgründe, warum olympische Athleten zu verbotenen Substanzen greifen, obwohl alternative Entspannungsmethoden (einschließlich *Tai Chi*) nachweislich wirksamer sein können.[42]

Ein Wort der Vorsicht

Wir könnten davon ausgehen, dass bewusste Entspannung immer etwas Gutes ist. Wie bei der Meditation kann es jedoch auch hier zu unerwünschten Effekten kommen, insbesondere zu sogenannter »relaxationsinduzierter Angst«. Die Augen zu schließen, still zu stehen (im Stehen, Sitzen oder Liegen) und sich auf innere Empfindungen zu konzentrieren, kann für Menschen, die unter Angstzuständen und Depressionen leiden, traumatische Erfahrungen gemacht haben oder sich bereits übermäßig mit körperlichen oder geistigen Empfindungen beschäftigen, kontraproduktiv sein. In diesen Fällen können entspannte, achtsame Bewegungen mit offenen Augen und einer stärkeren Verbindung zur Umgebung hilfreicher sein.

Achtsame Bewegung

»Sobald er in Bewegung gesetzt ist, ist der ganze Körper vereint und muss leicht und vom Geist erfüllt sein.«

Tai Chi Ch'uan Classic, 12.–14. Jahrhundert[43]

Qigong ist nicht das einzige, was Bewegung und Achtsamkeit nahtlos miteinander verbindet. *Tai Chi* und andere chinesische Kampfkünste, Yoga, die Alexander-Technik, Feldenkrais und Pilates folgen dem gleichen Prinzip, und ein nützlicher Oberbegriff für diese und andere ist achtsame oder meditative Bewegung.

Während achtsamer Bewegung wird unser Bewusstsein wie Wasser in einen Schwamm in den Körper aufgenommen. Wir werden uns des Zusammenspiels von Faszien und Muskeln, der inneren Strömungsempfindungen, der Brise auf unserer Haut, des Ein- und Ausatmens bewusst und empfinden echte Freude an unserem Körper.

Die Art wie ich etwas mache, ist die Art wie ich alles mache.

Anonym

Achtsame Bewegung lässt sich in jede Art von Training und jede tägliche Aktivität integrieren. Anstatt beispielsweise auf einen Bildschirm zu schauen oder Musik zu hören, um sich von der Monotonie des Laufbands im Fitnessstudio abzulenken, können wir uns bewusst darauf konzentrieren, wie sich jeder Teil unseres Körpers synchron bewegt und wie sich unsere Füße anfühlen, während wir bei jedem Schritt Kontakt zum Boden haben.

Die außergewöhnlichen Vorteile der Meditation werden immer deutlicher, doch viele Menschen empfinden das Sitzen als Herausforderung – entweder aufgrund körperlicher oder geistiger Beschwerden oder weil es ihnen schwerfällt, den Geist zu beruhigen und ihre Gedanken zu kontrollieren. Achtsame Bewegung scheint uns jedoch dabei zu helfen, leichter im Moment zu bleiben, und bietet viele der gleichen Vorteile.

Wenn wir eine neue Fähigkeit erlernen – z. B. Autofahren –, beansprucht die Anfangsphase unsere gesamte (und oft starre) Aufmerksamkeit, sodass kaum Raum für Ablenkungen bleibt. Dann gelangen wir in die nächste Phase, in der wir uns zwar noch bewusst sind, was wir tun, aber bereits entspannter sind, sodass wir beginnen können, unsere Fertigkeit zu verfeinern. In der dritten Phase schließlich ist die Fertigkeit so automatisiert, dass wir stundenlang fahren können, ohne uns dessen bewusst zu sein, was wir tun.

Achtsame Bewegung dreht jedoch die Uhr zurück in die zweite Phase. Indem wir die Aufmerksamkeit auf den gegenwärtigen Moment richten, beruhigen wir nicht nur den Geist und haben die Möglichkeit, das »in der Übung zu sein« zu genießen, sondern wir sind auch in der Lage, zu beobachten, zu lernen und uns anzupassen. Verspannen wir uns unnötig? Sind unsere Bewegungen, unsere Gewichtsverlagerungen verbunden, synchronisiert und fließend? Ist unsere Atmung tief, langsam und entspannt? Man sagt, dass es Hunderte oder Tausende von Stunden bewusstes Lernen und Verlernen, um echte Fähigkeiten (*Gongfu*) in einer Kunst zu entwickeln. Aber einer der zusätzlichen Vorteile ist, dass wir, wenn wir bewusst und engagiert eine Kunst oder Aufgabe erlernen, ein breiteres *Gongfu* des Lernens aufbauen – eine übertragbare Fähigkeit der achtsamen Aufmerksamkeit. Wir können dies in unsere alltäglichen Aktivitäten und Verhaltensweisen übertragen und sie dadurch verfeinern. Wenn wir Tee kochen, Gemüse schneiden, die Straße entlanggehen oder an einer Bushaltestelle stehen, können wir uns dafür entscheiden, diese Tätigkeiten mit Achtsamkeit für den gegenwärtigen Moment zu erfüllen.

Achtsamkeit kann unseren mentalen und emotionalen Zustand erheblich verändern. Wenn wir ängstlich, gestresst, besorgt oder beunruhigt sind, beschäftigen wir uns meist negativ mit der Vergangenheit oder machen uns Gedanken über die Zukunft. Sich auf den gegenwärtigen Moment einzulassen, sich auf den Körper und die Bewegung zu konzentrieren, selbst wenn es nur für kurze Zeit ist, kann Erleichterung verschaffen. Und genauso wie wir beobachten können, wie sich unser Arm bei einer bestimmten Bewegung ausstreckt, können wir uns unserer flüchtigen Gedanken und Emotionen bewusster werden und beginnen, eine gewisse Distanz zu ihnen zu gewinnen.

Es gibt immer mehr Hinweise darauf, dass achtsame Bewegung die sogenannten kognitiven Fähigkeiten – Aufmerksamkeit, Gedächtnis, Lernen und Problemlösung – verbessern kann. Ich persönlich erlebe Letzteres oft – Lösungen für quälende Probleme tauchen mitten in der Praxis auf. Das kann jedoch ein zweischneidiges Schwert sein, denn so wertvoll diese Erkenntnis auch ist, sie unterbricht die Praxis – vor allem, wenn ich befürchte, dass ich sie vergesse und anhalten muss, um sie aufzuschreiben.

Gehirn-Körper-Karten

Ich bin Todd Hargrove, dem Autor von »*A Guide to Better Movement*«, zu Dank verpflichtet, dass er mich in das Thema Gehirn-Körper-Karten eingeführt hat. Für mich war es eine dieser Entdeckungen, die sofort Sinn ergeben, sobald man sie macht.

In den frühen 1950er Jahren wurde entdeckt, dass verschiedene Körperteile direkt mit Strukturen in den sensorischen und motorischen Kortexbereichen des Gehirns verbunden sind. Je häufiger ein Körperteil benutzt und/oder stimuliert wird und je komplexer und feiner seine Bewegungen sind (z. B. die Finger), desto größer und besser definiert ist die Karte. Im Gegensatz dazu sind die Karten für einige Bereiche des Körpers wie den Rücken oder den Oberschenkel klein – eher wie Karten von leeren Wüsten.

Diese Gehirnkarten werden im Säuglingsalter entwickelt, wahrscheinlich sogar schon im Mutterleib. Anfangs sind diese Karten noch sehr grob und die Bewegungen ungenau, aber im Laufe der Wochen und Monate, in denen das Baby die Fähigkeiten seines Körpers erkundet, werden sie immer klarer und präziser. Babys entwickeln Gehirn-Körper-Karten auch, indem sie die Bewegungen von Erwachsenen beobachten.

Zunächst wurden diese Körperkarten anhand spezifischer Neuronen erklärt, die bestimmte und einzelne Muskeln beeinflussen. Es entstand ein überzeugendes Bild des Homunkulus, das die unterschiedliche Größe der sensorischen und motorischen Bereiche des Gehirns in Abhängigkeit von ihrer Bedeutung zeigte.

Obwohl diese allgemeine Vorstellung nach wie vor akzeptiert ist, musste ihre scheinbare Klarheit angesichts der Entdeckung, dass es oft erhebliche Unterschiede zwischen einzelnen Gehirnen und sogar bei derselben Person zu unterschiedlichen Zeitpunkten gab (wie bei aufeinanderfolgenden Gehirnoperationen festgestellt wurde), relativiert werden.

Zwei Dinge scheinen jedoch klar zu sein. Erstens, dass das Gehirn wertvolle Neuronen für Körperteile reserviert, die wir regelmäßig benutzen. Und zweitens, dass das Gehirn Programme für komplexe Bewegungen entwickelt – solche, die wir so lange wiederholen, bis sie automatisch ablaufen. Dieses Wachstum und diese Anpassung des Gehirns setzen sich während des gesamten Lebens fort. Wenn wir unseren Körper frei fühlen und bewegen und uns dem Erlernen komplexer Fähigkeiten widmen, passen sich unsere Gehirn-Körper-Karten an und wachsen. So werden beispielsweise die Bereiche, die für Fingerbewegungen zuständig sind, bei Geigern und Pianisten deutlich größer als im Durchschnitt.

Aus dem gleichen Grund scheint das Gehirn nach dem Prinzip »Use it or lose it« zu funktionieren. Je weniger wir Teile unseres Körpers fühlen und/oder benutzen, beispielsweise wenn wir ein sitzendes Leben mit wenig Bewegung und Berührungen führen, desto wahrscheinlicher ist es, dass die Neuronen, die diesen Bereichen und Bewegungen zugeordnet sind, vom pragmatischen Gehirn für andere Zwecke abgezogen werden. Das Ergebnis ist, dass sie aus unserem Bewusstsein verschwinden. Diese »sensorische motorische Amnesie« bedeutet, dass wir die Fähigkeit verlieren, uns mit dem Körper als Ganzes zu verbinden, was zu Bewegungsstörungen, Steifheit, Ungeschicklichkeit, Schmerzen und Verletzungen führen kann.

Beim Unterrichten von *Qigong* hat es mich oft verwirrt, dass manche Menschen selbst grundlegende Bewegungen nur schwer korrekt ausführen konnten – beispielsweise die Arme auf Schulterhöhe zu heben, obwohl ich ihnen klare Anweisungen gegeben und es ihnen vorgeführt hatte. Die Arme waren oft zu hoch, zu niedrig oder auf unterschiedlicher Höhe. Heute weiß ich, dass wir alle beeinträchtigte Körperwahrnehmungsmuster haben können und möglicherweise nicht in der Lage sind, eine Verbindung zu verschiedenen Körperteilen herzustellen und wahrzunehmen, was dort geschieht.

Wenn wir vor einer neuen und komplexen Aufgabe stehen, z. B. dem Erlernen einer *Tai Chi*-Choreografie, eines Tanzes oder einer *Qigong*-Form, erfordert es viel Konzentration und Wiederholung, um die erforderlichen neuronalen Programme zu entwickeln, und wenn wir nicht ausreichend üben, verlieren wir sie schnell wieder. Wenn wir jedoch dieselben Bewegungen oft genug wiederholen, werden die neuronalen Programme etabliert und in grundlegendere Regionen des Gehirns übertragen, wo sie schnell abgerufen werden können. Schließlich müssen wir nicht mehr darüber nachdenken, was wir tun, und selbst wenn wir jahrelang nicht üben, reicht eine kurze Wiederholung, um die Fertigkeit wiederzuerlangen.

Die Entwicklung dessen, was Hargrove als »neuronale Bahnen« bezeichnet, bietet enorme Vorteile für eine Vielzahl von Fähigkeiten, hat jedoch auch eine Kehrseite. Wenn wir uns ungeschickte Bewegungsmuster aneignen, können diese nur sehr schwer wieder abgelegt werden. Ein typisches Beispiel hierfür ist die parasitäre Spannung unnötiger Muskeln nach Moshe Feldenkrais. Diese Reaktionen können so tief sitzen, dass wir sie überhaupt nicht wahrnehmen, bis sie Schmerzen oder Funktionsbeeinträchtigungen verursachen oder – wenn wir Sport treiben – unseren Fortschritt behindern.

Das ist ein Grund, warum es so wichtig ist, neue Fähigkeiten von Anfang an gut zu lernen. In der chinesischen Tradition ist es üblich, durch Vorzeigen zu unterrichten, und von den Schülern wird meist erwartet, dass sie durch Nachahmen des Lehrers lernen, wobei nur gelegentlich Anweisungen oder Korrekturen gegeben werden. Aber wir sind nicht unbedingt sehr gut darin, zu verstehen, was unser Lehrer tut, insbesondere bei inneren Übungen, bei denen die Bewegungen sehr subtil sein können. Und selbst wenn wir eine gute Vorstellung davon haben, was wir tun sollen, können wir einen Schock erleben, wenn wir uns im Spiegel betrachten. Aus diesem Grund bin ich davon überzeugt, dass eine gründliche Erklärung und Anleitung gleich zu Beginn wichtig sind, um das Risiko zu verringern, dass sich Bewegungsmuster festsetzen, die nur schwer wieder abzulegen sind.

Wie können wir also tief verwurzelte, nicht hilfreiche Muster ändern? Die erste Voraussetzung ist Geduld, da dies sehr lange dauern kann. Ein Kollege erzählte mir einmal, dass er in China einen älteren Mann im Park beim *Qigong* beobachtet habe. Als er ihn fragte, welchen Stil er praktiziere, antwortete dieser: »Ich habe vierzig Jahre damit verbracht, meine Schultern zu entspannen.«

Der zweite und wichtigste Punkt ist, ein größeres Bewusstsein zu entwickeln, z. B. durch die Praxis von *Zhan Zhuang* (Stehen).

Der dritte Punkt ist, langsam vorzugehen. Bei schnellen Bewegungen wie beim Aufschlag im Tennis oder bei einem Schlag in der Kampfkunst ist der gesamte Körper beteiligt. In den wenigen Sekunden, die dafür benötigt werden, ist es schwierig – wenn nicht sogar unmöglich –, gleichzeitig auf die Fußstellung, die Ausrichtung des Skeletts, den reibungslosen Kraftfluss durch Bein, Hüfte, Taille, Rippen, Schulter und Arm sowie auf störende Verspannungen zu achten. Wenn wir jedoch in Zeitlupe üben – je langsamer, desto besser –, geben wir uns die Möglichkeit, jeden Teil der Bewegung bewusst wahrzunehmen und diese optimale Ausrichtung schließlich automatisch in schnelle Handlungen zu übertragen. Das ist einer der Gründe, warum wir in *Qigong* und *Tai Chi* die Bewegungen auf ein sogenanntes »Eistempo« verlangsamen können.

Die vierte Möglichkeit, hilfreiche neuronale Bahnen zu schaffen, besteht darin, den Körper auf möglichst vielfältige Weise zu bewegen. Deshalb kann es so gut sein, verschiedene *Qigong*-Formen zu erlernen – wobei man daran denken sollte, dass es am besten ist, lange genug bei einer Form zu bleiben, bis man sie verinnerlicht hat, bevor man zur nächsten übergeht. Wenn wir unsere Gliedmaßen und Gelenke bewusst in ihrem gesamten Bewegungsumfang bewegen, bauen wir stärkere Gehirn-Körper-Karten auf und beginnen, beschädigte zu reparieren.

Und egal, wie gut wir unsere Praxis auch finden, wir sollten versuchen, Feedback von einem Lehrer oder Mitpraktizierenden anzunehmen und dabei die Worte des amerikanischen Humoristen Franklin P. Jones im Hinterkopf behalten: »Ehrliche

Kritik ist schwer zu akzeptieren, besonders wenn sie von einem Verwandten, einem Freund, einem Bekannten oder einem Fremden kommt.«

Schließlich gibt es eine Parallele zwischen neuronalen Bahnen, die es uns ermöglichen, körperliche Aufgaben ohne bewusstes Nachdenken auszuführen, und gewohnheitsmäßigen emotionalen und psychologischen Reaktionen. Diese können so schnell ausgelöst werden, dass sie bereits in vollem Gange sind, bevor wir uns ihrer überhaupt bewusst werden. Wie bei allen potenziell hinderlichen Gewohnheiten ist das Bewusstwerden der erste Schritt zur Veränderung.

Propriozeption

Der Begriff Propriozeption wurde vom Neurophysiologen Charles Sherrington geprägt, der ihn als »die Wahrnehmung von Gelenk- und Körperbewegungen sowie der Position des Körpers oder von Körperteilen im Raum« definierte. Mit anderen Worten: Propriozeption (auch Kinästhesie genannt) ist unser Bewusstsein dafür, wo sich die verschiedenen Teile unseres Körpers befinden, unabhängig vom Sehsinn. Der berühmte US-Test für Trunkenheit am Steuer testet beispielsweise die Propriozeption, indem die Fahrer gebeten werden, die Augen zu schließen und mit dem Zeigefinger die Nasenspitze zu berühren.

Propriozeptive Rezeptoren befinden sich im gesamten Körper – in unserer Faszie, unseren Muskeln, Gelenken, Bändern und unserer Haut – und senden Signale an das Gehirn über die Position und Bewegung unserer Gliedmaßen und Gelenke. Eine effektive Propriozeption ist entscheidend für präzise und anmutige Bewegungen, das Gleichgewicht und die Fähigkeit, die richtige Kraft für unsere Bewegungen aufzubringen. Mit einer guten Propriozeption können wir uns sicher durch die Welt bewegen, aber dafür müssen wir in der Lage sein, propriozeptive Informationen zu interpretieren und zu nutzen – eine Fähigkeit, die wir sowohl verbessern als auch verlieren können.

Die Propriozeption nimmt mit zunehmendem Alter und durch Krankheiten ab. Diese fehlende Verbindung und Wahrnehmung der Körperlage führt zu Ungeschicklichkeit und Koordinationsstörungen und erhöht die Sturzgefahr. Außerdem kann es zu Fehlfunktionen der Gelenke bei Bewegungen kommen, wodurch das Risiko für Verletzungen und degenerative Gelenkerkrankungen steigt.

Wenn wir *Qigong* oder ähnliche innere Künste praktizieren, entwickeln wir ein Bewusstsein für die Position und Bewegung unseres Rumpfes und unserer Gliedmaßen bis hin zu den Fingerspitzen und Zehen. Durch die Verlangsamung der Bewegungen, um sie mit der Atmung zu koordinieren, und durch die sorgfältige Beachtung der Körperhaltung, der Gewichtsverlagerung und der Öffnung der Gelenke wird eine immer genauere propriozeptive Wahrnehmung in Stille und Bewegung gewährleistet. Verschiedene Studien haben gezeigt, dass *Tai Chi*-Praktizierende eine bessere Propriozeption haben als Schwimmer, Läufer oder Personen mit sitzender Lebensweise, während sowohl *Qigong* als auch *Tai Chi* die Propriozeption bei älteren Praktizierenden verbessern und ihnen helfen, ihr Gleichgewicht und ihre Stabilität zu erhalten.

Der Romberg-Test für Propriozeption besteht darin, 30 Sekunden lang mit geschlossenen Augen und zusammenstehenden Füßen und Fersen zu stehen und dabei das Gleichgewicht zu halten. Dies ist eine der *Qigong*-Stehhaltungen, die mit etwas Übung viele Minuten lang bequem gehalten werden kann. Denken Sie daran, dass sich das Gleichgewicht verbessert, wenn wir die Knie entspannen, Brustkorb und Becken natürlich hängen lassen und unsere Aufmerksamkeit auf die Fußsohlen richten.

Ausrichtung und Koordination

Was auch immer wir tun, eine effiziente Ausrichtung und Koordination optimieren die Nutzung unseres Körpers. Kraft, Gewicht und Druck können dann reibungslos durch das Bindegewebe, die Muskeln und Gelenke fließen und sorgen für sichere, ökonomische, kraftvolle und komfortable Bewegungen. Ohne Ausrichtung riskieren wir, immer leicht aus dem Gleichgewicht zu geraten.

»Wenn dein Körper nicht ausgerichtet ist, kommt die innere Kraft nicht zum Vorschein.«

Nei Ye (Inward Training),
4. Jahrhundert v. Chr.[45]

Wir können leicht erkennen, wie Ausrichtung und Koordination aussehen, wenn wir Tiere beobachten. Sie gehen nicht ins Fitnessstudio oder praktizieren *Qigong*, sondern ihre Körper wurden durch natürliche Bewegungen geformt. Kätzchen, Welpen und Jungtiere verbringen Stunden mit Spielen – sie raufen, jagen, springen, klettern und strecken sich genüsslich in ihrer gesamten Bewegungsreichweite – Aktivitäten, die im Leben der meisten modernen Kinder fehlen.

Manche Menschen scheinen über eine angeborene natürliche Ausrichtung und Koordination zu verfügen. Die besten Läufer beispielsweise bewegen sich effizient und anmutig, was sie wahrscheinlich schon als Kinder getan haben. Viele von uns jedoch, deren Leben durch eingeschränkte oder unnatürliche Bewegungen geprägt ist, leiden unter unterschiedlich starken Funktionsstörungen. Die gute Nachricht ist, dass wir durch fleißiges Training die Art und Weise, wie wir unseren Körper einsetzen und bewegen, verbessern können, sei es für ein aktives Alltagsleben, für Sport oder für Kampfsportarten.

Todd Hargreaves' ausgezeichnetes Buch »*A Guide to Better Movement*«, Katy Bowmans ebenso ausgezeichnetes »*Move Your DNA*« sowie die viel älteren *Tai Chi*-Klassiker beschreiben die Grundprinzipien effektiver und anmutiger Bewegung. Dazu gehören Koordination, Beweglichkeit, sanfte und natürliche Winkel, Bewegung von innen nach außen, Entspannung, Rhythmus, Timing und Synchronität, Anpassungsfähigkeit, Achtsamkeit und Natürlichkeit.

»Der ganze Köper soll durch jedes Gelenk miteinander verbunden sein, ohne die geringste Unterbrechung«

The Taijiquan Classics, zugeschrieben Zhang Sanfeng[46]

Eine hilfreiche Methode, um die Ausrichtung der Gelenke zu üben und das Bewusstsein für die Vorgänge in den verschiedenen Körperteilen zu maximieren, ist das Stillstehen. Im grundlegenden *Zhan Zhuang* lassen wir die Knöchel in einer möglichst entspannten und neutralen Position über den Füßen stehen. Die Knie ruhen in den Knöcheln, die Hüften in den Knien, die Taille und die Schultern in den Hüften und so weiter. Während wir stehen, insbesondere in den ersten Wochen und Monaten, können Unbehagen oder Schmerzen unsere Aufmerksamkeit auf Fehlstellungen oder Überbeanspruchungen lenken und uns die Möglichkeit bieten, uns anzupassen und zu entspannen. Wenn wir im Stillstand eine effektive Ausrichtung erleben, fällt es uns leichter, diese beizubehalten, sobald wir uns bewegen.

Was die Koordination angeht, müssen unsere Weichteile, Muskeln und Gelenke als Team zusammenarbeiten, damit wir uns gut bewegen können. Wenn ein Glied in der Kette nicht richtig funktioniert, wird der Bewegungsablauf beeinträchtigt und die anderen Glieder müssen mehr leisten, um dies auszugleichen. Das verringert die Effizienz und erhöht das Verletzungsrisiko. Wenn wir uns schnell bewegen, bleibt wenig Zeit, um wahrzunehmen, was gut funktioniert und was nicht. Erst wenn wir unsere Bewegungen verlangsamen, können wir die Lücken entdecken und sehen, ob wir sie wieder in einen integrierteren Körper zurückführen können. Gelegentlich kann es hilfreich sein, vor einem Spiegel zu üben – und manchmal ist es schockierend, wenn das, was wir zu tun glauben, sich von dem unterscheidet, was wir tatsächlich tun. Noch besser ist es, einen Lehrer oder erfahrene Mitpraktizierende zu suchen, die uns aufzeigen, was wir nicht sehen oder fühlen können.

Video 7: Übung zur Gelenkmobilisierung

Mobilität

Todd Hargrove definiert Flexibilität als den Bewegungsumfang in den Gelenken und Mobilität als »den Grad der funktionellen Kontrolle über den gesamten Bewegungsumfang«. Mit anderen Worten: Mobilität ist die Fähigkeit, sich aus jeder Position schnell zu bewegen und die Richtung zu ändern. Ausreichende Flexibilität ist wichtig für einen optimal funktionierenden Körper, während Mobilität für die meisten körperlichen Aktivitäten unerlässlich ist.

»Kernstabilität ist die Fähigkeit, die Position und Bewegung des Rumpfes über dem Becken zu kontrollieren, um eine optimale Kraftentfaltung, Übertragung und Kontrolle von Kraft und Bewegung auf das Endsegment bei integrierten sportlichen Aktivitäten. Mit anderen Worten: Die proximale Stabilität bildet die Grundlage für die distale Mobilität.«

Nicole Nelson et al[47]

Viele Yoga-Asanas (Körperhaltungen) legen den Schwerpunkt auf Flexibilität, doch dies kann oft zu Lasten der Beweglichkeit gehen, da ein Gelenk am Ende seines Bewegungsbereichs nur noch in die entgegengesetzte Richtung bewegt werden kann. Die Belastung der Gelenke in neutralen statt in extremen Positionen ermöglicht den größten Bewegungsumfang, ähnlich wie bei einem Tennisspieler, der nach einem Schlag in eine neutrale Position zurückkehrt – bereit, sich nach vorne, hinten oder zu beiden Seiten zu bewegen. Außerdem können die Gelenke das Gewicht sicher auffangen, da sie über ihre gesamte Fläche maximalen Kontakt haben. Die Kraft kann dann ohne Kraftverlust entlang der verbundenen Gelenkkette weitergeleitet werden. Wir alle brauchen ein angemessenes Maß an Flexibilität, aber für die praktischen Bewegungen im Alltag sowie für Sport und Kampfsportarten ist Beweglichkeit wahrscheinlich wichtiger.

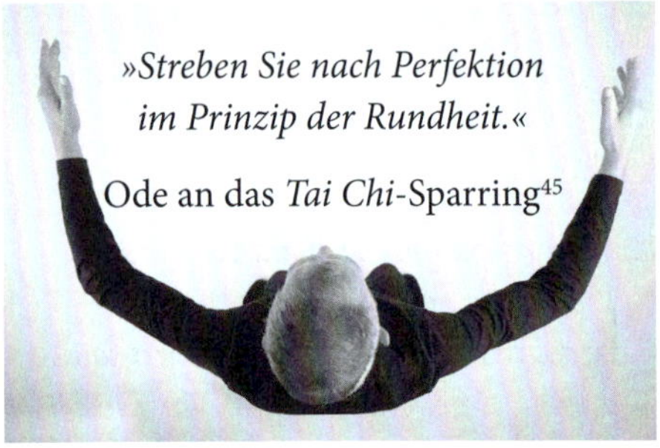

Glatte und natürliche Winkel

Qigong legt Wert auf natürliche Kurven, runde Bewegungen und sanfte Winkel, damit Qi und Kraft ungehindert fließen können und Gelenke und Muskeln nicht belastet werden. So sind beispielsweise die Ellbogen- und Kniegelenke immer entspannt und nicht gestreckt und steif. Wenn wir die Arme zum Himmel öffnen, lassen wir eine sanfte Kurve vom oberen Rücken entlang der Schultern und den oberen Gliedmaßen fließen. Ziehen wir stattdessen die Schultern nach hinten, wird diese sanfte Kurve gezackt, die Schultern verspannen sich und der obere Brustkorb wird nach vorne gedrückt.

Nach vorne und oben – das Qi und den Schwerpunkt anheben. Durch die Beibehaltung einer runden, bogenförmigen Struktur bei gespreizten Beinen wird sichergestellt, dass unser Gewicht nicht übermäßig auf die Innen- oder Außenseite der Knie fällt.

Video 8: Ellbogen und Knie nicht durchstrecken

Von innen nach außen

Unsere größten und stärksten Muskeln befinden sich in der Nähe der größten Knochenmasse im Körper – im unteren Rückenbereich und im Becken. Von dort fließen Kräfte durch den Rumpf zu den Schultern, Armen und Händen und durch die Hüften zu den Beinen und Füßen, wo immer kleinere Muskeln immer feinere Bewegungen ausführen. Sind die Rumpfmuskeln schwach, unkoordiniert oder verspannt, kann nur begrenzte Kraft erzeugt werden, und Arme und Beine müssen kompensieren, was zu einer Beeinträchtigung der Bewegungseleganz, Präzision und Kraft führt.

»Wenn man Jin [innere Kraft] einsetzt, kommt die Kraft aus der Wirbelsäule, nicht nur aus den Händen.«

The Taijiquan Classics: Erläuterungen zu den 13 Haltungen[48]

Rhythmus, Timing, Synchronität

Es kann wunderbar sein, den fließenden Bewegungen und der Anmut eines erfahrenen *Qigong*- oder *Tai Chi*-Praktizierenden zuzusehen. Was wir sehen, ist das Ergebnis langjähriger Übung, der Fähigkeit, Verspannungen zu lösen und loszulassen, eines ruhigen und zentrierten Geistes und Synchronizität.

Manchmal möchten wir, dass Bewegungen in einer bestimmten Reihenfolge durch den Körper fließen. Wenn wir beispielsweise den Arm nach vorne strecken, kann sich die Bewegung von den Füßen über die Beine, die Hüfte, den oberen Rücken, die Schulterblätter, die Schultern, die Oberarme, die Ellbogen, die Unterarme und die Handgelenke bis hin zu den Händen entfalten.

In anderen Fällen möchten wir die Bewegung mehrerer verschiedener Körperteile gleichzeitig synchronisieren. In der beliebten *Tai Chi-Shibashi-Qigong*-Form wird die siebte Bewegung »Ball halten« genannt. Die Hüfte dreht sich spiralförmig – sie verlängert sich und dreht sich gleichzeitig, der Arm dreht sich ebenfalls um 180 Grad und die Ferse hebt sich. Diese drei Bewegungen variieren von der relativ kleinen Fersenhebung bis zur relativ großen Armspirale, und eine der Fähigkeiten, die wir üben, besteht darin, alle drei Bewegungen gleichzeitig und synchron mit dem Ein- und Ausatmen zu beginnen und zu beenden.

Um dies zu erreichen, müssen wir jeden einzelnen Teil der Bewegung und den Atem gleichzeitig in unserem Bewusstsein halten, was einmal mehr zeigt, wie wichtig das Training von Körper und Geist für unsere Praxis ist.

»Verwende den Geist und nicht die Kraft; drehe den Körper mit der Taille. Alles steigt aus der Wurzel in den Füßen empor, während Beine und Taille perfekt ausgerichtet sind. Die Energie entsteht aus der Wirbelsäule und erreicht die Arme und Fingerspitzen. Strecke die Sehnen und ziehe die Knochen heraus: Entspanne die Handgelenke und spreize die Fingerspitzen.«

Lied über das Wesen und die Anwendung des *Tai Chi Chuan*[49]

Video 9: Einen Ball halten

In Bewegung bleiben

Es war einmal eine Zeit, in der Bewegung nahtlos in den Alltag eingebunden war – Jagen, Sammeln, Tragen, Gehen, Hocken, Holz hacken, Brot kneten, Getreide stampfen, Kleidung waschen, Landwirtschaft betreiben, Böden schrubben, nach Früchten von Bäumen greifen oder auf Bäume klettern, um wilden Bienen Honig zu stehlen. Und zusätzlich zu all diesen Aktivitäten erfreuten sich unsere Vorfahren an der Bewegung um ihrer selbst willen. Sie tanzten zu Festen und Zeremonien, spielten Ringen, Bogenschießen und den Umgang mit Waffen, traten gegeneinander an, um den schnellsten Läufer und den flinksten Reiter zu finden.

»Wann immer man sich bewegt, muss der gesamte Körper leicht und lebendig sein und vor allem durchgehend verbunden bleiben. Das Qi sollte angeregt sein, der Geist sollte nach innen konzentriert sein. Es sollte keine Vertiefungen oder Vorsprünge geben, es sollte keine Unterbrechungen oder Anlaufschwierigkeiten geben. Die Wurzel liegt in den Füßen, der Ausgangspunkt in den Beinen, die Kontrolle erfolgt über das Yao und die Formgebung über die Finger. Von den Füßen über die Beine bis zum Yao; es muss immer ein ganzes Qi geben.«

The Taijiquan Classics, zugeschrieben Zhang Sanfeng[50]

Unser Körper hat sich durch fast ununterbrochene Aktivität weiterentwickelt und geformt. Wenn wir kleine Kinder oder Tiere beim Spielen beobachten, sehen wir, wie sie alle Bewegungen üben, die sie als Erwachsene brauchen werden.

Für viele Kinder von heute ist Bewegung jedoch stark eingeschränkt. Ängste der Eltern halten sie davon ab, draußen zu spielen, und sobald sie in die Schule kommen, verlangen wir von ihnen, dass sie jeden Tag stundenlang sitzen, ganz zu schweigen von der süchtig machenden und bewegungsfeindlichen Anziehungskraft digitaler Geräte. Katy Bowman, Verfechterin der natürlichen Bewegung, drückt es so aus: Wir erziehen Kinder zu »Sitz-Ninjas«.

»Der Weg, das Leben zu pflegen, besteht darin, niemals lange zu sitzen oder zu liegen; wir sollten uns ständig um geringe Anstrengung bemühen, aber niemals stark ermüden.«

Sun Simiao, 7. Jahrhundert[52]

Was unser Erwachsenenleben betrifft, so ist es möglich, von Tag zu Tag, von Jahr zu Jahr zu leben, ohne sich körperlich nennenswert zu betätigen. Früher konnten sich das nur sehr wohlhabende Menschen leisten, und in diesem Sinne sind wir in der modernen, entwickelten Welt alle reich. Maschinen waschen unsere Kleidung, helfen uns beim Putzen, bringen uns zur Arbeit und wieder nach Hause, heizen unsere Häuser, unterhalten uns, verarbeiten und liefern sogar unsere Lebensmittel. Wir können mehr oder weniger unser ganzes Leben lang von einem Sitz zum anderen wechseln.

»Der Körper braucht eine gewisse Bewegung. Diese Bewegung dient dazu, das Gleichgewicht zwischen Recht und Unrecht herzustellen und die verschiedenen Korn-Energien [Nahrung] neu zu verteilen und zu assimilieren; sie sorgt auch für eine reibungslose Durchblutung und beugt das Entstehen von Krankheiten vor.«

Hua Tuo, 3. Jahrhundert[53]

Angesichts der enormen Auswirkungen, die körperliche Aktivität auf unsere geistige und körperliche Gesundheit hat, ist es daher umso wichtiger, kreative Wege zu finden, um in Bewegung zu bleiben und so die Körperbeherrschung und das Selbstvertrauen zu erhalten.

Wie wir gesehen haben, ist aus chinesischer Sicht einer der wichtigsten Faktoren für die Gesundheit der freie Fluss von Qi und Blut. Viele Zustände und Aktivitäten tragen dazu bei (Glück, Lachen, mäßiger Alkoholkonsum, Kreativität, freie Selbstentfaltung, erfülltes Sexualleben usw.), aber körperliche Bewegung ist von entscheidender Bedeutung. Und wie die chinesische Tradition der inneren Übungen zeigt, muss Bewegung nicht anstrengend oder erschöpfend sein, um diese Wirkung zu erzielen. Tatsächlich waren die berühmten Ärzte, die die Kunst des gesunden Lebens lehrten, sich der Auswirkungen von schwerer körperlicher Arbeit auf den Alterungsprozess ebenso bewusst wie der Gefahren der Trägheit.

Natürliche Bewegung

»Der physische Ausdruck, der dein Körper ist, ist die Summe aller Belastungen, die, die deine Zellen erfahren haben.«

Move Your DNA, Katy Bowman[54]

Naturbegeisterte Menschen erklären, dass wir jedes Mal, wenn wir unseren Körper bewegen – jede Drehung, jede Wendung, jeden Schritt, jedes Heben und Tragen –, unsere Zellen und die extrazelluläre Matrix unterschiedlich belasten. In einem als Mechanotransduktion bezeichneten Prozess lösen diese Belastungen eine Kaskade biochemischer Prozesse aus, die die Knochen stärken, das Körpergewebe stimulieren und den Qi- und Blutfluss fördern.

Es wird zunehmend anerkannt, dass ein unzureichender Bewegungsumfang und eine unzureichende Bewegungsquantität die Ursache vieler Krankheiten sind. Katy Bowman nennt als Beispiel die unzähligen Anpassungen, die wir mit unseren Füßen, Beinen und dem gesamten Körper vornehmen, wenn wir über unebenen Boden gehen, insbesondere barfuß, im Vergleich zu den wenigen Anpassungen, die wir vornehmen, wenn wir mit Schuhen auf glatten Straßen und Gehwegen gehen.

Wenn wir wandern, klettern, handwerkliche Arbeiten verrichten oder Spiele und Sport treiben, passen wir uns ständig an wechselnde Bedingungen an.

Einige Arten von körperlichem Training beschränken sich jedoch auf einen relativ kleinen und meist linearen Bereich, beispielsweise Gewichtheben oder das Training an einem Rudergerät, Laufband oder stationären Fahrrad. Dadurch können große und kleine Bereiche des Körpers unbelastet und desintegriert bleiben. Während einige Bereiche stärker werden, werden die vernachlässigten Bereiche relativ schwächer, und diese Diskrepanz führt zu einem höheren Verletzungsrisiko.

Bowman und andere stellen natürliche Alltagsbewegungen »Training« gegenüber, das oft auf »Aufbau von Ausdauer und Muskelkraft« reduziert wird. In zeitintensiven Gesellschaften werden immer effizientere und schnellere Methoden zur Erreichung immer enger gefasster Fitnessziele (z. B. hochintensives Intervalltraining) immer beliebter, da sie »bessere Ergebnisse in weniger Zeit« bringen. Das ist gleichbedeutend mit der Aussage, dass wir, um Nahrungsmittel anzubauen, lediglich künstliche Düngemittel auf kahlgeschlagene Felder ausbringen oder unsere Ernährung lediglich auf Proteine, Fette und Kohlenhydrate reduzieren müssen. Diese Ansätze ignorieren die komplexe Biodiversität gesunder Böden und die lebenden Mikroorganismen in unserem Darm, von denen unsere Gesundheit abhängt. Eng gefasste Fitnessziele sind ähnliche Formen der Mangelernährung, und selbst das intensivste Training kann die ganztägige Aktivität nicht vollständig ersetzen. Es gibt Hinweise darauf, dass langes Sitzen das Risiko für Diabetes, Herzerkrankungen, Krebs und die Gesamtsterblichkeit erhöht, selbst wenn wir täglich eine Stunde lang fleißig Sport treiben. Das liegt daran, dass aktive Muskeln auch als Drüsen fungieren und Substanzen freisetzen, die den Stoffwechsel, den Kreislauf und die Knochen beeinflussen. Außerdem helfen sie, Entzündungen zu kontrollieren, die vielen chronischen, nicht infektiösen Krankheiten zugrunde liegen. Studien, die natürliche Alltagsbewegungen (Putzen, Babytragen, Gehen, Treppensteigen usw.) mit Trainingsprogrammen vergleichen, zeigen, dass Menschen, die sich intensiv trainieren, im Laufe eines Tages tatsächlich weniger bewegen als Menschen, die nur moderat trainieren. Training bis zur Erschöpfung kann zu einem Gefühl der Faulheit führen. – »Ich habe mein Training absolviert, ich brauche nichts mehr zu tun.«

»Bewegungsmangel zerstört die gute Verfassung jedes Menschen, während Bewegung und methodisches körperliches Training erhalten und bewahren sie.«

Platon, 4. Jahrhundert n. Chr.

Die chinesische Tradition des mittleren Weges lehrt uns, dass die richtige Menge und Qualität von Bewegung uns belebt, anstatt uns zu ermüden. Wir beenden das Training mit mehr Energie als zu Beginn. Es handelt sich nicht um Training, bei dem man sich verausgabt und Schweiß und Erschöpfung als Tugend betrachtet. Das beste Ergebnis ist, dass wir uns, wenn wir vor der Wahl stehen, aktiv dafür entscheiden, zu Fuß zu gehen, anstatt das Auto zu nehmen, die Treppe zu steigen, anstatt den Aufzug zu benutzen, und so weiter.

»Es gibt nichts, was Körperbewegung und körperliche Betätigung ersetzen könnte.«

Maimonides (Mosheh ben Maimon), 12. Jahrhundert[55]

Eine Möglichkeit, abwechslungsreiche natürliche Bewegungen in unser Leben zu integrieren, besteht darin, alle Gelegenheiten zu nutzen, die sich uns bieten. Wir können unsere Einkäufe auf dem Rücken nach Hause tragen, wann immer möglich zu Fuß gehen, im Garten graben (oder im Garten eines Nachbarn, wenn wir keinen haben), Treppen steigen und tanzen. Wir können sogar – wie Katy Bowman – unsere Küchen so einrichten, dass die Dinge, die wir am häufigsten benutzen, am schwersten zu erreichen sind. Sich hinzuknien und tief in einen Schrank zu greifen, um eine Pfanne herauszuholen, oder sich auf die Zehenspitzen zu stellen, um ein hohes Regal zu erreichen, wird uns als unnötige Frustration erscheinen, bis wir eine 180-Grad-Wende vollziehen und diese Bewegungen als willkommene Bewegungsmöglichkeiten begrüßen. Und zusätzlich dazu, dass wir jede Gelegen-

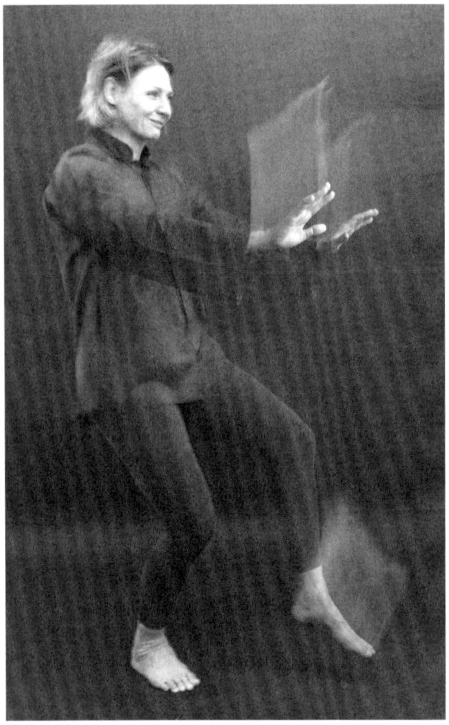

heit im Laufe des Tages nutzen, können wir beim Training oder bei der Bewegung ein möglichst breites Spektrum an Bewegungen ausführen. Wenn wir verschiedene *Qigong*-Formen lernen, z. B. *Baduanjin*, die fünf Tierübungen oder *Tai Chi-Qigong*, beugen, strecken, verdrehen und winden wir uns und bewegen jedes Gelenk, jeden Muskel und jedes Bindegewebe im Körper in fast seinem gesamten natürlichen Bewegungsumfang.

Auf den ersten Blick scheint diese Art des Trainings das genaue Gegenteil von natürlicher Bewegung zu sein, da wir das Unvorhersehbare weitgehend eliminieren, langsam auf einer glatten, ebenen Fläche trainieren und dabei bewusst auf unsere Haltung und Balance achten. Im Gegensatz dazu müssen wir, wenn wir über unebenen und steinigen Boden kraxeln oder eine Treppe hinunterspringen, spontan unzählige schnelle und unbewusste Anpassungen vornehmen. Was beide verbindet, ist, dass das langsame und bewusste Training uns ein höheres Maß an Körperintegration und -bewusstsein vermittelt, wodurch spontane Bewegungen sicherer und angenehmer werden.

Wie regelmäßig wir auch täglich *Qigong* praktizieren, das Prinzip »in Bewegung bleiben« gilt dennoch. Wenn wir eine Stunde lang hingebungsvoll üben und dann die restlichen 23 Stunden untätig verbringen, laufen wir ebenfalls Gefahr, an der »Sitzkrankheit« zu erkranken.

Risiken von Bewegungsmangel

»Wenn man ausgeht, benutzt man eine Kutsche; wenn man nach Hause zurückkehrt, benutzt man eine Sänfte – die Menschen lieben sie wegen ihres Komforts, aber man sollte sie ›Mechanismen nennen, die einen lahm machen.‹«

The Annals of Lu Buwei, 3. Jahrhundert v. Chr.[56]

Es ist ganz einfach: Wenn wir uns bewegen, tun wir etwas für unsere Gesundheit und unser Wohlbefinden, und wenn wir uns nicht bewegen, tun wir nichts dafür. Bewegungsmangel ist einer der größten Faktoren, der zu fast allen Arten von Krankheiten, einer unnötig verkürzten Lebenserwartung und geistigem und körperlichem Verfall im Alter beiträgt.

Im Gegensatz dazu verlängert regelmäßige körperliche Aktivität unser Leben. In einer Studie mit weit über einer halben Million Erwachsenen im Alter zwischen 21 und 90 Jahren galt: Je mehr Freizeitaktivitäten eine Person ausübte, desto länger lebte sie.[58] Im Extremfall betrug der Unterschied in der Lebenserwartung zwischen inaktiven übergewichtigen Erwachsenen und normalgewichtigen Personen, deren Bewegungsgewohnheiten den staatlichen Richtlinien entsprachen, über sieben Jahre. Erfreulich für alle ist jedoch, dass bereits jede regelmäßige Bewegung das Sterberisiko im Vergleich zu keiner körperlichen Aktivität senkt.

Risiken von zu viel Bewegung

»Der Körper sollte immer trainiert werden … doch auch beim Training sollte man nicht übertreiben.«

Ge Hong 283–343[57]

Während die meisten Menschen wahrscheinlich mehr Bewegung und Sport brauchen, kann übermäßiges Training genauso schädlich sein wie zu wenig Bewegung.

Der Trend zu intensivem Fitnesstraining, Marathonläufen oder hochintensivem Intervalltraining sowie der Druck, im Profisport zu bestehen, Gewicht zu verlieren oder den perfekten Körper zu erreichen, hat in den letzten Jahrzehnten stetig zugenommen. Unterdessen hat die Forschung langsam einige der potenziellen Risiken des »Übertrainingssyndroms« aufgedeckt.

Die Liste ist lang und umfasst Depressionen und Angstzustände, chronische Müdigkeit, Herz- und Herzkranzgefäßschäden, einen erhöhten Cortisolspiegel, Schlafstörungen, Verdauungsprobleme, ein geschwächtes Immunsystem, ein erhöhtes Verletzungsrisiko, Reizbarkeit und Wut sowie einfach keine Freude mehr an der Trainingsroutine. Wenn sich ein Übertrainingssyndrom einmal entwickelt hat und nicht durch regenerative Maßnahmen behandelt wird, kann es monatelang anhalten.[60]

Ein Grund für übermäßiges Training ist das Streben nach sportlicher Höchstleistung. Glücklicherweise stehen die meisten Profisportler in Kontakt mit Trainern, die sich der Risiken bewusst sind und ihnen raten, sich bei Bedarf auszuruhen und hartes Training durch Übungen auszugleichen, die das regenerative parasympathische Nervensystem aktivieren. Amateursportler haben jedoch selten Zugang zu einer solchen Betreuung.

»Menschen sollten sich nicht zu Anstrengungen zwingen, die ihre Kräfte übersteigen, wie z. B. schwere Dinge heben und mit Gewalt zu ziehen, Erde umgraben und andere harte Arbeit zu verrichten, sowie nicht auszuruhen, wenn sie müde sind. Diese Dinge erschöpfen sie nur bis die Sehnen und Knochen.«

Daoistischer Meister Azure Ox, 5. Jahrhundert[59]

Ein weiterer häufiger Grund für übermäßiges Training ist psychologischer Natur. Kräftige Bewegung kann eine sichere und wirksame Form der Selbstmedikation bei psychischem Stress sein, aber für eine Minderheit kann sie zu einer Sucht werden. Typische Anzeichen sind depressive Verstimmungen, Reizbarkeit und Schuldgefühle, wenn Trainingseinheiten ausfallen, sowie das Bedürfnis, die Trainingsintensität ständig zu steigern.

Aus Sicht der Chinesischen Medizin kann kräftiger Sport die Stimmung schnell heben, weil er Blockaden löst. Wenn aber tiefe emotionale Blockaden vorliegen, kann die Erleichterung immer kürzer werden. Es ist daher gut, kräftigen Sport mit Übungen auszugleichen, die den Geist beruhigen und still werden lassen, das Bewusstsein für unsere innere Gefühlswelt schärfen und den Körper in einen nährenden und selbstheilenden Zustand versetzen. Manchmal kann auch eine Therapie nötig sein, um die tieferliegenden Ursachen anzugehen.

Reaktion auf Verletzungen

Wenn wir uns verletzen, ist es verlockend, den betroffenen Bereich auszublenden – sowohl um ihn zu schützen als auch um emotionale Belastungen zu vermeiden. Wir lernen auch schnell, ihn mit Ausgleichsbewegungen zu umgehen. Mit der Zeit kann diese körperliche und mentale Ausblendung zu einer Verwischung der Gehirn-Körper-Karten für den geschädigten Bereich führen, wodurch der Heilungsprozess gestoppt oder verlangsamt wird und das Risiko einer erneuten Verletzung steigt.

»Wenn dein Kopf schmerzt, werde dir deines Kopfes bewusst; wenn dein Fuß schmerzt, werde dir deines Fußes bewusst, indem du harmonisiertes Qi einsetzt. um den Schmerz zu bekämpfen.

Aufzeichnungen über die Kultivierung der Natur und die Verlängerung des Lebens, 7.–8. Jahrhundert[61]

Ich habe dies in meiner klinischen Praxis als Akupunkteur oft beobachtet, wenn Patienten sich von einem verletzten Körperteil distanzierten, was sich deutlich auf ihre Heilungschancen auswirkte (insbesondere in Fällen von langwierigen Rechtsstreitigkeiten, in denen der Wunsch nach Besserung mit dem Bedürfnis konkurrierte, den Schaden kontinuierlich nachzuweisen). Die Botschaft lautet daher, den betroffenen Körperteil wieder ins Bewusstsein zu rücken, indem man ihn mit Achtsamkeit umgibt und ihn berührt, tröstet, reibt und massiert. Dieser Rat gilt gleichermaßen für alle Arten von chronischen Muskel-Skelett-Schmerzen.

Ein Sprichwort aus der Chinesischen Medizin lautet: »Wo Schmerz ist, ist eine Blockade; wo eine Blockade ist, ist Schmerz.« Die Behandlungsstrategie für die meisten Schmerzen und Verletzungen besteht daher darin, die Blockade zu lösen und den freien Fluss von Qi und Blut wiederherzustellen. Dies kann mit Nadeln

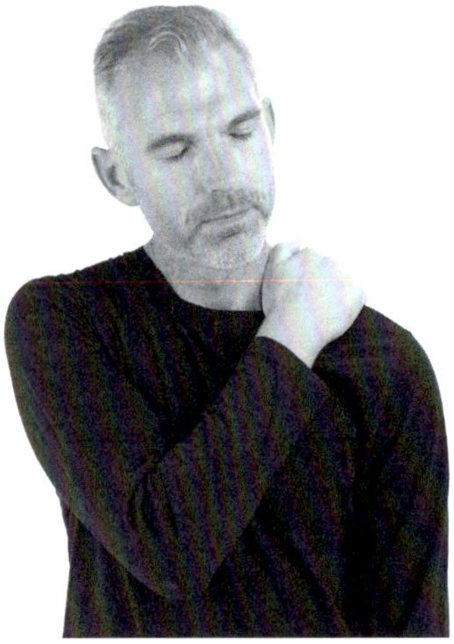

(Akupunktur), Kräutern, Wärme oder Massage, durch Bewegung und durch gezielte Aufmerksamkeit erreicht werden. Verletzte und schmerzhafte Stellen sollten nach einer Verletzung so schnell wie möglich bewegt werden – zunächst langsam oder sogar nur minimal –, solange dies gefahrlos möglich ist.

Als ich 1981 in China studierte, wurde mir bei einem Besuch in der orthopädischen Abteilung eines großen Krankenhauses in Nanjing eine Methode zur Behandlung von Knochenbrüchen gezeigt, die auf einem Sprichwort von Mao Zedong basierte. Zu dieser Zeit wurden seine gnomenhaften Aussprüche auf fast alle Lebensbereiche angewendet, und die Medizin bildete da keine Ausnahme. Tatsächlich ist dieser Spruch »In aller Stille muss Bewegung sein, und in aller Bewegung Stille« schon Jahrhunderte älter als Mao. Auf Knochenbrüche angewendet bedeutete er, dass anstelle von starren Gipsverbänden die verletzte Stelle zunächst mit Bandagen umwickelt wurde, die mit Kräuterpasten getränkt waren, um die Heilung zu fördern, und dann geschient wurde, sodass eine geringe Bewegung möglich war, um den freien Fluss des heilenden Qi und des Blutes zu fördern.

Es ist noch nicht so lange her (und tatsächlich ist es oft noch immer so), dass der medizinische Rat lautete, Verletzungen so wenig wie möglich zu bewegen. Beispielsweise wurde Menschen mit akuten Rückenverstauchungen geraten, sich tagelang oder sogar wochenlang hinzulegen. Aus Sicht der chinesischen Medizin war dies immer höchst fragwürdig.

Das Gleiche gilt für das mittlerweile diskreditierte RICE-Protokoll (Ruhe, Eis, Kompression, Hochlagerung), im Deutschen als PECH Regel bekannt. Die Empfehlung, sich auszuruhen, wird nicht mehr gegeben, ebenso wenig wie das Kühlen (außer vielleicht bei starken Schwellungen). Der Grund dafür ist, dass die natürliche Entzündungsreaktion auf eine Verletzung Teil des Heilungsprozesses ist. Die neueste Empfehlung lautet PEACE & LOVE (Schutz, Hochlagerung, Vermeidung von entzündungshemmenden Medikamenten, Kompression, Aufklärung & Optimismus, Durchblutung und Bewegung) – zwar etwas umständlich, aber unendlich besser.

Die Chinesische Medizin beobachtet, dass Kälte den freien Fluss einschränkt und blockiert, während Bewegung und richtig angewendete Wärme – so früh wie möglich und auf jeden Fall innerhalb der ersten Tage – nicht nur die Genesung beschleunigen, sondern auch die langfristige Heilung unterstützen. Dies kann mit einer Akupunkturbehandlung kombiniert werden, die so nah wie möglich an der Verletzung sowie oberhalb und unterhalb dieser durchgeführt wird und sich auf die betroffenen Meridiane konzentriert. Äußerlich werden Kräuterpasten und Einreibemittel angewendet.

Massagen, Moxibustion und innere Kräutermedizin werden ebenfalls häufig verschrieben. In China waren die Spezialisten für traumatische Verletzungen oft Kampfkunstlehrer. Im Laufe der Jahrhunderte entwickelten sie wirksame Techniken zur Behandlung der unvermeidlichen Verstauchungen, Prellungen und Knochenbrüche, die ihre Schüler erlitten.

Die Behandlung von Verletzungen wird oft auch nach dem Abklingen der Symptome fortgesetzt, um die Wirkung zu festigen. Denn nach der akuten Phase können Verletzungen in ein latentes Stadium übergehen – das Jahre oder sogar Jahrzehnte dauern kann –, in dem keine Symptome erkennbar sind. Mit der Zeit jedoch, wenn der Körper altert und der Qi- und Blutfluss nachlässt, können unvollständig verheilte Stauungen Probleme verursachen. Man geht heute davon aus, dass jeder siebte Fall von Arthrose an einer alten Verletzungsstelle auftritt.

Schließlich ist es wichtig, dass Sportler und Kampfsportler realistische Erwartungen hinsichtlich der möglichen langfristigen Folgen von Verletzungen haben. Bei einigen Sportarten wird dies immer deutlicher, beispielsweise bei den Hirnschäden, die durch Gehirnerschütterungen und Kopfverletzungen beim Rugby, Boxen und sogar Fußball verursacht werden. Knie- und andere Gelenkverletzungen sind ebenfalls häufig und verursachen in einigen Fällen über Jahre oder sogar Jahrzehnte nach der aktiven Teilnahme Schmerzen und Bewegungseinschränkungen. Für Sportbegeisterte mag dies ein Preis sein, den sie gerne zahlen, und ohnehin ist dies wahrscheinlich das Letzte, woran sie in ihren besten Jahren denken, in denen sie Spaß haben und Höchstleistungen erbringen. Aber zu wissen, was auf einen zukommen könnte, kann bedeuten, Verletzungen bestmöglich zu behandeln und sich zurückzuhalten, bis sie vollständig ausgeheilt sind. Es kann sogar bedeuten, sich Praktiken wie *Qigong* zuzuwenden, die nur ein minimales Verletzungsrisiko bergen und dabei helfen, bestehende Verletzungen zu heilen.

Der vertikale Körper

Einer meiner Lehrer für Chinesische Medizin sagte einmal lachend, dass Menschen einen Konstruktionsfehler hätten: Wir stehen aufrecht und sind lebendig. Lebendig zu sein bedeutet, dass wir voller Yang-Qi sind, dessen Natur es ist, aufzusteigen. Wenn Yin und Yang im Gleichgewicht sind, wird das aufsteigende Yang durch die verankernde Kraft des Yin ausgeglichen. Wenn Yin jedoch aufgrund von Alter oder Krankheit schwächer wird, kann es das Yang nicht mehr festhalten, das dann wie durch einen Schornstein durch den schmalen Körper aufsteigt.

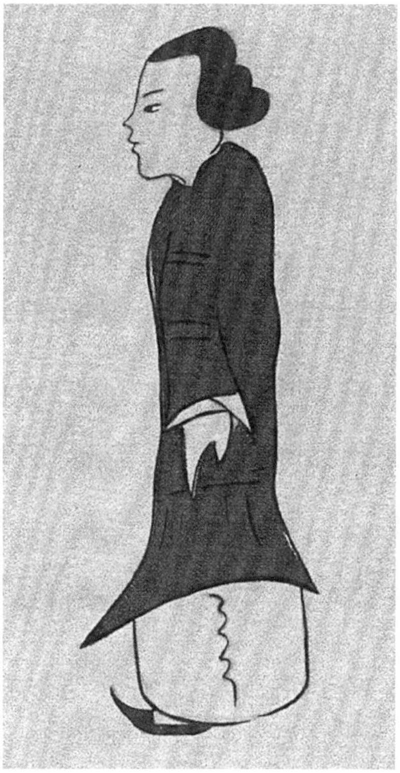

Auf körperlicher Ebene kann dies zu einem Zustand führen, der als »Fülle oben und Leere unten« bezeichnet wird. Die Fülle oben kann zu Problemen wie Schwindel und Tinnitus, Kopfschmerzen, Schlaganfällen und Bluthochdruck führen. Die Leere unten führt zu einer Entkopplung vom Unterkörper, der schwach, unkoordiniert, schmerzhaft oder kalt werden kann.

Auf mentaler und emotionaler Ebene kann ungebundenes Yang (oft mit Hitze assoziiert) aufsteigen und der *Shen* stören. Infolgedessen werden wir leichter erregbar, unruhig, zerstreut, nervös, ängstlich und besorgt und können unter Symptomen wie Herzklopfen und Schlaflosigkeit leiden. Dieses Muster kann in jedem Alter auftreten, wobei Schlafprobleme im späteren Leben tendenziell zunehmen.

In Anerkennung dieser Tendenz versucht die innere Praxis, das Qi zu senken. Dies geschieht durch Körperhaltung – insbesondere durch stehendes *Qigong*, bei dem wir den Schwerpunkt senken und den Körper nach unten entspannen, wodurch die Taille, der untere Rücken, die Beine und Füße gestärkt und wieder ins Bewusstsein gebracht werden.

Die innere Praxis hilft auch, das Ungleichgewicht zu korrigieren, indem sie den Brustkorb entspannt anstatt ihn anzuheben, und indem sie bis in den unteren Rücken, die Seiten und *das Dantian* atmet. *Diese* Bereiche gehören in der chinesischen Medizin zur Niere, und diese Art der Atmung hilft, das aufgewühlte Herzfeuer in die kühlende Umarmung des Nierenwassers zurückzuführen.

Video 10: Entspannung der Brust

Video 11: Schultern lockern

Wir achten auch auf unsere Schultern. Wir heben sie oft an, wenn wir angespannt und gestresst sind, aber auch, wenn wir die Arme heben. Dadurch steigt das Qi auf und die Muskeln um die Schultern und im Nacken verspannen sich. Obwohl es kaum eine Aktivität gibt, die durch angehobene Schultern verbessert wird, kann diese Gewohnheit so tief verwurzelt sein, dass es Jahre dauern kann, sie zu ändern.

Die Tatsache, dass wir zu aufsteigendem Yang neigen, bedeutet auch, dass die meisten von uns, insbesondere Anfänger, während des Trainings eine übermäßige Konzentration auf den Kopf und den Oberkörper vermeiden und unsere Aufmerksamkeit besser nach unten auf unsere Wurzeln lenken sollten.

Schließlich ermöglichen uns unsere schmalen und vertikalen Körper, uns selbst als eine Art Antenne zwischen Himmel und Erde zu erleben. Wir stehen mit den Fersen und den Fußballen aneinander, die Knie aneinander, wenn es unsere Anatomie zulässt (was oft nicht der Fall ist), die Knie entspannt, die Hände über dem Unterbauch gefaltet, Kopf und Nacken lang, und verbinden uns mit der Erde unter uns und dem Himmel über uns. Oder vielleicht können wir uns das Bild eines schlanken Baumes vorstellen und visualisieren, wie Licht durch unseren Rumpf strömt, während der Saft und die Kraft der Erde aufsteigen.

Balance

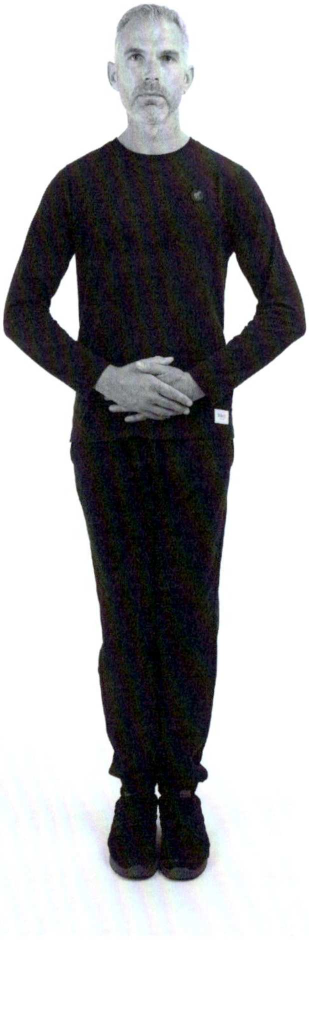

Moshe Feldenkrais – Ingenieur, Physiker und Lehrer für verbundene Bewegung – wies darauf hin, dass Statuen von Menschen eine breite Basis benötigen, um nicht umzufallen, während dies bei Statuen anderer Tiere nicht der Fall ist. Tatsächlich ist es angesichts unseres schmalen Körpers, unserer kleinen Standfläche und unserer aufrechten Haltung auf zwei Beinen schon ein Wunder, dass wir bei normalen Aktivitäten unser Gleichgewicht halten können, geschweige denn auf einem Schwebebalken oder einem Seil oder auf Zehenspitzen – auf einem Bein – in Ballettspitzenschuhen.

Ein gutes Gleichgewicht zu halten ist eine grundlegende Fähigkeit, die für eine sichere und angenehme Fortbewegung in der Welt unerlässlich ist. Ohne sie fallen wir leicht hin und verletzen uns und können unserem Körper nicht vertrauen, wenn wir auf unebenem Boden gehen oder laufen, Sport treiben oder sogar einfach nur Treppen steigen.

Es ist nicht verwunderlich, dass solche Leistungen die koordinierte Aktivität mehrerer Körpersysteme erfordern. Zu den wichtigsten zählen die propriozeptiven Rezeptoren in unserer Faszie, unseren Muskeln, Gelenken, Bändern und unserer Haut. Diese senden so schnelle Signale an das Gehirn über die Position und Bewegung unserer Gliedmaßen und Gelenke, dass wir unsere Bewegungen und unsere Körperhaltung fast augenblicklich anpassen können. Ebenso wichtig ist die Bewegung der Flüssigkeit im Innenohr, die das Gehirn über die Position des Kopfes informiert.

Sowohl die Propriozeption als auch das Gleichgewichtssystem des Ohrs lassen mit zunehmendem Alter nach, ebenso wie die Kraft und Elastizität der Faszien, Sehnen und Muskeln, die uns stabil halten.

Wir können in jedem Alter das Gleichgewicht verlieren und stürzen – kleine Kinder tun dies ständig –, aber bei älteren Menschen wird dies zunehmend schwerwiegender. Die Schwächung der Knochen, die aufgrund von Osteoporose bei älteren Frauen häufiger auftritt, kann zu Hüftfrakturen führen, die oft einen raschen Verfall in die Pflegebedürftigkeit sowie eine große wirtschaftliche Herausforderung für das Gesundheitswesen zur Folge haben.

Es gibt eine Reihe von Indikatoren, mit denen sich unsere Lebenserwartung vorhersagen lässt. Dazu gehören beispielsweise die Handgriffstärke, die Gehgeschwindigkeit und die Anzahl der Male, die wir innerhalb von 30 Sekunden aus einer sitzenden Position aufstehen können. Seit kurzem wird auch die Gleichgewichtsfähigkeit in diese Liste aufgenommen. Menschen, die bei einem sogenannten Flamingo-Balance-Test nicht zehn Sekunden lang auf einem Bein stehen können, haben ein um 84 % erhöhtes Sterberisiko innerhalb von sieben Jahren.[62] Die Teilnehmer wurden gebeten, ihre Schuhe und Socken auszuziehen und die Vorderseite des freien Fußes auf die Rückseite des gegenüberliegenden Unterschenkels zu stellen, während sie die Arme an den Seiten hielten und den Blick geradeaus richteten. Sie durften drei Versuche machen. Für *Qigong*- und *Tai Chi*-Praktizierende ist dies eine ziemlich niedrige Messlatte, und es sollte möglich sein, mindestens eine Minute lang auf einem Bein zu stehen.

Schwieriger ist es, mit geschlossenen Augen auf einem Bein zu stehen. Bei den über Vierzigjährigen liegt der Durchschnitt bei zehn Sekunden, und auch hier ist die Unfähigkeit, dies zu erreichen, ein Indikator sowohl für eine frühere Sterblichkeit als auch für das Risiko, an Demenz zu erkranken. Während die meisten jungen Menschen kaum Probleme haben, bis zu einer Minute lang zu stehen, liegt das Ziel für die über Siebzigjährigen bei nur drei Sekunden.

Ein gutes Gleichgewicht im Alter kann daher buchstäblich lebensrettend sein. Die gute Nachricht ist, dass wir ohne Krankheiten (und gleichgewichtsstörende Medikamente) unser Gleichgewicht zu jedem Zeitpunkt unseres Lebens erhalten und sogar verbessern können. *Qigong* und *Tai Chi* sind wahrscheinlich die besten Methoden, um dies zu erreichen. *Tai Chi* beispielsweise hat sich in vielen Studien als eine der wirksamsten Methoden zur Sturzprävention bei älteren Menschen erwiesen.

Durch die Stärkung der unteren Gliedmaßen, das Erlernen einer langsamen Gewichtsverlagerung (»ein Bein entlasten, während wir das andere belasten«), das Verwurzeln in der Erde und die Verbesserung der Ganzkörperwahrnehmung fühlen wir uns in der physischen Welt immer sicherer. Einige *Qigong*-Stile, z. B. der Kranich, beinhalten das Aufrichten auf einem Bein, während mehrere Stehhaltungen erfordern, dass wir den größten Teil unseres Körpergewichts über einen längeren Zeitraum auf dem hinteren Bein halten. In der Kampfkunst *Baguazhang* (Seite 156) mit ihren schnellen spiralförmigen Drehungen üben wir, die Bewegungen ganz langsam auszuführen, um sicherzustellen, dass wir während jeder Gewichtsverlagerung im Gleichgewicht sind, da ein einziger Moment der Unausgeglichenheit einen Moment der Verwundbarkeit schafft.

Die Botschaft lautet: Üben, üben, üben – und das nicht nur während der *Qigong*- oder *Tai Chi*-Stunden. Wir können auf einem Bein stehen, während wir uns die Zähne putzen, Socken und Schuhe anziehen, auf das Kochen des Wassers warten, tanzen und sogar (diskret) auf den Bus oder Zug warten.

Tanz, Ritual, Qigong und Musik

»In früheren Zeiten, während der Xia-Periode [21. Jahrhundert v. Chr.–16. Jahrhundert v. Chr.], erstarrten die Sehnen und Knochen der Menschen vor Kälte und konnten sich nicht vollständig ausstrecken. So entstand der Tanz, um Stagnation zu verhindern.«

The Annals of Lu Buwei, 3. Jahrhundert v. Chr.[63]

Tanzen und *Qigong* haben viel gemeinsam. Beide erfordern Beweglichkeit, Mobilität, rhythmische, achtsame Bewegungen, Propriozeption, Rumpfkraft und Gleichgewicht. Außerdem verbinden sie uns mit etwas, das tiefer geht als Worte.

Wenn die Bewegungen strukturiert sind, wirken sie wie eine rituelle Praxis, die unseren Körper und Geist formt, organisiert und zum Ausdruck bringt. Die Auswirkungen des Tanzens auf die Gesundheit des Gehirns sind umfassend untersucht worden. Der Nutzen scheint sich aus dem aeroben Training, der Kombination von Musik und Bewegung und der sozialen Interaktion zu ergeben. Ein weiterer wichtiger Faktor ist das Erlernen der Choreografie.

Der gleiche Nutzen wird beim Erlernen komplexerer *Qigong*-Formen und – in noch stärkerem Maße – bei Kunstformen wie *Tai Chi* erzielt.

Tanz kann auch spontan sein und nicht choreografiert. Besonders wenn Musik gespielt wird, und noch mehr, wenn sie einen Rhythmus hat, lassen wir unseren Körper frei und spontan auf jede einzigartige Klanglandschaft reagieren. Ich persönlich kenne keine bessere Möglichkeit, die elastischen und integrierten Bewegungen, die wir durch Körperübungen gelernt haben, zu erleben und zu genießen, als durch Tanzen, und ich nutze jede Gelegenheit dazu, auch wenn ich allein in meinem Zimmer tanze, »als ob niemand zusieht«.

Ähnliches können wir mit unserem *Qigong* erreichen. Wenn wir regelmäßig üben und Erfahrung darin haben, unsere Gelenke zu öffnen und zu schließen, unser Gleichgewicht zu verändern, unser Weichteile zu dehnen, zu lockern und zu spiralisieren, kommt ein Punkt, an dem wir uns erlauben können, uns einfach spontan zu bewegen und dabei pure Freude zu empfinden (siehe jedoch »Spontanes *Qigong*« auf Seite 159 für Sicherheitshinweise).

Beim Tanzen schließen wir uns unseren Vorfahren an, die seit jeher aus Freude getanzt haben, um zu heilen, um ekstatische Visionen und Transformationen zu ermöglichen, um Initiationsrituale zu gestalten, um Geschichten zu erzählen und Legenden weiterzugeben. Und wenn alles gut läuft, können wir einfach durchs Leben tanzen.

Konfuzianismus und Tanz

»Erwecke dich selbst durch Poesie, finde deinen Platz durch ritualisierte Handlungen und vollende dich selbst durch Musik.«

Konfuzius, 6.–5. Jahrhundert v. Chr.[65]

Es ist allgemein bekannt, dass der Daoismus einen großen Einfluss auf die Praxis des *Qigong* und der inneren Künste hat. Freier Fluss, sich wie Wasser bewegen, weich und natürlich bleiben, vor der Vollendung innehalten – all dies sind Elemente der daoistischen Weisheit. Auch dem Buddhismus wird natürlich die Entwicklung berühmter *Qigong*-Formen wie Muskel- und Sehnentransformation (*Yijinjing* – Seite 154) und Knochenmark-*Qigong* (*Xisuijing* – Seite 76) zugeschrieben, die der Legende nach auf den buddhistischen Mönch Bodhidharma aus dem 6. Jahrhundert zurückgehen.

»Vertraue niemals einem spirituellen Lehrer, der nicht tanzen kann.«

Mr. Miyagi, Karate Kid IV

Der Einfluss des Konfuzianismus wird weniger anerkannt, doch gibt es Argumente dafür, dass er ebenso wichtig ist. *Yayue* war der Name für rituelle Musik und Tänze, die in konfuzianischen Tempeln aufgeführt wurden – langsam, elegant und über lange Zeiträume hinweg wiederholt. Das Erlernen der Tänze galt als Teil der Ausbildung männlicher Aristokraten, um Harmonie zwischen Körper und Geist und Transzendenz zu erreichen.

Der Ursprung dieser Praktiken reicht sogar noch weiter zurück als bis zu Konfuzius (6.–5. Jahrhundert v. Chr.). Auf alten Orakelknochen, die mit den frühesten Formen der chinesischen Schrift beschriftet sind, werden schamanistische Rituale beschrieben, die durchgeführt wurden, um mit den Geistern der Ahnen und der Natur in Verbindung zu treten.[64]Diese Rituale verbanden Musik, Tanz und gesungene oder gesprochene Worte und man glaubte, dass sie heilende und spirituelle Kräfte besaßen.

Konfuzius glaubte, dass Rituale oder Riten die Menschheit mit Himmel und Erde in Einklang bringen. Sie waren eine Form der Kultivierung, die Körper und Geist so transformierte, dass sich dies dann auf alle Aspekte des Lebens auswirkte. Die Gesellschaft würde prosperieren und den Menschen würde geholfen, vollständig menschlich zu werden *(zhengren)*.

Qigong-Formen können auch als eine Art Ritual betrachtet werden. Wir ziehen vielleicht spezielle Kleidung an, um zu üben, beruhigen unseren Geist, legen alltägliche Gedanken beiseite und führen langsame, achtsame Bewegungen aus, die im Wesentlichen jedes Mal, wenn wir sie üben, gleich sind. Auf diese Weise formen und organisieren wir uns täglich durch disziplinierte Wiederholung und verbinden uns dabei mit etwas größer als unser alltägliches Selbst. Diese ritualisierte Praxis findet sich auch in den Kampfkünsten, beispielsweise in den Formen *des* chinesischen *Wushu* (Kampfkunst) oder den *Kata* des Karate, die eher als eine Form der Selbstkultivierung denn als Entwicklung praktischer Kampfkunstfertigkeiten dienen.

Wir können danach streben, beide Traditionen zu verkörpern – die ritualisierte Wiederholung der Form und den mühelosen freien Fluss innerhalb dieser Form. Es ist jedoch vielleicht am besten, sich in den ersten Jahren unserer Praxis an die Form zu halten, bevor wir beginnen, auf sinnvolle und sichere Weise zu improvisieren. Wie ein japanisches Sprichwort sagt: »Zuerst werde ich etwas lernen, dann wird die Inspiration kommen«.

Musik

In unserer Lebensfreude lieben viele von uns verschiedene Arten von Musik. Sie hat die Kraft, uns zu bewegen und zu heilen, und so ist es vielleicht nicht verwunderlich, dass das chinesische Wort für Medizin vom Zeichen für Musik abgeleitet ist, indem ein Oberteil hinzugefügt wurde, der Kräuter und Pflanzen bedeutet.

»Die Wirklichkeit der Musik besteht in der Freude … Wenn sie Freude bereitet, wächst sie. Und wie kann man Wachstum aufhalten? Da man ihn nicht aufhalten kann, beginnen unbewusst die Füße zu tanzen und die Hände sich zu bewegen.«

Mengzi (Mencius), 3./4. Jahrhundert v. Chr.[66]

»Musik ist lieblich und harmonisch; sie lenkt den Geist und folgt dem Himmel.«

Das Buch der Riten, vor dem 1. Jahrhundert v. Chr.[67]

Faszien

Die Faszien durchziehen den Körper von Kopf bis Fuß, von knapp unter der Haut bis zu den tiefsten Organen. Sie umfassen dicke, widerstandsfähige Stützstrukturen und weiche, mit Flüssigkeit gefüllte Räume. Sie umhüllen und durchdringen ganze Muskeln, einzelne Muskelfasern, Nerven, Blutgefäße und sogar Knochen und verbinden so alle Teile des Körpers zu einem integrierten Ganzen. Diese wachsende Wissenschaft der Faszien beleuchtet die Praxis der inneren Körperarbeit.

Nachdem es jahrhundertelang als lebloses Füllmaterial ignoriert und bei anatomischen Präparationen zugunsten klarer definierter Strukturen verworfen wurde, wird das Bindegewebe der Faszien zunehmend als das größte Organ des Körpers verstanden. Es ist an einer Vielzahl von physiologischen Prozessen beteiligt, insbesondere an der Bewegung, und könnte als körpereigenes Signalnetzwerk und Teil des Immun- und Gewebereparatur-Systems fungieren. Und Faszie ist nicht träge, sondern dicht mit Nozizeptoren (Schmerzrezeptoren), Mechanorezeptoren (Berührungs-, Druck- und Dehnungsrezeptoren), Thermorezeptoren (Wärme- und Kälterezeptoren) und Propriozeptoren (Bewegungs- und Positionsrezeptoren des Körpers und der Gliedmaßen) versorgt.

Einer der berühmtesten historischen Anatomen war Leonardo da Vinci – ebenfalls ein großer Erfinder. Er hat daher möglicherweise zu der seit langem vertretenen Ansicht beigetragen, dass der Körper eine Maschine ist, die aus einzelnen, voneinander getrennten Muskeln besteht, die als Hebel und Flaschenzüge fungieren. Die zunehmende Erforschung der Faszien hat jedoch unser Verständnis davon, wie sich der Körper bewegt und wie wir ihn bewegen sollten, um unsere Gesundheit zu optimieren, grundlegend verändert. Während das isolierte Training einzelner Muskeln oder Muskelgruppen in der Rehabilitation, im professionellen Sport oder aus Gründen der Ästhetik eine Rolle spielen mag, ist es für die Erhaltung eines möglichst angenehmen und langfristig funktionsfähigen Körpers wahrscheinlich besser, in fließenden Bewegungsabläufen im gesamten Fasziennetzwerk zu denken.

Und wenn wir Kampfsport oder Sport treiben oder einfach nur im Alltag einen starken Körper erhalten wollen, ist es die Faszie, die dafür sorgt, dass Kräfte reibungslos über eine ganze Reihe von Muskeln übertragen werden können. Je mehr Teile des Fasziennetzes beteiligt sind, desto größer ist die Kraft. Auch bei der Vorbeugung von Verletzungen spielen eher die Stärke und Elastizität der Faszien als die Muskeln eine größere Rolle.

Jugendliche Faszien bilden elastische Falten, die Stöße absorbieren und wie Federn funktionieren (denken Sie an Kinder, die auf der Straße hüpfen, oder an Lämmer oder Gazellen, die auf ihren dünnen Beinen hoch springen). Mit zunehmendem Alter flachen die Faszienfasern ab, ähnlich wie weiche neue Wolle zu verfilztem Filz verdichtet werden kann. Die gute Nachricht ist, dass die richtige Art von Bewegung dazu beitragen kann, ihre jugendliche elastische, wellenförmige Struktur wiederherzustellen, auch wenn dies wahrscheinlich viel Engagement und Zeit erfordert.

Durch sanftes und elastisches Dehnen und Entspannen, Umhüllen und Spiralisieren, Vermeiden unnötiger Verspannungen und Fokussieren auf den Fluss statt auf Muskelaufbau kann die *Qigong*-Körpertechnik die Faszien auf eine Weise bewegen, die mit einfachem linearem Dehnen nicht möglich ist. Das Iliotibialband beispielsweise ist strukturell zu dicht, um gedehnt zu werden, aber es wird horizontal von

Video 12: Über die Faszien

»Ein wichtiger Aspekt, den es zu verstehen gilt, ist das Konzept der langsamen und langfristigen Erneuerung des Fasziennetzes. Im Gegensatz zum Krafttraining der Muskeln (bei dem früh große Fortschritte erzielt werden und dann schnell ein Plateau erreicht wird, auf dem nur noch sehr geringe Fortschritte möglich sind) verändert sich die Faszie langsamer und die Ergebnisse sind nachhaltiger. Es ist daher möglich, ohne große Anstrengung zu trainieren, sodass sich ein konsequentes und regelmäßiges Training auszahlt. Beim Training der Faszien sind die Verbesserungen in den ersten Wochen möglicherweise gering und äußerlich weniger sichtbar. Die Verbesserungen haben jedoch einen nachhaltigen kumulativen Effekt, der nach einigen Jahren zu einer deutlichen Verbesserung der Kraft und Elastizität desglobalen Fasziennetz führen.«

Training principles for fascial connective tissues[70]

»Die Faszien des menschlichen Körpers sind eine durchgehende Gewebehülle, die jedes Organ, jedes Blutgefäß, jeden Nerv, jedes Lymphgefäß, jeden Muskel und jeden Knochen bewegt, wahrnimmt und verbindet. Es handelt sich um eine durchgehende, dreidimensionale Matrix, die den gesamten Körper umgibt, ein dynamisches Metasystem, das alle Strukturen des menschlichen Körpers durchdringt und miteinander verbindet.«

An Introduction to Classical Fascia Acupuncture[68]

einem dehnbaren, akkordeonartigen Gewebe durchzogen, das durch Dreh- und Spiralbewegungen wie »Die weise Eule blickt zurück«, der vierten der acht Brokatübungen (*Baduanjin*), geöffnet und geschlossen werden kann.

Der Begriff Tensegrity-Struktur (Tension+ Integrity) beschreibt Konstruktionen wie Buckminster Fullers geodätische Kuppel oder die traditionelle türkische Jurte. Trotz ihrer schlanken Bauteile sind sie äußerst stabil und widerstandsfähig, da sich alle Kräfte gegenseitig ausgleichen. Tensegrity-Strukturen sind jedoch nicht nur statisch. In Form von »schwebenden Kompressionsskulpturen« behalten sie ihre Festigkeit und Integrität auch während der Bewegung bei, da sich bei jeder Bewegung eines Teils alle anderen Teile anpassen, um die Ausrichtung, das Gleichgewicht und die Stabilität aufrechtzuerhalten. Der Begriff »Biotensegrity« wurde kürzlich eingeführt, um zu veranschaulichen, dass der menschliche Körper genau auf dieselbe Weise funktioniert. Da alle unsere Organe und Gewebe von einem Fasziennetz umgeben sind, löst eine Spannungsänderung an einer Stelle Signale aus, die in jedem Teil des Körpers Reaktionen auslösen. Kein Wunder, dass Bewegung für eine gute Gesundheit so wichtig ist.

Flüssigkeit, Faszien und Bewegung

Flüssigkeit, meist in Form von Wasser, ist allen biologischen Lebewesen gemeinsam. Der menschliche Körper besteht zu 60 % aus Wasser, während Flüssigkeit – teils dünnflüssig, teils dickflüssig – etwa zwei Drittel des Volumens des Fasziengewebes ausmacht. Körperflüssigkeit schmiert und versorgt uns mit Nährstoffen, ermöglicht das Gleiten und Gleiten von Geweben, wirkt als Stoßdämpfer, sorgt für Festigkeit und Struktur und hilft, den Körper zu wärmen und zu kühlen. Extrazelluläre Flüssigkeit transportiert chemische Substanzen und Hormone aus unserem Blut, um unsere Zellen zu versorgen, und transportiert Abfallstoffe in das Lymphsystem, das die Flüssigkeit »reinigt«, bevor sie wieder in den Blutkreislauf zurückgeführt wird. Überall im Körper finden wir Flüssigkeit.

Die wesentliche Eigenschaft von Flüssigkeiten ist es, zu fließen. Wenn dies nicht geschieht und es zu einer Stagnation kommt, ist dies entweder Ursache oder Folge einer Erkrankung. Ein aktuelles Beispiel hierfür ist das sogenannte »klebrige Blut«, das bei einem Drittel der mit Covid-19 hospitalisierten Patienten festgestellt wurde. Wir können den Flüssigkeitstransport im Körper auf drei Arten unterstützen. Erstens durch Dehnung der wichtigsten Lymphknoten in der Leistengegend, den Achselhöhlen und im Nackenbereich, wodurch die Lymphdrainage angeregt wird. Zweitens durch tiefe Bauchatmung, die die Zwerchfellpumpe aktiviert (Seite 95), und drittens – und am wichtigsten – durch Bewegung.

Immer wenn wir den Körper durch Dehnung und Bewegung belasten, wird Flüssigkeit aus den Arbeitsbereichen herausgedrückt, die sich dann mit neuer Flüssigkeit füllen. Diese Flüssigkeit transportiert Nährstoffe zu den Zellen und befördert weiße Blutkörperchen und entzündungshemmende Mastzellen, die Krankheitserreger verschlingen und verdauen. Sie wird als Intranet des Körpers bezeichnet und bildet ein körperweites Signalnetzwerk, das an allen Körperprozessen beteiligt ist. Wenn jedoch die Faszien aufgrund chronischer Bewegungsmangel, Alter oder Verletzungen verhärten oder austrocknen, versteifen sich Teile des Körpers, Bewegungen werden eingeschränkt, unkoordiniert und schmerzhaft, und die Durchblutung wird beeinträchtigt.

Eingeschränkte Faszien können daher zur Entstehung einer Vielzahl von Krankheiten beitragen.

Video 13: Baduanjin 4
Die weise Eule blickt zurück

»Von den Molekülen bis zu den Knochen, Muskeln und Sehnen des menschlichen Körpers ist Tensegrity eindeutig das bevorzugte Bausystem der Natur. Nur Tensegrity kann beispielsweise erklären, warum sich jedes Mal, wenn Sie Ihren Arm bewegen, Ihre Haut dehnt, Ihre extrazelluläre Matrix sich ausdehnt, Ihre Zellen sich verformen und die miteinander verbundenen Moleküle, die das innere Gerüst der Zelle bilden, die Zugkraft spüren – und das alles ohne Bruch oder Unterbrechung.«

The Architecture of Life[69]

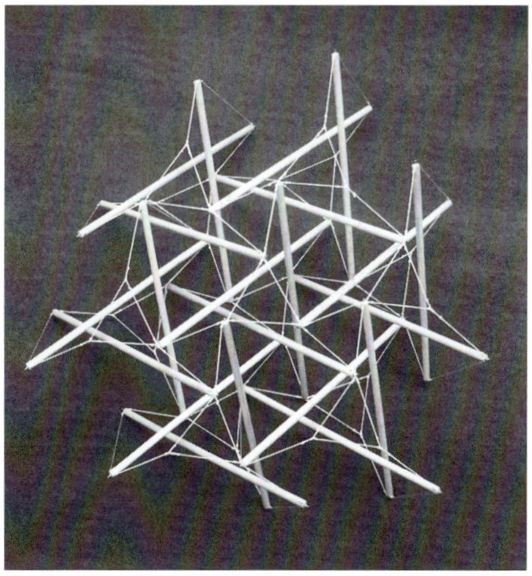

Tensegrity-Struktur

»Das Frische nutzen und das Alte ausstoßen, damit ein freier Fluss innerhalb der Zwischenräume des Fleisches (cou li) entsteht. Das aufrechte Qi wird täglich erneuert, das krankhafte Qi wird vollständig ausgestoßen, undein langes Leben erreicht wird.«

The Annals of Lu Buwei,
3. Jahrhundert v. Chr.[71]

Professor Helen Langevin hat gezeigt, dass die Verhärtung und Entzündung des Fasziengewebes (aufgrund von Verletzungen oder Bewegungsmangel) mit den üblicherweise als Muskelschmerzen empfundenen Beschwerden in Verbindung steht und dass die richtige Art von Dehnung dazu beitragen kann, die Schmerzen zu lindern und die Flüssigkeitsbewegung wiederherzustellen. Wenn die Entzündung chronisch wird und sich zu einer Fibrose innerhalb der Faszien entwickelt, kann sie als Nährboden (Stroma) für das Wachstum von Krebs dienen. Gerade Faszientrennen bieten Tumoren Wege, sich auszubreiten, während in einem Teufelskreis der Krebs selbst Moleküle absondert, die die Faszienverhärtung weiter verstärken.

Die gelartige Flüssigkeit in der Faszie weist eine sogenannte Thixotropie auf. Das bedeutet, dass sie in Ruhe dickflüssiger und zähflüssiger wird und sich bei Bewegung oder Erwärmung verdünnt. Um die allgemeine Fließfähigkeit der Faszien zu verbessern oder aufrechtzuerhalten, müssen wir daher eine ganze Reihe sanfter, entspannter Ganzkörperbewegungen ausführen. Was die Behandlung angeht, haben Akupunktur, Moxibustion (Erwärmung der Stelle mit brennendem Beifußkraut) und Massage eine ähnliche Wirkung.

Die Akupunkturmeridiane

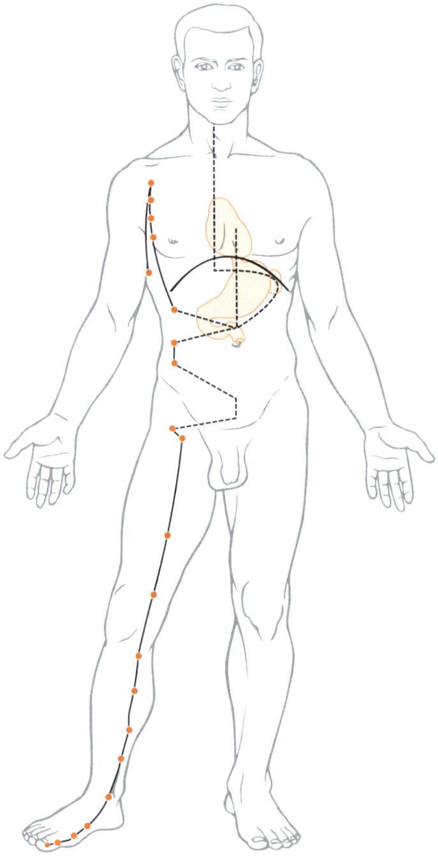

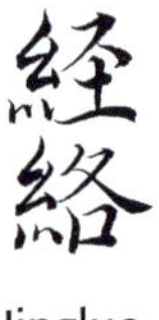

Jingluo

Wenn das Verständnis des Fasziengewebes Aufschluss über die Raffinesse der inneren Körperarbeit gibt, dann hat die Wissenschaft der Akupunkturkanäle (*Jingluo*) vor über zweitausend Jahren Ähnliches geleistet.

Wenn wir uns eine Akupunkturkarte ansehen, sehen wir dünne Linien, die vertikal von den Füßen zum Kopf verlaufen. Dieses einfache Schema kann jedoch die Komplexität des Kanalnetzes nicht vermitteln. Wie die Faszien durchdringen auch die Kanäle (auch Meridiane genannt) den gesamten Körper, verbinden das Innere mit dem Äußeren, oben mit unten und links mit rechts und vereinen so alle Teile des Körpers zu einem integrierten Ganzen.

Das Schriftzeichen *Jing* bedeutet Wasserkanal oder Längengrad und lässt sich mit dem Hauptstamm eines Baumes vergleichen, von dem aus sich das *Luo* (Netz oder Netzwerk) wie Äste und Zweige im Körper ausbreitet. Akupunkturkarten zeigen nur die zwölf *Jing* oder Hauptkanäle (manchmal auch Meridiane genannt). Diese sind nicht als dünne Linien auf der Körperoberfläche zu verstehen, sondern eher als breitere Kanäle, die sowohl oberflächennah als auch tief im Körper verlaufen. Zusätzlich zu diesen Hauptkanälen gibt es ein komplexes Netzwerk aus Verbindungskanälen, Sehnenkanälen, divergierenden Kanälen, außerordentlichen Kanälen, winzigen Kanälen und Hautregionen. Zwischen ihnen bilden sie – ähnlich wie die Faszien – ein riesiges Verbindungsnetz.

Für Akupunkteure und Praktiker der Akupressur und *Tuina* (traditionelle chinesische Massage) sind die Kanäle das Medium, durch das Nadeln,

Hitze und Druck, an bestimmten Punkten den Fluss fördern und zur Heilung der inneren Organe und des Weichteilgewebes des Körpers beitragen. Bei *Qigong*-Praktizierenden wird das gesamte Meridian-Netzwerk durch Dehnung, Kontraktion, Drehung und Spiralisierung stimuliert.

Akupunktur und Faszien

Eines der auffälligen Merkmale der modernen Faszienforschung ist die große Übereinstimmung mit den chinesischen medizinischen Theorien über den Körper. Bis vor kurzem gab es keine bedeutenden Forschungsergebnisse, die anatomische Strukturen finden konnten, die den Akupunkturmeridianen entsprechen.

Die Neuroendokrinologin Professor Helene Langevin beschreibt die Faszien als ein Kommunikationssystem, das elektrische, zelluläre und gewebeumformende Signale im gesamten Körper überträgt, ähnlich wie man sich die Funktion der Meridiane in der chinesischen Medizin vorstellt.[73] Während einer Akupunkturbehandlung faszinierte sie, was beim Einstechen der Nadeln geschah. Der Patient verspürt dabei oft ein schmerzhaftes oder wanderndes Gefühl, das als *Deqi* (das Eintreffen des Qi) bezeichnet wird, während der Behandler das Gefühl hat, als würde die Nadel »wie ein Fisch, der an der Angelschnur beißt« festgehalten. Wenn die Nadel gedreht wird, verstärken sich diese Empfindungen. Mithilfe von Ultraschallbildern beobachtete Langevin, dass es die Faszie ist, die sich um die Nadel legt, die diese Empfindungen verursacht, und dass bei der Manipulation der Nadel biomechanische Kräfte durch die Faszie (und zumindest bei Mäusen durch den gesamten Körper) übertragen werden, was eine Kaskade physiologischer Veränderungen auslöst.

Der 2000 Jahre alte *Klassiker der Inneren Medizin des Gelben Kaisers* besagt, dass die Kanäle »zwischen den kaum sichtbaren Muskelschichten« liegen.74 In seinem bahnbrechenden Werk »*Anatomy Chains: Myofascial Meridians for Manual and Movement Therapists*« definierte Thomas Myers zwölf myofasziale Ketten, die durch den Körper verlaufen und an Bewegung, Haltung und Krankheit beteiligt sind. Jede Kette »folgt der Struktur« des Fasziengewebes in einer mehr oder weniger geraden Linie ohne Unterbrechungen und ermöglicht die Übertragung myofaszialer Kräfte. Es überrascht daher nicht, dass zwischen diesen Ketten und den zweitausend Jahre alten Beschreibungen der Akupunkturkanäle eine enge Beziehung besteht. Langevin hat darüber hinaus herausgefunden, dass mehr als 80 Prozent der Akupunkturpunkte am Arm entlang der Bindegewebsebenen liegen.[75]

Sowohl die spannenden neuen Erkenntnisse über die Faszien als auch die alte Tradition der Akupunkturmeridiane erklären, wie die richtige Art von entspannter Ganzkörperbewegung die Gesundheit und das Wohlbefinden verbessern kann.

»Es gibt keinen Teil des Körpers, keine Art von Gewebe, keine einzige Zelle, die nicht von den Kanälen [Meridianen] versorgt wird … Die Kanäle durchdringen die Zangfu [d. h. die Organe] in den tiefsten Schichten des Körpers und verbinden sich mit der Haut, den Muskeln, dem Fleisch, den Sehnen, und Knochen, dem Kopf, dem Körper und den Gliedmaßen sowie den Sinnesorganen und verbinden so alle Gewebe und Strukturen des Körpers zu einem integrierten Ganzen.«

A Manual of Acupuncture[72]

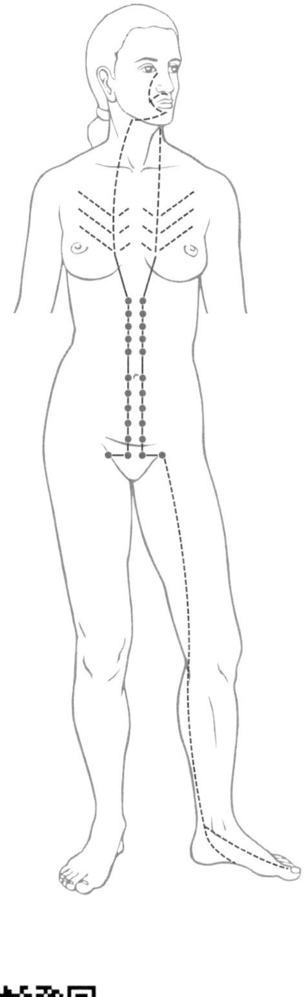

Raum schaffen

Der menschliche Körper besteht – wie alles andere auch – aus Atomen. Und da über neunundneunzig Prozent der Atome aus nichts bestehen, was man als Materie bezeichnen könnte, bestehen wir tatsächlich fast ausschließlich aus leerem Raum. Das ist schwer zu begreifen, denn wenn wir – als leere Objekte – mit einem anderen leeren Objekt wie einer Wand zusammenstoßen, durchdringen wir diese nicht, sondern empfinden unterschiedliche Stöße und Schmerzen. Die alltägliche Realität sagt uns, dass wir fest sind. In der Praxis des *Qigong* jedoch beginnt die Vorstellung von Raum in dreierlei Hinsicht Sinn zu ergeben.

Raum durch den Körper nach unten bringen

Unabhängig davon, wie wir praktizieren – hart oder sanft, kurz oder lang – beginnen wir damit, uns Zeit zu nehmen, um zur Ruhe zu kommen und uns zu zentrieren, und beenden die Praxis mit einer abschließenden, versiegelnden Bewegung. Eine Möglichkeit dafür ist, die Hände durch den Körper nach unten zu führen und dabei zu entspannen und loszulassen. Dies wird manchmal als »Ab-

Video 14: Raum durch den Körper bringen

waschen« bezeichnet, obwohl das moderne Bild eines Scanners, der durch den Körper fährt und alle Hindernisse auf seinem Weg auflöst, gut passt. Wir können uns auch vorstellen, wie wir den Himmel über uns sammeln und ihn durch unseren Körper in die Erde hinabfließen lassen, ganz im Sinne der alten Philosophie, die die drei Kräfte des Yang-Himmels, des Yin-Yang-Menschen und des Yin-Erdes vereint. Wenn wir den Himmel auf diese Weise sammeln, können wir uns mit dem Bild verbinden, das für uns am bedeutungsvollsten ist. Das kann Sonnenlicht, blauer Himmel, Sterne und Galaxien sein, aber auch die unendliche Leere des Weltraums.

Physischer Raum

Der Körper zieht sich mit zunehmendem Alter (wenn Yin und Körperflüssigkeiten austrocknen und das Blut verdickt und stagniert), bei Krankheit, bei langfristigem Stress und bei schlechter Haltung und Bewegungsmangel langsam zusammen. Dem können wir jedoch entgegenwirken, indem wir Raum schaffen. Wenn wir beispielsweise in *Zhan Zhuang* stehen, unsere großen zentralen Muskeln entspannen und das Gewicht des Beckens auf natürliche Weise in Richtung Erde sinken lassen, spüren wir, wie sich der Raum zwischen dem Kreuzbein und dem fünften Lendenwirbel vergrößert; tatsächlich spüren wir vielleicht sogar, wie sich die gesamte untere Wirbelsäule verlängert und mehr Raum zwischen den Wirbeln entsteht. Und wenn wir unseren Kopf und Nacken sanft zum Himmel strecken, wie eine Pflanze, die nach dem Licht sucht, können wir spüren, wie sich der Raum zwischen der Schädelbasis und dem obersten Wirbel vergrößert, ja sogar, wie sich die gesamte obere Wirbelsäule verlängert und öffnet.

Auf ähnliche Weise können wir die »vier Tore« sanft öffnen – die beiden *Kua*-Bereiche (Hüfte und Leiste) und die beiden Schulternester (die entsprechenden Bereiche vor den Schultern). Schließlich beginnen wir durch engagiertes Üben – sanftes Dehnen und Loslassen, immer und immer wieder – zu spüren, wie sich Raum öffnet und sich in den Gelenken und Weichteilen des gesamten Körpers ausbreitet. Und wo Raum ist, können Qi, Blut und Flüssigkeit freier fließen.

Auflösen im Raum

Wenn wir in *Zhan Zhuang* stehen, nehmen wir eine möglichst offene Haltung ein und lassen alles los, was nicht gehalten werden muss. Eine Visualisierung, die dabei helfen kann, ist sich vorzustellen, dass sich unser Körper in der Luft um uns herum auflöst, sodass es keinen Unterschied mehr zwischen außen und innen gibt – alles ist Luft und Raum.

Die zehn Verbindungen

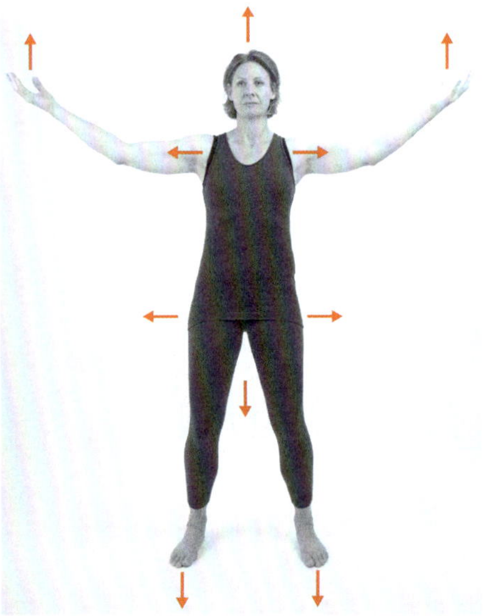

Die zehn Verbindungen

Die zehn Verbindungen sind die beiden Handflächen (*Laogong*) und die beiden Fußsohlen (*Yongquan*), die beiden Schulterhöhlen und *die* beiden *Kua*, *Baihui* auf dem Scheitel und *Huiyin* in der Mitte des Damms. Die Fußsohlen sind offen, lebendig und fest mit der Erde verbunden. Die Handflächen sind offen und lebendig zum Himmel hin. Die beiden Schulternestpunkte und die *Kua* sind offen, weich und leer. *Huiyin* entlädt sich nach unten in die Erde. *Baihui* verlängert sich zum Himmel hin.

Die sechs Harmonien

Das Prinzip der sechs Harmonien stammt von Dai Longbang, einem Meister des *Xingyiquan* (Form- und Absichtsboxen) aus dem 18. Jahrhundert, und tauchte erstmals in seinem Buch »*Die sechs harmonischen Fäuste*« auf. Später wurde es in andere Kampfkünste wie *Tai Chi* übernommen und gilt gleichermaßen für *Qigong*. Die drei äußeren Harmonien und die drei inneren Harmonien beschreiben zusammen einen einheitlichen Körper und Geist.

Die drei äußeren Harmonien

Die Hände harmonisieren mit den Füßen

Die Hände und Füße sind anatomische und energetische Spiegelbilder voneinander und bewegen sich, als wären sie miteinander verbunden. Wenn wir beispielsweise einen Schritt nach vorne machen und die gegenüberliegende Hand sanft nach vorne drücken, bewegen sich Hand und Fuß wie eine Einheit, erreichen gleichzeitig ihre Endposition und richten sich (in der Regel) in die gleiche Richtung aus. Wir können auch die Mitte der Handfläche (*Laogong*) und die weiche Mitte der Fußsohle (*Yongquan*) verbinden oder uns auf die in der Akupunktur als »Vier Tore« bekannten Akupunkturpunkte *Hegu* und *Taichong* (Seite 188) konzentrieren, die häufig zur Schmerzbehandlung eingesetzt werden. Wie ein Haus, das in idealer Feng-Shui-Position (wörtlich »Wind und Wasser«) steht, liegen diese an den Enden der Täler, die durch die Gelenke von Daumen und Zeigefinger sowie der großen und zweiten Zehen gebildet werden, von hinten geschützt und nach vorne offen.

Die Ellbogen harmonieren mit den Knien

Genau wie die Hände und Füße bewegen sich auch die Ellbogen und Knie im Einklang. Beide sind leicht gebeugt und entspannt – niemals gestreckt und angespannt. Der Ellbogen liegt oft direkt über dem Knie, wobei die Ellbogenspitze zum Boden zeigt.

Die Hüften harmonieren mit den Schultern

Wie die Hände-Füße und Ellbogen-Knie bewegen sich auch die Schulter- und Hüftgelenke zusammen. Aber darüber hinaus sind es die Vertiefungen am Schulterblatt und die Achselhöhle oben und die *Kua* unten, die miteinander in Resonanz stehen. Sie sind die Torwege zu den oberen und unteren Gliedmaßen, und je offener und weicher sie sind, desto besser fließt die Energie vom Körper zu den Extremitäten. Wir nutzen auch die Ausrichtung von Schulterhöhle und *Kua*, um sicherzustellen, dass wir uns beim Drehen durch das *Yao* nicht auch durch den oberen Rücken drehen und so den Ober- und Unterkörper voneinander trennen. Solange die Schulterhöhle direkt über dem *Kua* bleibt, ist alles in Ordnung.

Die drei inneren Harmonien

Herz-Geist (*xin*) harmonisiert mit der Absicht (*yi*). Die Absicht harmonisiert mit dem Qi. Das Qi harmonisiert mit der Bewegung.

Die drei inneren Harmonien galten ursprünglich für die Kampfkünste, wo *xin* (in diesem Fall der Kampfgeist) in *yi* (die Absicht, wohin und wie man sich bewegt) fließt, was sich in der geschickten Lenkung des Qi manifestiert, das wiederum den entsprechenden Schlag oder Stoß hervorbringt.

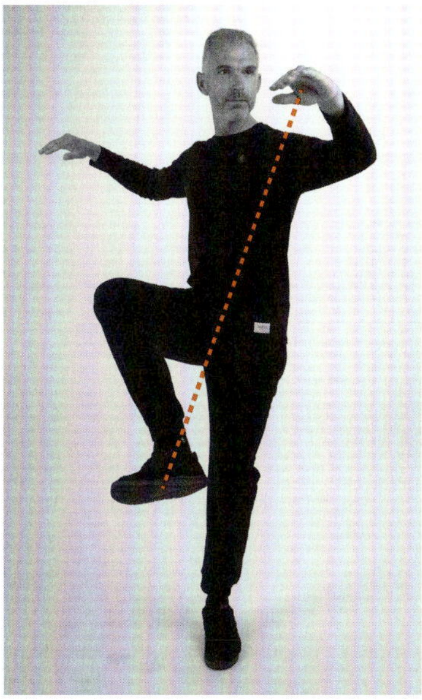

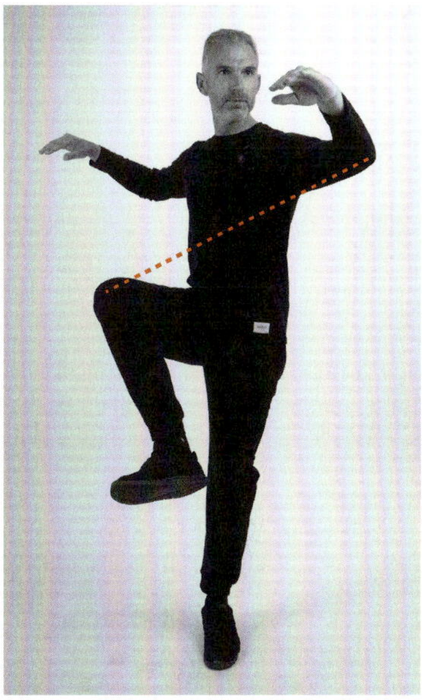

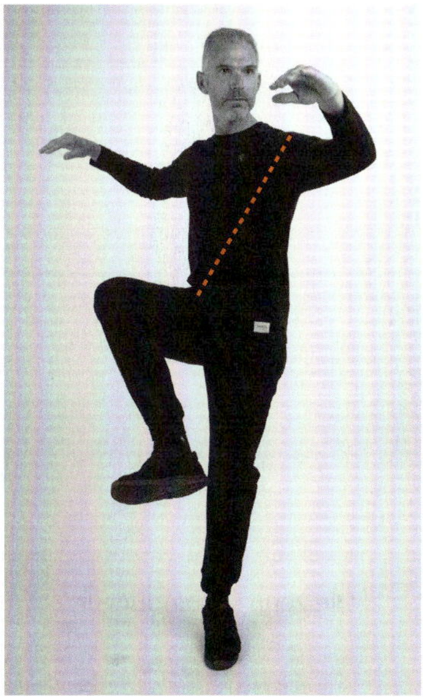

In der nicht-kriegerischen *Qigong*-Praxis können wir dies etwas anders interpretieren. Hier führt uns das *Xin* (Herz-Geist) zum Üben und verdeutlicht unser Ziel, Gesundheit und Wohlbefinden zu verbessern.

Unser *Yi* (Absicht) ist unsere Verpflichtung, bei der Praxis voll und ganz präsent zu sein. Unser Qi ist unser Atem und der sanfte Fluss, der aus unserem Innersten kommt und unsere äußeren Bewegungen lenkt.

Zangfu – die fünf Hauptorgane der Chinesischen Medizin

Für Menschen, die von einer biomedizinischen Sichtweise des Körpers geprägt sind, kann die Begegnung mit der chinesischen Medizin eine Herausforderung sein. Ihre Theorien unterscheiden sich in vielerlei Hinsicht so stark, dass sie auf den ersten Blick unverständlich oder sogar lächerlich erscheinen mögen. Doch wie bei vielen Dingen lohnt sich eine respektvolle und neugierige Herangehensweise. Diese Theorien basieren auf mehr als zwei Jahrtausenden ununterbrochener Beobachtung des menschlichen Lebens und von Krankheiten. Skeptiker sollten bedenken, dass die Blütezeit der Chinesischen Medizin in einer Zeit phänomenaler wissenschaftlicher und technologischer Entwicklungen stattfand, in der viele Erfindungen um Jahrhunderte vor ihrer Entdeckung im Westen gemacht wurden. Einige führen dies auf die daoistischen Prinzipien des Lernens aus der Natur zurück, das nicht durch religiöse Glaubenssätze eingeschränkt ist.

Wenn wir beginnen, sie zu verstehen, erkennen wir, dass die Erklärungen zu Gesundheit und Krankheit in der chinesischen Medizin oft besser zu unseren Lebenserfahrungen passen als die der Biomedizin, und für *Qigong*-Praktizierende vertiefen und bereichern sie unsere Praxis.

Die fünf Hauptorgane der Chinesischen Medizin (Lunge, Milz, Herz, Niere und Leber) werden als *Zang* bezeichnet. In englischsprachigen Texten werden diese Begriffe üblicherweise mit Großbuchstaben geschrieben, um sie von den anatomischen/physiologischen Organen der Biomedizin zu unterscheiden. Zwar überschneiden sich ihre Funktionen bis zu einem gewissen Grad, doch gibt es wesentliche Unterschiede. Die wichtigsten davon leiten sich aus der Theorie der Resonanzen zwischen Organen, Sinnesorganen, Körpergeweben und Emotionen ab. So stehen beispielsweise die Leber und die Gallenblase in Resonanz mit den Sehnen, den Augen und den Nägeln, den Emotionen Wut und Mut sowie den Tränenflüssigkeiten.

Die Funktionen der *Zang* sind recht komplex, und dieser Abschnitt konzentriert sich auf diejenigen, die für die Ausübung von *Qigong* und die Förderung von Gesundheit und Wohlbefinden besonders relevant sind.

Video 15: Stärkung der Nieren

Die Nieren

Die Funktionen der Nieren sind tiefgreifend. Sie speichern unsere tiefsten Energien (*Jing*) und steuern Geburt, Wachstum, sexuelle, körperliche und geistige Entwicklung, Libido, Fruchtbarkeit und den Alterungsprozess. Sie produzieren Knochenmark – sowohl das Knochenmark als auch das Gehirn (bekannt als das »Meer des Markes«) – und regeln die Knochen, Zähne und Ohren (das Gehör). Wenn die Nieren von Geburt an stark sind, entwickeln wir uns gesund, Pubertät und Fruchtbarkeit treten zum richtigen Zeitpunkt ein, unsere Knochen sind fest und wir altern gut. Wenn *Jing* von Geburt an mangelhaft ist oder mit zunehmendem Alter abnimmt, schwächt sich eine oder mehrere Nierenfunktionen. Die chinesische Kunst der Gesundheitserhaltung lehrt jedoch, dass ein maßvoller Lebensstil und die Verpflichtung zur Selbstkultivierung die Nierenenergie erhalten und aufbauen können.

»Wenn ein Mensch sich nicht drehen und schwanken kann, werden seine Nieren bald erschöpft sein.«

The Yellow Emperor's Inner Classic, 2. Jahrhundert v. Chr.– 1. Jahrhundert n. Chr.[77]

Die Nieren sind die am tiefsten gelegenen der fünf *Zang-Organe* und »beherrschen« zwar die Knochen im Allgemeinen, aber insbesondere die Taille, den unteren Rücken und den *Dantian*, Beine, Knie, Knöchel und Füße.

Eine Niereninsuffizienz geht mit Schwäche, Schmerzen, Kältegefühl oder Steifheit in diesen Bereichen einher. Umgekehrt können wir die Nieren stärken, indem wir sie kräftigen, mobilisieren und tief in den *Dantian* atmen. Das elastische Dehnen, Drehen und Spiralisieren des unteren Rückens und des Rumpfes ist auch die beste Methode, um Rückenschmerzen – eine der häufigsten gesundheitlichen Einschränkungen– vorzubeugen und zu heilen.

Jedes *Zang* hat eine emotionale Komponente, im Falle der Nieren ist dies Angst. Dies wird im Kapitel über die Kultivierung der Emotionen (Seite 103) näher erläutert.

Die Lunge

Die Lunge ist das höchste der fünf *Zang*-Organe und ihre Hauptfunktion besteht darin, das Qi der Luft aufzunehmen und »abzusenken und zu verteilen«, d. h. es nach unten zu leiten und im Körper zu verteilen. Die Lunge »öffnet sich zur Nase«, die einen Teil des Qi aus der Luft aufnimmt. Deshalb atmen wir beim *Qigong* (und vorzugsweise auch im restlichen Leben) immer durch die Nase ein.

Video 16: Stärkung der Lunge

Wir können die absteigende Funktion der Lunge stärken, indem wir den Brustkorb entspannen und den Atem bis zum *Dantian* sinken lassen. Dieser Abstieg wird durch die Nieren unterstützt, die als unterstes *Zang*-Organ des Körpers das Qi aufnehmen und verankern. Wenn die Lunge nicht absteigt und/oder die Nieren das Qi nicht aufnehmen können, kommt es zu einer sogenannten Rebellion des Lungen-Qi mit Symptomen wie Husten, Keuchen, Asthma, flacher Atmung, Engegefühl in der Brust und Beklemmung. Die *Dantian*-Atmung maximiert die Effizienz dieser Nieren-Lungen-Achse und kann helfen, diesen Symptomen entgegenzuwirken.

Wie die Lunge ist auch die Richtung des Magen-Qi nach unten gerichtet, da die Nahrung zuerst in den Magen und dann in den Darm gelangen muss. Blähungen und Beschwerden im Oberbauch sind Anzeichen dafür, dass das Magen-Qi nicht richtig nach unten fließt, während Übelkeit, Erbrechen und Schluckauf auf eine Aufwärtsbewegung hinweisen. Die Aktivierung der Abwärtsbewegung des Lungen-Qi durch tiefe Bauchatmung kann dabei helfen, das Magen-Qi nach unten zu leiten, und ist eine intuitive Reaktion auf Übelkeit.

Die Leber wird mit der Jahreszeit Frühling und der Holzphase (Bäume und Pflanzen) in Verbindung gebracht, und ihre Qi-Bewegung ist aufwärts und nach außen gerichtet. Aufgrund der lebhaften Natur der Leber können diese Bewegungen leicht übermäßig werden – insbesondere, wenn wir gestresst oder wütend sind. Wut wird im Chinesischen als »aufsteigendes Qi« bezeichnet, was den Ratschlag erklärt, den wir alle schon einmal gehört (und einige von uns sogar praktiziert) haben, akute Wut durch langsames und tiefes Atmen und Zählen bis zehn zu unterdrücken.

Während das Einatmen die absteigende Funktion der Lunge aktiviert, mobilisiert das Ausatmen ihre zerstreuende oder ausbreitende Funktion. Je kämperischer oder nach außen gerichtet eine Bewegung ist, desto eher führen wir sie beim Ausatmen aus. Die sanfte Kraft wird verstärkt, wenn wir zuerst einatmen, um den *Dantian* zu füllen, und dann – beim Ausatmen – die Kraft vom Kern aus durch den Körper und die Gliedmaßen strömen lassen. Auch dies ist intuitiv, genauso wie wir zuerst einatmen und dann ausatmen, wenn wir einen Schlag ausführen, ein Auto schieben oder ein schweres Gewicht heben.

Die mit der Lunge verbundenen Emotionen sind Traurigkeit und Kummer, worauf im Kapitel über die Kultivierung des Geistes (Seite 103) näher eingegangen wird.

Die Milz

Video 17: Stärkung von Magen und Milz

Die Milz ist ein besonders fleißiges *Zang-Organ*. Ihre Hauptfunktion ist die »Umwandlung und Transportierung«. Das bedeutet, dass die Milz (zusammen mit ihrem Partnerorgan, dem Magen) dafür verantwortlich ist, Nahrung und Getränke in Qi und Blut umzuwandeln und durch den Körper zu transportieren. Mit anderen Worten entspricht sie im Großen und Ganzen dem gesamten Verdauungssystem. Was auch immer wir zu uns nehmen, zu welcher Tages- oder Nachtzeit auch immer, muss verarbeitet werden, und dafür ist reichlich Qi erforderlich. Tatsächlich benötigen alle Funktionen der Milz kräftiges Qi – sie ist beispielsweise dafür verantwortlich, das Blut in den Gefäßen zu halten und die Organe gegen die Schwerkraft an ihrem Platz zu halten. Eine Schwäche der Milz kann daher zu einer schlechten und empfindlichen Verdauung (einschließlich Appetitlosigkeit), Darmstörungen, Wassereinlagerungen, Organvorfällen, leichter Blutungsneigung und Blutergüssen sowie einem allgemeinen Gefühl von Schwere und Müdigkeit führen. Die Milz regelt auch das »Fleisch« (d. h. die Kraft und Masse unserer Muskeln) und die vier Gliedmaßen.

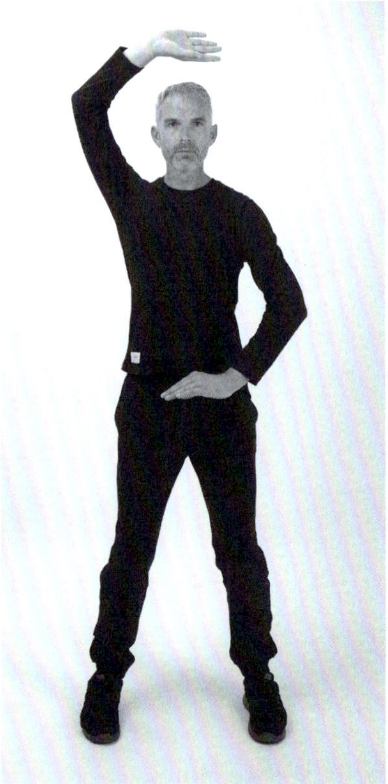

Baduanjin 3: Himmel und Erde trennen

Neben Akupunktur oder Kräutermedizin gibt es zwei Hauptmethoden, um eine geschwächte Milz zu stärken. Die erste besteht darin, sich gesund zu ernähren, übermäßiges Essen, unregelmäßige Mahlzeiten oder spätes Essen sowie stark verarbeitete, minderwertige Lebensmittel zu vermeiden. Die zweite Methode ist die Stärkung der Muskeln und der vier Gliedmaßen durch geeignete Bewegung. Innere Übungen, die auf die tiefsten Muskeln des Körpers wirken, können den Appetit kräftig anregen und das Verdauungssystem stärken.

Die angeborene Qi-Bewegung der Milz ist aufsteigend. Wenn wir uns stark in der Erde verwurzeln (dem Element, das in der Fünf-Phasen-Lehre der Milz zugeordnet ist), ist die Reaktion darauf, wie eine gut verwurzelte Pflanze nach oben zu wachsen. Dieses aufsteigende Qi ist nicht pathologisch und wurzellos, sondern der natürliche und positive Ausdruck eines gesunden Körpers. Wir leben unser ganzes Leben lang der Schwerkraft unterworfen und würden uns ohne eine Gegenkraft ständig unter ihrem Gewicht herumschleppen. Nennen wir diese Gegenkraft Leichtigkeit, deren Ausdruck ein Gefühl von Leichtigkeit und Freiheit ist.

In der dritten Bewegung der *Baduanjin*-Form (Himmel und Erde trennen) drückt eine Hand nach oben in den Himmel und die andere nach unten in die Erde. Zuerst auf der einen Seite, dann auf der anderen, wodurch die Milz- und Magenmeridiane, die an der Vorderseite des Körpers entlanglaufen, gedehnt werden.

Gleichzeitig aktiviert die Bewegung die aufsteigende Richtung der Milz und die absteigende Richtung des Magens.

Müdigkeit, insbesondere das chronische Müdigkeitssyndrom, geht oft mit einer Milzschwäche einher. Obwohl Bewegung empfohlen werden kann, kann sie oft noch mehr Müdigkeit auslösen. Die sanften, achtsamen Bewegungen und die regenerierende Atmung des *Qigong* können hilfreicher sein, um Kraft und Vitalität wiederherzustellen.

Die mental-emotionalen Zustände, die mit der Milz in Verbindung stehen, sind Sorgen, Grübeln und übermäßiges Nachdenken (Seite 114).

Die Leber

Die kürzeste Antwort auf die Frage »Wie definiert die Chinesische Medizin Gesundheit?« wäre ein dynamisches Gleichgewicht zwischen Yin und Yang und der freie Fluss von Qi und Blut. Die zweite dieser Funktionen zu unterstützen, ist die Hauptaufgabe der Leber. Viele Faktoren können den freien Fluss beeinträchtigen, z.B. Verletzungen, Kälte und Alterung, aber besonders häufig sind unsere Emotionen.

»Wenn Qi und Blut harmonisch fließen, entstehen keine Krankheiten. Sobald eine Blockade auftritt, können alle Krankheiten entstehen.«

Meister Zhu Dan-xi, 14. Jahrhundert[74]

Groll, Frustration und Unterdrückung natürlicher Gefühle (z.B. Wut, Freude, Verlangen, Traurigkeit) können zu einer Stagnation des Leber-Qi führen. In diesem Fall können wir Gefühle wie Blockaden, Schwellungen, Blähungen und Beklemmungen verspüren. Diese betreffen vor allem den Kopf, den Nacken, die Brust und den Bauch. Wenn auch der Blutfluss stagniert (»Qi ist der Befehlshaber des Blutes«), kann es zu stärkeren Schmerzen, gynäkologischen Blutungen und Gerinnseln, Herzerkrankungen und der Entwicklung chronischer Krankheiten bis hin zu Tumoren kommen. Wir fühlen uns möglicherweise auch eingeengt, frustriert, gereizt und wütend, seufzen häufig und haben Schwierigkeiten, tief durchzuatmen.

Die *Qigong*-Reaktion besteht darin, zu versuchen, durch Körper und Geist zu entspannen und loszulassen (um den Qi-Fluss zu verbessern), unsere Gefühle bewusst wahrzunehmen und zu akzeptieren, egal wie sie sind (und sie kommen und gehen zu lassen, ohne uns daran festzuhalten), und natürlich unseren Körper so viel wie möglich zu bewegen. Dass Bewegung den Qi-Fluss fördert, ist eine alltägliche Erfahrung für jeden, der regelmäßig Sport treibt. Wir fühlen uns vielleicht niedergeschlagen, träge und müde – als hätten wir keine Energie –, aber nach dem Training fühlen wir uns belebt und positiv. Das liegt daran, dass von vornherein genügend Qi vorhanden war, es aber blockiert und für uns nicht verfügbar war. Wenn wir uns jedoch nach dem Training müder fühlen, leiden wir unter einem Mangel, und langsame, sanfte und achtsame Bewegungen sind möglicherweise besser geeignet.

Video 18: Aktivierung des Leber-Qi

Die Emotion, die mit der Leber in Verbindung gebracht wird, ist Wut in ihren verschiedenen und komplexen Formen. Dies wird im Kapitel über die Kultivierung der Emotionen (Seite 103) näher erläutert.

Das Herz

Die wichtigste Funktion des Herzens in der Chinesischen Medizin ist die Speicherung des *Shen*. Dies wird im Kapitel über die Kultivierung der Emotionen (Seite 103) näher erläutert.

Video 19: Öffnen des Herzens

Zentral-Gefäß

Das sogenannte zentrale Gefäß (*Zhongmai*) wird manchmal in der *Qigong*- und *Tai Chi*-Praxis erwähnt. Es wird beschrieben als ein Kanal, der vom *Huiyin* in der Mitte des Damms zwischen den Beinen bis zum *Baihui* am Scheitelpunkt des Kopfes verläuft. Es verläuft also durch den Kern des Körpers.

Der zentrale Kanal sorgt für einige Verwirrung. Zunächst einmal ist dieses Gefäß (*Mai*) nicht Teil einer Akupunkturtradition. Das eng verwandte *Chongmai* (durchdringendes Gefäß) ist jedoch tatsächlich eines der acht anerkannten außerordentlichen Gefäße der Akupunktur. Das durchdringende Gefäß entspringt ebenfalls am *Huiyin*, aber anstatt durch den Kern aufzusteigen, verläuft ein Ast durch die Wirbelsäule und ein anderer entlang der Vorderseite des Körpers.

Das zentrale Gefäß verbindet den Menschen mit Himmel und Erde und ist die Achse, um die sich der Körper dreht.

Wenn wir stehendes *Qigong* (*Zhan Zhuang*) praktizieren, können wir spüren, wie *Huiyin* langsam sinkt, um sich mit der Erde zu verbinden – nicht durch weiteres Beugen der bereits entspannten Knie, sondern durch Entspannen der Taille, der Hüften, des Unterbauchs, der Leisten, des unteren Rückens und der Oberschenkel. Während wir diese Verbindung zur Erde aufrechterhalten, spüren wir, wie sich Nacken und Kopf sanft durch *Baihui* heben und wie eine Pflanze, die nach dem Licht strebt, in den Himmel wachsen. Während sich der zentrale Kanal in beide Richtungen verlängert, genießen wir die gelebte Erfahrung der Trilogie von Himmel, Mensch und Erde.

Und wenn wir uns durch den ganzen Körper drehen oder spiralförmig bewegen, bleibt der zentrale Kanal ruhig und still, wie der unbewegliche Polarstern (Nordstern oder Polaris), um den sich alle anderen zu drehen scheinen.

Blutkreislauf

»Wenn Qi und Blut harmonisch fließen, entstehen keine Krankheiten. Sobald es zu einer Blockade kommt, können alle Krankheiten entstehen.«

Meister Zhu Dan-xi, 14. Jahrhundert[79]

Der menschliche Körper verfügt über hunderttausend Kilometer Blutgefäße. Dazu gehören die großen Arterien und Venen, die kleineren Arteriolen und Venolen sowie Milliarden von Kapillaren und anderen kleinen Gefäßen (in der chinesischen Medizin als »kleine Kollateralen« bezeichnet). Die kapillare Mikrozirkulation versorgt die Zellen mit Sauerstoff und Nährstoffen und transportiert Abfallprodukte über die Lymphkapillaren ab. Die Aufrechterhaltung eines ungehinderten Blutflusses durch dieses riesige Netz ist daher für die Erhaltung der Gesundheit – insbesondere des Herzens und der Blutgefäße – von entscheidender Bedeutung.

Eine häufige Empfehlung ist Aerobic-Training, das den Herzmuskel stärkt und vergrößert, seine Pumpkraft erhöht und die Durchblutung verbessert. Einige *Qigong*-Stile können ziemlich aerob sein, aber es ist zunächst nicht klar, warum langsame und achtsame Bewegungen auch einen reibungslosen und reichlichen Blutfluss fördern und die Herz-Kreislauf-Gesundheit verbessern können. Hier sind einige Vorschläge.

Bewegung bringt das Blut in Fluss

Wenn Muskeln beansprucht werden, entspannen sich die Arteriolen und öffnen sich (Vasodilatation), sodass das Blut leichter aus den Arterien in die Kapillaren fließen kann. Gleichzeitig erhöht die Muskelaktivität den venösen Rückfluss (sauerstoffarmes Blut fließt zurück zu den Lungen und zum Herzen). Da der Blutfluss ein geschlossenes System ist, wird dadurch wiederum die arterielle Durchblutung angeregt. Je mehr wir also unsere Muskeln beanspruchen, sowohl während des Trainings als auch im Laufe des Tages, desto effektiver ist unsere Durchblutung und desto weniger Arbeit muss das Herz leisten. Das zeigt, dass wir – wie immer – den Körper in Bewegung halten sollten.

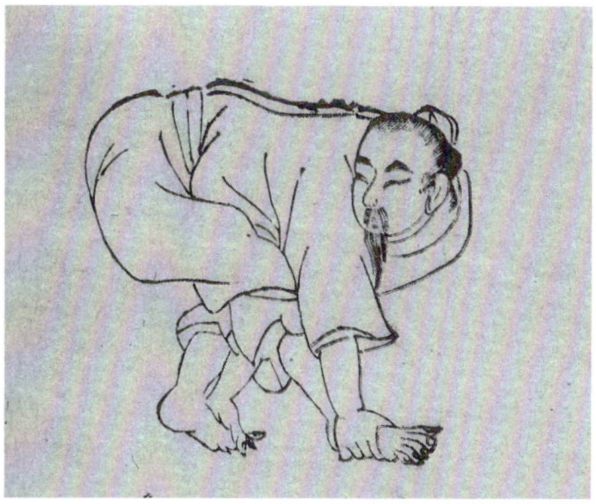

Qigong-Übung zur Regulierung der Blutgefäße aus dem Xiuzhen miYao (1513). Mit freundlicher Genehmigung von Wellcome Images

Gefäßerweiterung

Je entspannter und erweitert die Blutgefäße sind (zumindest bis zu einem gewissen Grad), desto leichter kann das Blut fließen. Die gute Nachricht ist, dass vieles, was wir in unserer *Qigong*-Praxis tun, die Gefäßerweiterung und die sogenannte arterielle Compliance – also die Elastizität der großen Arterien – fördert.

An erster Stelle steht Entspannung oder Weichheit – sowohl des Geistes als auch des Körpers. Gewohnheitsmäßige Verspannungen in beiden Bereichen führen dazu, dass sich die Blutgefäße verengen und der Blutfluss eingeschränkt wird. Im *Qigong* versuchen wir, uns sanft zu bewegen und Muskelverspannungen zu vermeiden, indem wir nach Verspannungen und Verkrampfungen suchen und diese lösen. Wir können diese Achtsamkeit auch auf unsere vorübergehenden Emotionen und Gedanken richten und so herausfinden, welche uns verkrampfen und welche uns entspannen.

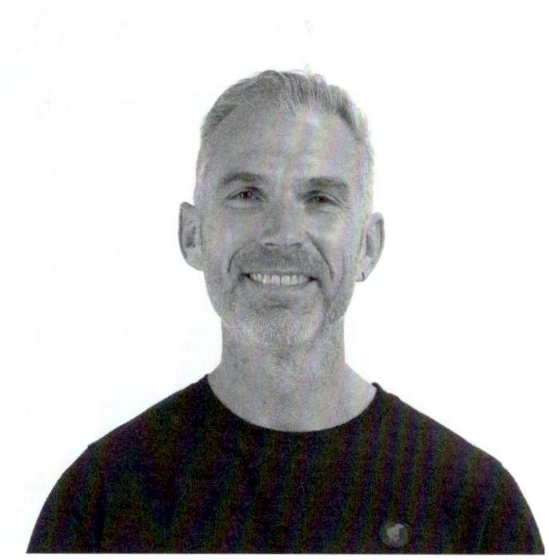

Viele andere angenehme Aktivitäten fördern die Gefäßerweiterung. Dazu gehören Glück, Intimität, Liebe, Sex, Tanzen, freie Selbstentfaltung, Teetrinken, Alkohol, Natur und Lachen.

Lachen ist eine hervorragende Medizin. Es erweitert nicht nur die Blutgefäße, sondern senkt auch den Blutdruck, reduziert Stresshormone und scheint – bei Menschen, die oft lachen – das Risiko für Herzerkrankungen zu senken. Manchmal erlebe ich, wie mich während des stehenden *Qigong* spontanes Lachen überkommt, wenn das Leben ohne ersichtlichen Grund einfach urkomisch erscheint. Ich schätze solche Momente sehr, suche sie aber nicht gezielt. Ich behandle mich jedoch während des restlichen Lebens selbst, indem ich jede Gelegenheit zum Lachen nutze.

»Ein Mensch sollte dreimal am Tag lachen, dann lebt er länger.«

Chinesisches Sprichwort

Langsame Bauchatmung

Wenn wir einatmen, senkt sich das Zwerchfell, wodurch der Druck im Brustkorb sinkt und im Bauchraum steigt. Dadurch wird mehr Blut durch die untere Hohlvene – die große Vene, die venöses Blut aus den unteren Gliedmaßen und dem Bauchraum zum Herzen transportiert (d. h. venöser Rückfluss) – nach oben gedrückt. Wie wir oben gesehen haben, erhöht dies den arteriellen Fluss. Je tiefer wir in den Unterbauch atmen, desto größer ist der Effekt.

Langsames Atmen führt auch zu einem Anstieg des Kohlendioxidgehalts im Blut, woraufhin sich die Blutgefäße erweitern. Durch die Erweiterung der Blutgefäße in den Atemwegen vergrößert sich deren Oberfläche, sodass sie mehr Sauerstoff aufnehmen und an die Zellen im gesamten Körper weiterleiten können. Und wenn wir darauf achten, durch die Nase einzuatmen, nehmen wir Stickstoffmonoxid auf – einen weiteren wirksamen Vasodilatator.

Das Herz des Sportlers

Die Entwicklung eines größeren Herzens durch körperliches Training kann ein zweischneidiges Schwert sein. Positiv ist, dass es besonders effizient mit hohen körperlichen Anforderungen umgehen kann. Ein Anzeichen dafür ist ein langsamer Puls. Dr. John Shen, ein berühmter chinesischer Arzt des 20. Jahrhunderts, argumentierte jedoch, dass dies in Ordnung sei, bis die Sportler in den Ruhestand gingen und ihr Herz dann weniger gut für die Anforderungen eines normalen Lebensstils gerüstet war. Heute weiß man, dass das Herz bei den meisten Sportlern zwar irgendwann wieder seine ursprüngliche Größe erreicht, dies jedoch bei etwa einem Fünftel nicht der Fall ist, die dann ein erhöhtes Risiko für Herz-Kreislauf-Erkrankungen haben.

Arterielle Steifigkeit

In jungen Jahren sind unsere Arterien weich und elastisch, aber mit zunehmendem Alter verdicken und verhärten sie sich. Dies erhöht das Risiko für viele Krankheiten, darunter Herzinfarkt, Herzinsuffizienz, Bluthochdruck und Schlaganfall.

Neben einer gesunden Ernährung ist die richtige Art von Bewegung das wichtigste Mittel gegen Arterienverhärtung. Und da Kraft ebenfalls ein erstrebenswertes Ziel von Bewegung ist, kommt eine ideale Trainingsform beiden Zielen zugute. Allerdings scheint keine der beiden beliebtesten Trainingsformen diesen doppelten Effekt zu haben. Aerobic-Training erhöht zwar die Arterienflexibilität, baut aber normalerweise keine Kraft auf, und Krafttraining baut zwar Kraft auf, scheint aber die Arterienverhärtung nicht zu verringern. Glücklicherweise gibt es gute Belege dafür, dass *Qigong* und *Tai Chi* beides leisten – sie stärken die Rumpf- und Beinmuskulatur und dehnen und entspannen gleichzeitig die Blutgefäße.

Dehnen

Yogis dehnen sich, Turner dehnen sich und Sportler dehnen sich vor und nach dem Training. Die Überzeugung, dass Dehnen die Flexibilität erhöht und die Leistung verbessert, ist seit Jahrzehnten fast allgemein anerkannt. Leider haben die meisten Untersuchungen für die gängigste Form des Dehnens – starkes, statisches Dehnen über verschiedene Zeiträume – das Gegenteil ergeben (abgesehen vielleicht von der Behandlung von Verletzungen, und selbst dann ist sanftes Dehnen eher hilfreich als starkes).80 Bei Sportlern verringert Dehnen die Muskelkraft und -leistung und kann die Leistung verschlechtern, während Dehnen nach dem Training offenbar keine signifikanten Erholungsvorteile bietet.[81] Es gibt auch immer mehr Hinweise darauf, dass Dehnen die Muskeln und das Bindegewebe möglicherweise gar nicht verlängert und dass seine Wirkung darauf zurückzuführen ist, dass unser Nervensystem die Dehnung zunehmend akzeptiert und sich an die damit verbundenen Beschwerden gewöhnt. Noch auffälliger ist das Fehlen von Belegen dafür, dass eine erhöhte Flexibilität außer in Tanz und Sportarten wie Gymnastik irgendwelche bedeutenden Vorteile für die Gesundheit oder Leistung hat (einschließlich der Verringerung von Stürzen bei älteren Erwachsenen).[82, 83]

Sicherlich werden im *Qigong* und in den inneren Kampfkünsten kraftvolle Dehnungen vermieden und stattdessen rhythmische Bewegungen zum Aufrollen, Abrollen und Dehnen bis zu achtzig oder neunzig Prozent unseres Potenzials bevorzugt. Beweglichkeit – definiert als »der Grad der funktionellen Kontrolle über den gesamten Bewegungsumfang« – wird gegenüber Flexibilität bevorzugt. Effektive Beweglichkeit bedeutet, dass wir uns aus jeder Position schnell bewegen und die Richtung ändern können, was wahrscheinlich eine nützlichere Lebenskompetenz ist, als mit dem Gesicht die Knie berühren zu können.

Entzündung – das Feuer kühlen

Zelluläre Entzündungen spielen eine wichtige Rolle in der Immunantwort unseres Körpers, indem sie schädliche Bakterien, Viren, Toxine und Infektionen bekämpfen. Sie treten auch in Aktion, wenn unser Yang-sympathisches »Kampf-oder-Flucht«-Nervensystem auf umfassendere Bedrohungen reagiert. Während dies unter den richtigen Umständen natürlich lebensrettend sein kann, kann es schädlich sein, wenn es sich festsetzt. Es wird angenommen, dass Zellentzündungen für die Hälfte aller Todesfälle weltweit aufgrund chronischer nichtübertragbarer Krankheiten verantwortlich sind. Sie stehen auch im Zusammenhang mit Arthritis, Asthma, einer verminderten Immunfunktion und einer Reihe von psychisch-emotionalen Störungen. Während andere Faktoren wie schlechte Ernährung, schlechter Schlaf und Bewegungsmangel zu dieser chronischen Entzündung beitragen können, ist ein fast permanenter Zustand der sympathischen Aktivierung aufgrund von Stress möglicherweise der wichtigste Faktor.

Nach der Chinesischen Medizin entsteht innere Hitze unter anderem durch starke Qi-Stagnation (das Bild entspricht einem unter Druck stehenden Gas), die häufig auf unregulierten emotionalen Stress zurückzuführen ist.

Mind-Body-Interventionen bieten eine Vielzahl von Vorteilen. Dazu gehören Stressabbau, Linderung von Depressionen und Angstzuständen sowie eine Zunahme der grauen Substanz in Gehirnregionen, die mit der Emotionsregulation in Verbindung stehen. Es gibt auch Hinweise darauf, dass diese Praktiken eine Rolle bei der Heilung oder Vorbeugung chronischer Krankheiten spielen können, indem sie langfristigen Zellentzündungen entgegenwirken. Diese Hypothese wird durch Forschungsergebnisse gestützt, die zeigen, dass sie entzündungsfördernden Genen direkt entgegenwirken.[77]

Knochen

Wenn wir Skelette betrachten, neigen wir dazu, unsere Knochen als trocken und leblos anzusehen, aber im lebenden Körper sind sie dynamische Systeme, die sich ständig abbauen und erneuern.

Knochen werden durch Blut versorgt und produzieren unter Einwirkung eines von den Nieren gebildeten Hormons auch Blut im Knochenmark. Knochen enthalten Nerven und Proteine und speichern und geben Mineralien (insbesondere Kalzium und Phosphor) ab, wodurch sie dem Körper helfen, ein gesundes Säure-Basen-

»Wenn durch langwierige Anstrengung das Qi gesammelt wird und in die Knochen eindringt, werden die Knochen von Tag zu Tag schwerer und das innere Jin [kultivierte Kraft] wird gestärkt.«

The Taijiquan Classics: Erläuterungen zu den 13 Haltungen[84]

Gleichgewicht aufrechtzuerhalten. Außerdem produzieren sie eigene Hormone, die unser Gedächtnis, unseren Appetit, unsere Muskelgesundheit und unsere Fruchtbarkeit beeinflussen. Eines dieser Hormone, Osteocalcin, das Alterungserscheinungen im Gehirn und in den Muskeln rückgängig machen kann, wird bekanntermaßen durch Bewegung stimuliert.

»Indem man das Xin [Herz-Geist] einsetzt, um das Qi zu bewegen und sinken zu lassen, kann es sich sammeln und in die Knochen eindringen.«

The Taijiquan Classics: Erläuterungen zu den 13 Haltungen[85]

Neben diesen aktiven biologischen Prozessen geben uns Knochen natürlich Festigkeit und Struktur, und wir brauchen sie so stark wie möglich. Bei den meisten von uns werden sie jedoch mit zunehmendem Alter schwächer, insbesondere wenn die Östrogenproduktion bei Frauen und die Testosteronproduktion bei Männern nachlässt. Schwache und brüchige Knochen (und schwere Osteoporose) bedeuten ein höheres Risiko für Knochenbrüche und eine langsamere Heilung.

Der beste Weg, starke und gesunde Knochen aufzubauen, ist Bewegung. Knochen reagieren auf mechanische Kräfte und Belastungen. Jedes Mal, wenn wir etwas heben, jeden Schritt, den wir machen, jede Beugung, jede Dehnung, verändern sie sich auf subtile Weise, indem sie als Reaktion darauf Mineralstoffdichte aufbauen. Um die Knochen zu stärken, muss das Training daher sowohl belastend als auch so abwechslungsreich wie möglich sein. Astronauten, die sich auf langen Missionen in der Schwerelosigkeit befinden, leiden beispielsweise unter Knochenschwund. Nicht belastende Sportarten wie Radfahren, Schwimmen und sogar Laufen stärken die Knochen nicht nur nicht, sondern können sogar zu einer geringeren Knochenmineraldichte führen als bei Menschen, die keinen Sport treiben.[86]

Qigong wird meist mit entspannten oder gebeugten Knien praktiziert, wobei die Beine und der Unterkörper belastet werden (und somit Gewicht tragen), während sorgfältig auf die optimale Ausrichtung der Knochen und Gelenke geachtet wird. Das Skelett wird zusätzlich durch Gewichtsverlagerung, Kompression, Dreh- und Spiralbewegungen sowie schnelle Drehungen und Richtungswechsel gestärkt, wie sie im Tanz und in der inneren Kampfkunst *Baguazhang* (und im Tanz) zu finden sind.

Nach der Chinesischen Medizin produzieren die Nieren das Mark und steuern die Knochen. In dieser Tradition umfasst das Mark das Knochenmark, das Gehirn (bekannt als »Meer des Marks«) und das Rückenmark. Wenn das Knochenmark gedeiht, sind die Knochen stark und es herrscht geistige Klarheit und Vitalität.

Jing oder Essenz ist die Quelle des Knochenmarks. *Qigong* im Allgemeinen und bestimmte Übungen im Besonderen (insbesondere die *Dantian*-Atmung) sollen *Jing* und damit das Gehirn und die Knochen nähren. Da die Nieren den Unterkörper und die Knochen steuern, stärkt die Arbeit an der Lendenwirbelsäule, der Körpermitte, den Beinen und Füßen beides. Aus dem gleichen Grund üben einige *Qigong*-Formen das Aufrichten auf die Zehenspitzen und das Absenken des Gewichts über die Fersen, sodass der Stoß durch das gesamte Skelett vibriert.

»Was die Knochen betrifft, so sind sie der Palast des Knochenmarks. Wenn [ein Mensch] nicht lange stehen kann und beim Gehen hin und her taumelt, werden seine Knochen bald verschleißen.«

The Yellow Emperor's Inner Classic, 2. Jahrhundert v. Chr.–1. Jahrhundert n. Chr.[87]

Knochenmarkwäsche

Der Legende nach brachte der Mönch Bodhidharma (auf Chinesisch Damo) den Buddhismus irgendwann im 5. oder 6. Jahrhundert von Indien nach China. Die Geschichte besagt, dass er über die schlechte körperliche Verfassung der Mönche im Shaolin-Kloster bestürzt war und ihnen zwei *Qigong*-Übungen beibrachte – die Achtzehn Arhat-Hände (*Luohan Quan*) und die Sehnenumwandlung (*Yijin*). Bei seinem Abschied aus dem Kloster sollen zwei Schriftrollen entdeckt worden sein – die »*Klassik der Sehnenumwandlung*« (*Yijin Jing*) und die »*Klassik der Essenzreini-*

gung« (*Xisui Jing*), auch bekannt als »Knochenmarkwaschen«. Letztere ist eigentlich eine kurze Einführung in die Meditation, inspirierte jedoch eine ganze Reihe weiterer Übungen. Diese werden heute vor allem in Shaolin-Schulen gelehrt, mit dem Ziel, das Knochenmark zu erneuern, um gesunde Knochen und ein starkes Immunsystem aufzubauen. Einige Schulen lehren auch das sogenannte Knochenatmen. Sowohl das Waschen des Knochenmarks als auch das Knochenatmen sind ruhige Übungen, die darauf abzielen, den Geist und den Atem direkt in die Knochen zu leiten – die tiefste Schicht des Körpers und die verdichteteste und materiellste Form des Qi.

»Das Xisui Jing lehrte die Shaolin-Mönche, wie sie ihr eigenes Qi nutzen können, um ihr Knochenmark zu reinigen und ihr Immunsystem zu stärken sowie ihr Gehirn zu nähren und mit Energie zu versorgen, um so Buddhaschaft zu erlangen.«

Shaolin-Meister Shi Yan Zhuo

Bilaterale Beziehungen

Die meisten von uns haben einen bevorzugten Fuß (den, mit dem wir einen Ball treten) und noch mehr eine dominante Hand. Diese verwenden wir, um Türen zu öffnen, Hände zu schütteln, ein Messer zu führen, zu malen, zu zeichnen, Dinge aufzuheben und vieles mehr. Dies führt unweigerlich zu einer asymmetrischen Gewebestärke – noch ausgeprägter, wenn wir Sportarten wie Tennis, Golf oder Fechten ausüben und dadurch stärkere Muskeln auf der Seite entwickeln, auf der wir den Schläger oder den Degen halten. Es wurde sogar festgestellt, dass viele von uns ein Auge, ein Ohr und die Zähne (zum Kauen) auf einer Seite bevorzugen.

Es ist die linke Gehirnhälfte, die die rechte Körperhälfte steuert und umgekehrt. Seit langem wird vermutet, dass das Training der nicht dominanten Hand die Gehirnfunktion verbessern und vielleicht sogar ausgleichen kann, obwohl dies noch nicht endgültig geklärt ist.

Eines der Merkmale der *Qigong*-Praxis ist, dass alle Bewegungen beidseitig ausgeführt werden. Wir bewegen entweder beide Arme gleichzeitig oder üben Arm- und Beinbewegungen zuerst auf der einen Seite und dann auf der anderen Seite. Unabhängig davon, welche Auswirkungen dies auf das Gehirn hat oder nicht hat, ist klar, dass es zu einer ausgeglichenen, ganzheitlichen Körpermechanik beiträgt.

Den oberen Rücken breit halten

Ich kann mich nicht erinnern, wann ich zum ersten Mal davon gehört habe, wie wichtig es ist, den oberen Rücken breit zu halten und die Schulterblätter voneinander weg zu ziehen. Wie so oft habe ich einfach geübt, was mir gesagt wurde, und erst nach und nach habe ich verstanden, warum das so ist.

»Was den Rücken betrifft, so ist er der Palast dessen, was sich in der Brust befindet. Wenn der Rücken gekrümmt ist und die Schultern hängen, wird der Palast bald zerstört sein.«

The Yellow Emperor's Inner Classic, 2. Jahrhundert v. Chr.– 1. Jahrhundert n. Chr.[78]

Die Lunge nimmt beim Einatmen das Qi der Luft auf und leitet es durch den Körper nach unten. Diese Abwärtsbewegung wird durch Entspannung des Brustkorbs und starkes Absenken des Zwerchfells unterstützt. Der Atem strömt in die unteren Lungenlappen und – energetisch gesehen – in den Unterbauch und/oder den unteren Rücken.

Aus Sicht der Akupunktur verläuft der Konzeptionsgefäß (*Ren mai*) entlang der Mittellinie der Vorderseite des Körpers. In der Brust werden seine Punkte genadelt, um einer Rebellion (Aufwärtsbewegung) des Lungen-Qi entgegenzuwirken, die zu Atembeschwerden, Völlegefühl in der Brust, Husten und Asthma führt. Im

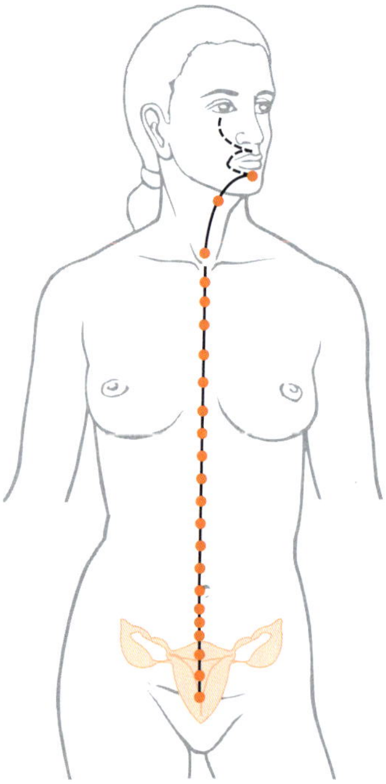

Konzeptionsgefäß

Bauchraum behandeln seine Punkte eine Rebellion des Magen-Qi, die zu Völlegefühl im Bauch, Schluckauf, Übelkeit und Erbrechen führt. Die wünschenswerte Qi-Bewegung an der Vorderseite des Körpers ist daher nach unten, um diesen Tendenzen entgegenzuwirken.

Wir neigen dazu, das Anheben und Ausdehnen des Brustkorbs mit Selbstvertrauen und Kraft zu assoziieren, aber das Gegenteil ist der Fall. Es kann das Absenken des Atems und des Qi behindern, zu einer flachen Atmung im oberen Brustbereich führen, Stressgefühle verstärken und den Schwerpunkt anheben, was sich negativ auf das Gleichgewicht und die Verwurzelung auswirkt.

Aber wenn wir den Brustkorb nicht ausdehnen, bedeutet das dann, dass wir die Lunge nicht füllen können? Die Antwort lautet nein, denn die größten Ausdehnungsbereiche der Lunge befinden sich im Rücken und in den unteren Lungenlappen. Während der Covid-19-Pandemie wurde beispielsweise festgestellt, dass hospitalisierte Patienten mit akuten Atemnot besser zurechtkamen, wenn sie auf den Bauch gedreht wurden, sodass sich die Lunge in den oberen Rücken ausdehnen konnte. Wenn wir hingegen die Schultern zurückziehen und die Schulterblätter zusammenführen, schließen wir den oberen Rücken und drücken den oberen Brustkorb nach vorne und oben.

Das große Rätsel ist, warum wir unsere professionellen Krieger (d. h. Soldaten) dazu ausbilden, mit herausgestreckter Brust wie kopflastige Truthahn-Hähne zu stehen. Da dies nicht mehr Kampfkraft hat als der Stechschritt, liegt die offensichtliche Schlussfolgerung nahe, dass der Zweck darin besteht, das Ansehen des Königs, der Königin, des Prinzen, des Kaisers oder des glorreichen Führers zu erhöhen, vor denen sie paradieren.

Nacken

»Drücken Sie Ihren Scheitel nach oben« bedeutet, dass Ihr Kopf aufrecht steht, damit der Geist bis zur Kopfspitze vordringen kann. Sie dürfen sich dabei nicht anstrengen. Wenn Sie das tun, verspannt sich Ihr Nacken und Energie und Blut können nicht mehr fließen. Sie müssen die Absicht haben, kraftlos und natürlich zu sein.

The Art of Taiji Boxing, Chen Weiming, 1925[89]

Nackenschmerzen und Steifheit sind ein weit verbreitetes Problem. Zusammen mit Schmerzen im unteren Rückenbereich verursachen sie – zumindest in den USA – mehr Gesundheitsausgaben als jede andere Erkrankung. Das ist vielleicht nicht verwunderlich, da der Nacken einen fünf Kilogramm schweren Kopf tragen muss. Die beiden wahrscheinlichsten Ursachen für Nackenprobleme sind Fehlhaltung und psychische/emotionale Verspannungen.

Haltungsbedingt wird die Belastung des Nackens reduziert, wenn das Gewicht des Kopfes mittig auf dem Nacken und der Wirbelsäule aufliegt. Bei einer nach vorne geneigten Halshaltung hingegen erhöht sich die Belastung der Wirbelsäule und die Muskeln des Nackens und der umliegenden Bereiche können chronisch verspannen. Eine nach vorne geneigte Halshaltung wirkt sich auch auf den gesamten Körper aus. Sie beeinflusst die Form der gesamten Wirbelsäule, erhöht die Wahrscheinlichkeit einer Atmung aus dem oberen Brustbereich (anstatt aus dem unteren Bauchbereich) und stört das Gleichgewicht.

Eine nach vorne geneigte Kopfhaltung kann durch ein übertriebenes Streben nach Aufmerksamkeit oder durch Verhaltensweisen wie eine krumme Haltung, das Herabblicken auf ein Smartphone, das Arbeiten an einem Schreibtisch, an dem wir den Kopf heben müssen, um auf den Bildschirm zu sehen, traumatische Verletzungen und vieles mehr verursacht oder verschlimmert werden.

Unsere aufrechte Haltung führt auch dazu, dass das Qi häufig übermäßig aufsteigt, insbesondere wenn wir wütend, frustriert oder gestresst sind. Dies kann zu Verspannungen im Nacken und im umliegenden Gewebe führen.

Im *Qigong* und *Tai Chi* wird der Nacken leicht flach gedrückt und dann sanft gestreckt, mit dem Gefühl, dass die Oberseite des Kopfes nach oben gen Himmel gezogen wird. Gleichzeitig lassen wir die Schultern und das umgebende Weichgewebe, die Schulterblätter und den Atem sinken.

Die Arme über den Kopf heben

Die Arme über den Kopf zu heben, ist eine natürliche Bewegung. Unsere Vorfahren, die Jäger und Sammler waren, taten dies, um auf Bäume zu klettern und Früchte und Nüsse zu pflücken, und wir tun es, um einen hohen Schrank zu erreichen, unser Gepäck aus dem Flugzeugfach zu holen oder eine Decke zu streichen. Wir heben unsere Arme triumphierend, auf der Tanzfläche als Reaktion auf mitreißende Musik und wenn unsere Mannschaft ein Tor schießt. Aber in Wirklichkeit heben viele von uns im Alltag selten die Arme über Schulterhöhe oder verspüren dabei Schmerzen, Verspannungen und schnelle Ermüdung.

Video 20: Arme heben, während die Schultern entspannt bleiben

Video 21: Baduanjin 1: Mit den Händen den Himmel stützen

Das Anheben der Arme öffnet die Schultern und Achselhöhlen und dehnt und stärkt die Faszien und Muskeln im Nacken, im oberen Rücken, in den Rippen, in der Taille und im unteren Rücken. Es hilft, die Fasziengewebe der Arme und Achselhöhlen (die sonst durch mangelnde Nutzung verdichten) elastischer zu machen, unterstützt die Lymphdrainage der oberen Extremitäten und der Brust, fördert den freien Fluss der interstitiellen (außerhalb der Zellen) Flüssigkeit, verringert das Verletzungsrisiko beim Heben schwerer Gegenstände und verbessert die Propriozeption der Arme und damit die Fein- und Präzisionsbewegungen der Arme und Hände.

Die Faszie der Arme ist mit der Pleura der Lunge verbunden. Eine beeinträchtigte Lungenfunktion kann das einfache Anheben der Arme verhindern, aber durch gezieltes Training kann die Lungenfunktion gestärkt werden. Das Anheben und Strecken der Arme bei entspannten Schultern und umliegenden Geweben kann auch dazu beitragen, das Thoracic-Outlet-Syndrom zu verhindern oder zu heilen, bei dem eine Kompression der Nerven oder Blutgefäße im weiteren Schulterbereich zu Schmerzen und Taubheitsgefühlen in den Armen führt.[90]

Wenn wir verschiedene *Qigong*-Stile praktizieren, insbesondere Vogel- und Tierformen oder beliebte Sequenzen wie *Baduanjin*, trainieren wir häufig mit zum Himmel erhobenen Armen, metaphorisch gesehen, um nach den Sternen zu greifen. Aufgrund der instinktiven Assoziation mit Freude kann das Heben der Arme sowohl den Geist als auch den Körper beleben und die aufsteigende Funktion der Milz aktivieren. Wie immer jedoch, wenn wir uns heben und strecken, lassen wir gleichzeitig nach unten los, um die Verbindung zu unseren Wurzeln nicht zu verlieren.

Schließlich bietet das Anheben der Arme auch die Möglichkeit, in dieser anspruchsvolleren Position zu üben, die Schultern und Schulterblätter locker und gesenkt zu halten.

Video 22: Die Zunge entspannen

Zunge

Als ich mit *Qigong* begann, hörte ich oft, dass ich meine Zunge an den Gaumen drücken sollte. Die Erklärung dafür war, dass dies die hinteren und vorderen Akupunkturkanäle (*Du* Mai/Gouverneursgefäß und *Ren* Mai/Konzeptionsgefäß) vereinen würde, die sich am Mund treffen. Das Drücken der Zunge gegen den Gaumen soll daher den sogenannten Kleinen Himmlischen Kreislauf vervollständigen – den kreisförmigen Fluss des Qi nach oben über den Rücken und nach unten über die Vorderseite.

Diese Erklärung war zwar einleuchtend, entsprach jedoch nie meiner Erfahrung, und außerdem mochte ich das unangenehme Gefühl nicht, das durch das Pressen der Zunge entstand. Später stieß ich auf den Rat, die Zungenspitze einfach bequem auf den Gaumen direkt über den oberen Zähnen zu legen, und seitdem mache ich das auch so.

In der Chinesischen Medizin entspricht die Zungenspitze dem Herzen, der *Shen* (Geist oder Seele) beherbergt. Wenn wir die Zungenspitze, ja sogar die gesamte Zunge, entspannen und erschlaffen lassen, kann dies dazu beitragen, unseren Geist und unsere Emotionen zu beruhigen. Das regelmäßige Überprüfen der Zunge auf Verspannungen – insbesondere bei anstrengenden oder schwierigen Übungen – gibt Aufschluss über den Spannungszustand unseres gesamten Geistes und Körpers.

Anatomisch gesehen gibt es ein festes Faszienband, das von der Schädelbasis bis in den Brustkorb verläuft, wo es in die Faszienhüllen des Herzbeutels und des Zwerchfells übergeht. Die Muskeln des Rachens und viele der Zungenmuskeln nutzen dieses Faszienband als Ankerpunkt.[91] Dies legt nahe, dass das Lösen der Zunge die mechanosensorische Nervenaktivität des Herzbeutels verändern und damit die Atmung und Herzfrequenz beeinflussen kann.

Der Gaumenpunkt liegt fast genau dort, wo die Zungenspitze ruht, wenn sie direkt hinter den oberen Zähnen platziert wird. Er ist reich an Nervenenden und sogenannten Exterozeptoren, die die Sinne Sehen, Hören, Riechen, Schmecken und Tasten melden. Überraschenderweise hat sich herausgestellt, dass das Auflegen der Zungenspitze auf den Gaumenpunkt sowohl das Gleichgewicht verbessert als auch die Oberschenkelmuskulatur stärkt.[92, 93]

Schließlich könnte die Beziehung zwischen der Zunge und dem Herzen erklären, warum Küssen eine unserer intimsten Verbindungen ist – sogar noch mehr als Geschlechtsverkehr.

Speichel

Wenn wir *Qigong* oder Meditation praktizieren, stellen wir möglicherweise fest, dass wir mehr Speichel produzieren als gewöhnlich. Aus biomedizinischer Sicht deutet dies darauf hin, dass wir in einen Zustand tiefer Entspannung eingetreten sind, der durch die Dominanz des parasympathischen Nervensystems gekennzeichnet ist. Eine der Aufgaben des PSNS, der manchmal auch als »Ruhe- und Verdauungszweig« des autonomen Nervensystems bezeichnet wird, besteht darin, die Speichelproduktion anzuregen, um uns auf die Nahrungsaufnahme vorzubereiten.

In der chinesischen Tradition wird dieser Speichel als »Jadeflüssigkeit« bezeichnet und gilt als wertvolle Substanz, die bewusst bis zum *Dantian* hinuntergeschluckt werden sollte. Dies spiegelt übrigens die allgemeine Sichtweise der chinesischen Medizin wider, dass die meisten Körperflüssigkeiten, einschließlich Schweiß (insbesondere Nachtschweiß), ebenfalls wertvoll sind und nicht leichtfertig aus dem Körper verloren gehen sollten.

Eine kleine Studie, die im Iran durchgeführt wurde, bestätigte, dass *Qigong*-Übungen nicht nur die Speichelmenge deutlich erhöhen, sondern auch den Spiegel eines Antikörpers stimulieren, der eine entscheidende Rolle für die Immunfunktion der Schleimhäute spielt. [95]Die erhöhte Speichelproduktion bei meditativen Übungen kann weitere gesundheitliche Vorteile haben. Speichel enthält antimikrobielle Wirkstoffe, Opiorphin – eine schmerzstillende Substanz, die um ein Vielfaches stärker ist als Morphin – und Enzyme, die die Verdauung unterstützen (etwa 30 % der Stärkeverdauung findet im Mund statt).

Studien zur yogischen Pranayama-Atmung haben gezeigt, dass der während der Übung vermehrt produzierte Speichel Nervenwachstumsfaktoren, Tumorsuppressoren, Immunglobuline, die für ein starkes Immunsystem wichtig sind, sowie Faktoren enthält, die Stress und Entzündungen reduzieren.[96]

Taille und der untere Rücken

Der *Yao* (wörtlich »Taille«) umfasst die Taille, den unteren Rücken, die Leisten und den Unterbauch. Verschiedene Kulturen scheinen den Körper unterschiedlich zu bewegen, und ich denke, man kann mit Fug und Recht sagen, dass Europäer und Nordamerikaner den *Yao* nicht besonders bewegen. Wenn wir körperlich arbeiten oder begeisterte Tänzer sind – insbesondere südamerikanischer oder afrikanischer Stil –, sind wir vielleicht Ausnahmen, aber Laufen und Fitnessübungen wie Radfahren oder Rudern beinhalten meist lineare Vorwärts- und Rückwärtsbewegungen mit minimalen Drehungen und Wendungen. Eine Verdickung der Taille scheint heutzutage fast universell zu sein, sodass sogar das Design von Kleidung entsprechend angepasst werden musste. Sie steht in Zusammenhang mit einer Zunahme des viszeralen Fetts – also des Fetts, das die Organe im Bauchraum umgibt und zur Entstehung von Diabetes, Herzerkrankungen und Schlaganfällen beiträgt.

»Drehe den Körper mit der Taille (yao). Alles steigt von der Wurzel in den Füßen auf, während Beine und Taille perfekt ausgerichtet sind.«

Lied über das Wesen und die Anwendung des *Tai Chi Chuan*[97]

Kampfsportler – beispielsweise Boxer – wissen, dass die Taille der entscheidende Bereich ist, der die Kraft aus den Füßen und Beinen in den Oberkörper überträgt und verstärkt. Aber man muss kein Kampfsportler sein, um von der Bewegung der Taille zu profitieren. Unabhängig davon, welcher körperlichen Aktivität wir nachgehen, verbessert eine integrierte und bewegliche Taille die Körperdynamik und verringert das Risiko von Rückenschmerzen – dem häufigsten Problem des Bewegungsapparats in der modernen Welt.

»Seine Wurzel liegt in den Füßen, sein Ursprung in den Beinen, seine Kontrolle im Yao und seine Formgebung in den Fingern.«

The Taijiquan Classics, zugeschrieben an Zhang Sanfeng[98]

Es ist daher nicht verwunderlich, dass das Training der Taille eine zentrale Übung im *Qigong* und in den inneren Kampfkünsten ist. Um sie zu trainieren, müssen wir jedoch genau definieren, was wir unter Taille verstehen. Der Bereich, den wir mobilisieren wollen, ist die untere Wirbelsäule, und dies erreichen wir, indem wir die Ro-

Video 23: Drehen der Hüfte (Kurzversion)

Video 24: Drehen der Hüfte (lange Version)

Video 25: Schwung zur Mobilisierung der Hüfte und Kua

tation in den Hüften und Beinen darunter und in der oberen Wirbelsäule darüber reduzieren. Je mehr wir diese Bereiche rotieren, desto weniger bewegen wir die eigentliche Taille und desto mehr wird die Körperstruktur aus dem Gleichgewicht gebracht.

Die Gesundheit des unteren Rückens und der Taille kann durch rhythmisches Dehnen und Entspannen der unteren Wirbelsäule weiter verbessert werden, sodass die großen Muskeln und Bereiche des Fasziengewebes mobilisiert und elastischer werden. Wenn man noch einen Schritt weiter geht und gleichzeitig die Taille streckt und dreht, entsteht eine spiralförmige Bewegung, die möglicherweise noch vorteilhafter ist als die Summe ihrer beiden Teile.

Wenn wir zugelassen haben, dass sich der Bereich um die Taille über viele Jahre hinweg versteift und verfestigt hat, kann es wiederholtes, geduldiges Üben erfordern, um wieder elastische Bewegungen zu erreichen. Am Anfang kann es notwendig sein, sich die Bewegung vorzustellen, auch wenn wir sie noch nicht spüren können, bis wir allmählich mehr Beweglichkeit erlangen. Wie so oft lautet die Antwort: üben, üben, üben.

Kua

Der Begriff »*Kua*« bedeutet wörtlich »Leistengegend« auf Chinesisch, bezeichnet in der inneren Methode jedoch einen größeren Bereich. Anatomisch umfasst dieser das Leistenband, das von der Höhe des Schambeins bis zur vorderen oberen Beckenkammspitze verläuft – der erste knöcherne Vorsprung, den wir fühlen, wenn wir mit dem Finger vom Bauchnabel aus horizontal zur Seite des Körpers fahren. Es verbindet sich dann mit den schrägen Muskeln, die die Seiten des Bauches vom Becken bis zu den Rippen umschließen. Der breitere Kua-Bereich umfasst auch wichtige Muskeln der Hüfte, des Oberschenkels und des Beckens sowie das Hüftgelenk, das Kreuzbein und die untere Wirbelsäule. Der Leistenbereich selbst ist reich an Lymphknoten und der Oberschenkelvene, Arterie und Nerven.

Das Öffnen des *Kua* durch Dehnung und Verbreiterung ist eine zentrale Übung *des Neijia* (innere Methode). Dies geschieht jedoch nicht durch Dehnen – zumindest nicht, wenn darunter eine gewaltsame und angehaltene Streckung verstanden wird. Vielmehr wird das *Kua* rhythmisch geöffnet und geschlossen, wodurch die Muskeln und das Weichgewebe elastischer werden, eine reibungslose Kraftübertragung zwischen Unter- und Oberkörper ermöglicht wird und der freie Fluss von Qi und Blut gefördert wird, was dem Hüftgelenk und den Organen des Unterbauchs zugutekommt.

Die beiden *Kua* werden manchmal auch als »untere Tore« bezeichnet und spiegeln die »oberen Tore« – die beidseitigen Schulternester – wider, die den Arm mit dem Rumpf verbinden.

Mingmen

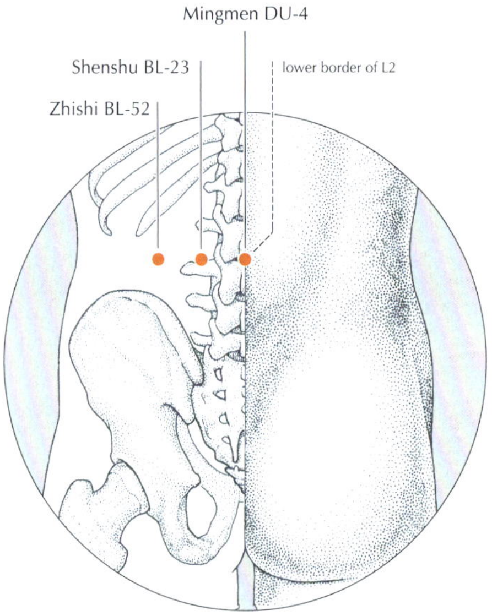

Mingmen (Tor des Lebens) ist ein Akupunkturpunkt des Gouverneur-Gefäßes und kann als Yang-Äquivalent des *Dantian* im Unterbauch angesehen werden. Er befindet sich in der Mitte der unteren Wirbelsäule zwischen dem zweiten und dritten Lendenwirbel, mehr oder weniger gegenüber dem Nabel.

Die Natur des *Mingmen* ist seit Jahrhunderten Gegenstand von Diskussionen in der chinesischen Medizin, aber die allgemeine Auffassung ist, dass es sich dabei um einen Schlüsselbereich handelt, der zusammen mit dem ihn umgebenden Weichgewebe für die Stärkung der Nierenfunktion von Bedeutung ist. Dies kann auf zwei Arten genutzt werden. Die erste ist eine angenehme Selbstmassage. Die zweite Möglichkeit besteht darin, in *Mingmen* zu atmen und den Atem *Mingmen* selbst ausdehnen zu lassen, sodass er sich auf beide Seiten des unteren Rückens ausbreitet und eine Verbindung zu den Nieren stärkenden Akupunkturpunkten *Shenshu* und *Zhishi* herstellt (siehe Video 16 für beide Punkte).

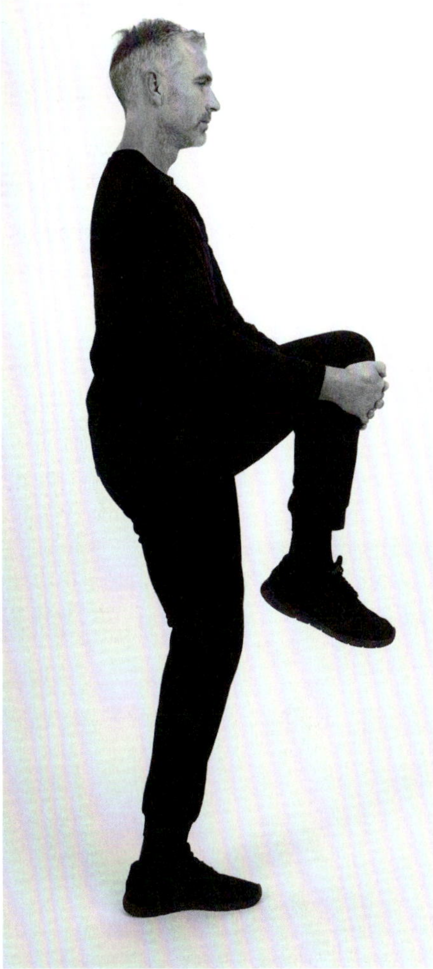

Was *Qigong* und die inneren Künste betrifft, halten wir *Mingmen* offen, indem wir die untere Lendenwirbelsäule sanft abflachen und so mehr Raum zwischen den Lendenwirbeln schaffen. Einige Lehrer empfehlen, das Steißbein nach unten zu ziehen, aber das kann zu chronischen Verspannungen im Beckenbereich führen. Besser ist es, das weiche Gewebe im unteren Rücken, in den Hüften, in den Leisten und in den Oberschenkeln zu lockern, damit das Becken – der schwerste Teil des Körpers – unter dem Gewicht der Schwerkraft nach unten sinkt, wie bei einer sanften Traktion. Wenn wir dann unsere Aufmerksamkeit auf den unteren Rücken richten, erleben wir ein Gefühl der Offenheit und Energie. Wenn wir gleichzeitig die Hüftknochen sanft voneinander wegziehen, verstärkt sich dieses Gefühl. Wir sollten uns nicht entmutigen lassen, wenn wir diese Empfindungen nicht spüren – es ist eine Frage der Übung.

Wir können auch den unteren Rücken verlängern und *Mingmen* öffnen, indem wir auf einem Bein stehen, das andere Knie mit beiden Händen umfassen und es zum Körper hin ziehen, während wir das Kreuzbein in Richtung Boden senken.

Die Mingmen-Region ist für die Ausübung von Kampfkünsten in zweierlei Hinsicht wichtig. Erstens kann eine zu ausgeprägte Krümmung des unteren Rückens zu einer Trennung und Schwachstelle zwischen Ober- und Unterkörper führen. Zweitens ist das Vorwärtsdrängen aus *dem Mingmen* eine der Quellen der Kampfkraft. Noch mehr Kraft wird erzeugt, wenn der untere Rücken etwas nach außen gewölbt wird, wobei das Gefühl entsteht, dass *Mingmen* nach hinten gezogen wird, während die Kraft nach vorne wirkt. Dies lässt sich leicht testen, wenn wir einen schweren Gegenstand, beispielsweise ein Auto, schieben müssen.

Wenn wir uns beim Gehen, Laufen, Tanzen, Spielen, Sporttreiben oder bei manuellen Tätigkeiten auf *Mingmen* als Quelle und Zentrum der Bewegung konzentrieren, können wir ein wunderbares Gefühl von Gleichgewicht und Stabilität erleben.

Kreuzbein

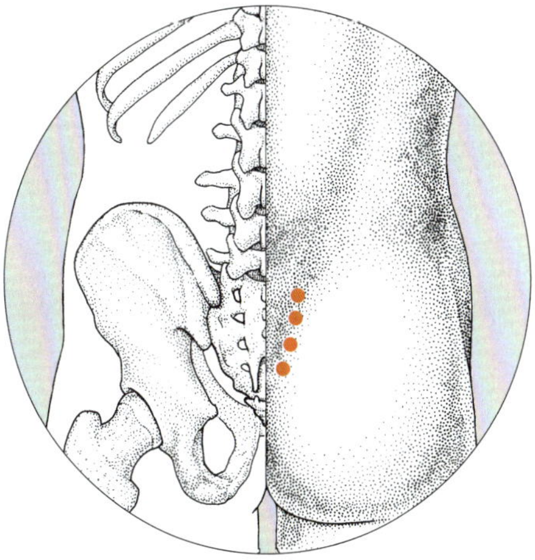

Das Kreuzbein ist der nach unten gerichtete dreieckige Knochen am Ende der Wirbelsäule. Wenn die großen Muskeln des unteren Rückens und des Beckens entspannt sind, kann das Kreuzbein auf natürliche Weise hängen – es sinkt wie eine Speerspitze in die Erde. Dies entspricht dem Absinken der Schulterblätter, die ebenfalls nach unten gerichtete Dreiecke bilden. Gleichzeitig können wir das Kreuzbein sanft verbreitern, indem wir die äußeren Hüftknochen voneinander wegziehen (das ist einfacher, wenn die Zehen nicht wie Entenfüße nach außen zeigen, da dies das Kreuzbein komprimiert). Das Kreuzbein und das umgebende Gewebe werden dann gelöst, und es entsteht ein angenehmes und belebendes Gefühl.

Das Kreuzbein hat auf jeder Seite vier Öffnungen (Foramina), durch die die Sakralnerven verlaufen. Diese helfen bei der Kontrolle der Blase, des Darms und der Geschlechtsorgane und können bei Schmerzen und Funktionsstörungen der Beine eine Rolle spielen. Die »vier Spalten« *(Liao)* sind Akupunkturpunkte, die sich über diesen Foramina befinden. Sie behandeln die Organe des Unterbauchs, des unteren Rückens und der Beine. Eine der Fertigkeiten des Akupunkteurs besteht darin, die Nadel bis zu einer Tiefe von zwei chinesischen Zoll durch die Foramina zu führen.

Steißbein – Coccyx

Video 26: Massieren und Öffnen des unteren Rückens

Es ist nicht ungewöhnlich, dass Lehrer sagen, man solle das Steißbein oder das Becken nach unten ziehen, um die natürliche Krümmung im unteren Rückenbereich zu glätten. Es stimmt, dass eine übermäßige Krümmung der Lendenwirbelsäule (Lordose) zu Rückenproblemen führen und auch die fließende Verbindung zwischen den Beinen und dem Oberkörper unterbrechen kann. Allerdings ist es in den inneren Kampfkünsten entscheidend, den Rumpf (unterer Rücken, Becken, Hüften, Leisten) entspannt zu halten, und das Einziehen des Steißbeins kann zu Verspannungen führen.

Es wird angenommen, dass anhaltende Muskelverspannungen im Beckenbereich die Ursache für belastende und schwer zu behandelnde Erkrankungen wie das chronische Beckenschmerzsyndrom bei Männern und die interstitielle Zystitis bei Frauen sind. Ein befreundeter Physiotherapeut wies mich einmal darauf hin, dass Hunde ihren Schwanz einziehen, wenn sie Angst haben.

Anstatt also den Rücken einzukrummen, besteht eine Alternative darin, den unteren Rücken einfach zu entspannen und das Becken in seiner natürlichen Position hängen zu lassen. Wenn wir aus Gewohnheit oder aufgrund unserer Anatomie dazu neigen, das Gesäß nach hinten zu strecken, können wir zwei Dinge versuchen. Das erste ist, die Vorderseite der Hüften in dem Bereich zu dehnen, der sich bildet, wenn wir uns nach vorne beugen. Die zweite Möglichkeit besteht darin, die Aufmerksamkeit auf *Mingmen* zu lenken, den Bereich der Wirbelsäule gegenüber dem Bauchnabel. Wenn wir diesen Bereich sanft vom Bauchnabel wegziehen, als würde jemand ihn festhalten und sanft nach hinten ziehen, wird die Lendenwirbelsäule gestreckt, ohne dass dabei übermäßige Spannung im Bauchraum entsteht, und dieses wichtige Zentrum wird geöffnet.

Beckenbodenanspannung

Einige *Qigong*-Schulen empfehlen, beim Einatmen die Muskeln des Beckenbodens anzuspannen und anzuheben – insbesondere bei der umgekehrten Atmung. Dabei ziehen wir beim Einatmen den Bauch ein und lassen ihn beim Ausatmen wieder ausdehnen. Die Kombination aus senkendem Zwerchfell, Anspannung des Bauches und Anheben der Beckenbodenmuskulatur soll die unteren Bauchorgane durch rhythmisches Zusammendrücken und Entspannen stimulieren. Das Anspannen des Beckenbodens soll außerdem das Austreten von Qi verhindern.

Pragmatischer sind Beckenbodenübungen (z. B. Kegel-Übungen), die weit verbreitet sind, um Harn- und Stuhlinkontinenz vorzubeugen und Beckenorganvorfällen bei Frauen entgegenzuwirken. Sie wirken sich auch positiv auf die sexuelle Gesundheit aus, stärken die Libido und den Orgasmus bei beiden Geschlechtern und verbessern Erektionsstörungen und vorzeitige Ejakulation bei Männern.

Um jedoch chronische Verspannungen im Unterbauch und im Dammbereich zu vermeiden, sollten wir bei der Ausführung dieser Übungen vernünftig vorsichtig sein. Der wichtigste Ratschlag lautet: nicht zu stark, nicht zu lange und immer genauso viel Zeit für die vollständige Entspannung wie für die Anspannung aufwenden (wieder Yin und Yang).

Ebenso gilt die umgekehrte Atmung als kraftvoller als die natürliche Bauchatmung und wird Anfängern nicht empfohlen. Auch erfahrene Praktizierende sollten sie nicht zu intensiv oder zu lange ausführen, da dies zu einer übermäßigen Yang-Energie führen kann.

Video 27: Kräftigung und Mobilisierung der Hände und Handgelenke

Hände

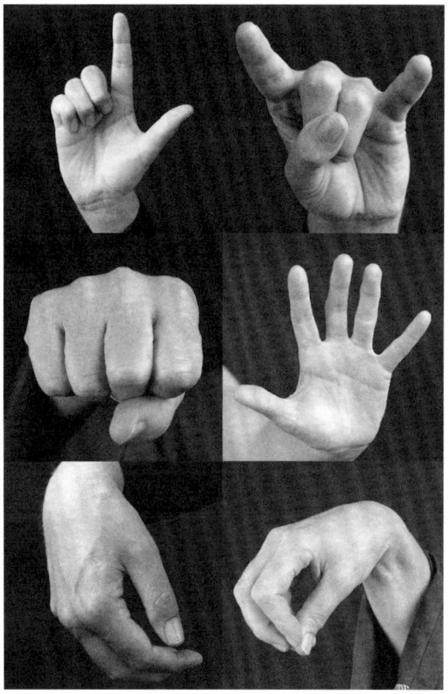

Sechs der wichtigsten Akupunkturmeridiane beginnen oder enden in den Fingern – Lunge (Daumen), Dickdarm (Zeigefinger), Perikard (Mittelfinger), *Sanjiao*/ Dreifacher Erwärmer (Ringfinger), Herz und Dünndarm (kleiner Finger). Anatomisch gesehen bestehen jede Hand und jedes Handgelenk aus 27 Knochen und zahlreichen Sehnen, Muskeln, Bändern und Scheiden.

Wenn wir *Qigong* praktizieren, achten wir während der gesamten Übung auf unsere Hände, insbesondere auf den Bereich *Laogong* in der Handfläche. Wir halten die Hände und Finger aktiv und lebendig und stimulieren die Akupunkturmeridiane durch Öffnen, Dehnen, Kontrahieren und Drehen in verschiedenen Bewegungen.

Handgesten werden in vielen alten Traditionen verwendet. Die rituellen Mudras des Hinduismus, Buddhismus und indischen Tanzes rufen verschiedene Geisteszustände hervor und drücken diese aus, während die ritualisierten Handgesten (jede mit einer bestimmten Bedeutung) der antiken griechischen Redner später in die christliche Ikonografie übernommen wurden. Im *Qigong* nehmen wir ebenfalls verschiedene Handpositionen ein, falten die Hände über dem Bauch, um eine Übungseinheit abzuschließen, und legen die erwärmten Hände auf verschiedene Körperstellen, um Selbstheilung zu fördern.

Füße

Sechs der wichtigsten Akupunkturmeridiane beginnen oder enden in den Füßen – Milz und Leber (großer Zeh), Magen (zweiter Zeh), Gallenblase (vierter Zeh), Blase (kleiner Zeh) und Niere (Fußsohle). Jeder Fuß enthält 40 Akupunkturpunkte, 26 Knochen, 33 Gelenke und über 100 Sehnen, Muskeln und Bänder. Dennoch werden diese komplexen Strukturen so oft vernachlässigt – sie werden in ungeeigneten Schuhen zusammengedrückt und (wie viele andere Körperteile auch) vergessen, bis sie Probleme verursachen.

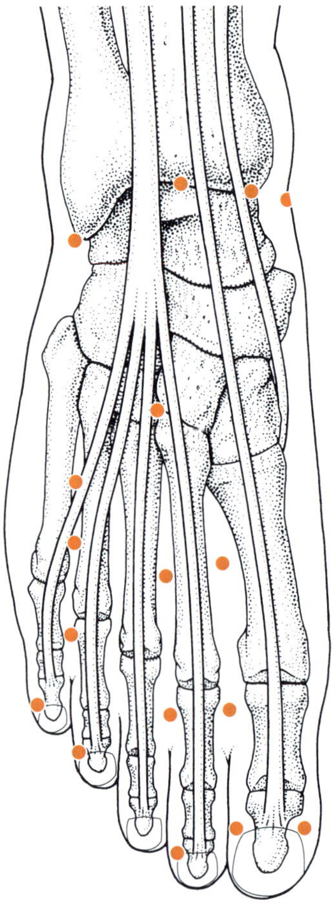

Die Füße spielen in der Praxis des *Qigong* eine absolut zentrale Rolle. Sie sind unsere Wurzel, der Ausgangspunkt für Bewegung, Stabilität und Gleichgewicht. Sie helfen uns, uns zu erden – körperlich, energetisch und emotional.

Wenn wir vor Beginn der Bewegungsübungen eine stehende Haltung einnehmen, beginnen wir mit der Wahrnehmung unserer Füße. Ist das Gewicht gleichmäßig auf beide Füße verteilt? Können wir die verschiedenen Teile der Füße auf dem Boden spüren – die Fußballen und die Zehen, die Außen- und Innenkanten der Füße, die Fersen? Sind sie lebendig, und wenn nicht, können wir sie wecken, indem wir sie verlängern und verbreitern oder die Zehen auf den Boden krallen, so wie eine Katze sanft an den Bauch ihrer Mutter kratzt, wenn sie säugt? Können wir dieses Bewusstsein für unsere Wurzeln während der gesamten Übung aufrechterhalten, um Ausrichtung und Gleichgewicht zu bewahren?

Es gibt verschiedene Ansätze, wo das Gewicht liegen sollte. Einige sagen, es sollte leicht nach vorne verlagert werden, um den Bereich namens *Yongquan* (sprudelnde Quelle) zu aktivieren. Allerdings kann das abwechselnde Anheben und Absetzen der Fußballen, während sie gestreckt und gespreizt werden, dazu beitragen, *Yongquan* aktiv und offen zu halten, selbst wenn das Körpergewicht von vorne nach hinten zentriert ist. Einige Traditionen verlagern das Körpergewicht sogar auf die Fersen.

Die Belebung und Bewusstmachung der Füße beschränkt sich natürlich nicht nur auf ruhige Körperhaltungen. Wann immer wir unser Gewicht verlagern und einen Schritt machen, bleiben wir so lange wie möglich mit dem hinteren Fuß verwurzelt, während wir den Schrittfuß langsam und bewusst von der Ferse bis zu den Zehen absetzen.

Im daoistischen Kreisgehen und insbesondere in der Kampfkunst *Baguazhang* praktizieren wir möglicherweise das »Schlammgehen« – dabei halten wir die Fußsohle so flach wie möglich auf dem Boden und öffnen den vorderen Teil des Knöchels, während wir den Fuß nach vorne setzen. Diese Art des gleitenden Gehens dient dazu, die Wurzel (und damit das Gleichgewicht und die potenzielle Kraftübertragung) in jedem Moment zu halten. In der gesundheitsorientierten Bagua-Tradition wird dies auch praktiziert, um *Yongquan* – dessen alternative Bezeichnungen »Erdaufstieg« und »Erddurchgang« lauten – so nah wie möglich am Boden zu halten.

Das Bewusstsein für die Füße zu bewahren, beschränkt sich nicht nur auf Trainingseinheiten. Wann immer wir gehen, sei es in der Stadt auf ebenem Untergrund oder im abwechslungsreichen Gelände auf dem Land, können wir unsere Gedanken beiseite schieben und uns einfach der Position unserer Füße bewusst werden, wie in einer Art bewegter Meditation.

Peter Wayne und andere vom Osher Center for Integrative Medicine in Harvard haben zahlreiche *Tai Chi*-Studien durchgeführt. Eine davon ergab, dass *Tai Chi*-Praktizierende (wenig überraschend) besser in der Lage waren, ein regelmäßiges Schrittmuster beizubehalten und ihr Sturzrisiko zu verringern, wenn sie gebeten wurden, zu gehen und sich gleichzeitig auf eine andere Aufgabe zu konzentrieren – nämlich von fünfhundert rückwärts in Dreiergruppen zu zählen.

Das bewusste Gehen ist auch eine Gelegenheit, sich die Gewohnheit des natürlichen Fersen-Zehen-Gehens anzueignen – dabei rollt man sanft von der Ferse auf die Fußballen ab, anstatt den Fuß einfach flach auf den Boden zu setzen, was ergonomisch ineffizient und unelegant ist und immer häufiger zu beobachten ist. Die Ferse sollte nicht hart auf den Boden aufschlagen, obwohl Menschen mit Osteoporose-Risiko dies gelegentlich bewusst tun können, da die dabei entstehenden Schwingungen durch die Wirbelsäule und das Skelett die Knochen stärken.

Bewegung in der Schwangerschaft

Es scheint wahrscheinlich, dass während des größten Teils der Menschheitsgeschichte fruchtbare Frauen, die im Wesentlichen gesunde junge Erwachsene waren, während ihrer Schwangerschaft weiterhin körperlich anstrengenden Tätigkeiten wie Landwirtschaft, Wasserholen und Wäschewaschen nachgingen, die viele von uns heute als körperlich anstrengend empfinden würden. Tatsächlich scheinen die Vorteile einer angemessenen körperlichen Aktivität während der Schwangerschaft seit langem anerkannt zu sein. In der Tudor- und Stuart-Zeit (15.–17. Jahrhundert) in England wurde beobachtet, dass wohlhabende und angesehene Frauen schmerzhaftere und gefährlichere Geburten hatten als arbeitende Frauen, was für die Ärzte, die sie betreuen mussten, eine gewinnbringende Situation war. Im 17. und 18. Jahrhundert empfahl die Medizin vorsichtige Bewegung, riet Frauen jedoch von »übermäßigen« Aktivitäten wie Reiten, dem Bürsten der eigenen Haare (um eine Überlastung der Bänder der Gebärmutter zu vermeiden) oder kreisenden Armbewegungen (um eine Strangulation des Babys durch die Nabelschnur zu vermeiden) ab. Die Warnungen vor übermäßiger körperlicher Betätigung hielten bis ins 20. Jahrhundert an, und bis vor kurzem wurden Frauen bei Schwangerschaftsbeschwerden noch immer ans Bett geschickt, obwohl es keine Belege für den Nutzen dieser Maßnahme gab und einige Hinweise auf ihre Schädlichkeit vorlagen.

»Die reichen Familien unserer Zeit verwöhnen ihre schwangeren Mütter in der Regel und fürchten nur, dass sie sich überanstrengen könnten. Deshalb haben sie Angst, sich zu bewegen, und sitzen oder liegen nur noch herum. Sie denken nie daran, dass dies dazu führt, dass das Qi blockiert wird und nicht mehr frei fließen kann und beweglich zu sein. Dann stagniert das Blut und fließt nicht mehr frei, und der Fötus kann sich nicht drehen und bewegen. Dadurch verliert die Geburt ihre richtige Dynamik, und es kommt unweigerlich zu Schwierigkeiten bei der Geburt.«

Chen Zeming, 13. Jahrhundert[99]

In unserer bewegungsbewussten Zeit hat sich viel verändert. Angemessene Bewegung während der Schwangerschaft trägt nachweislich zur Erhaltung oder Verbesserung der allgemeinen Fitness bei und beugt Schwangerschaftsdiabetes, Verstopfung, Krampfadern, Sodbrennen und Wadenkrämpfen vor. Sie kann das emotionale und mentale Wohlbefinden, den Schlaf und die Blasenkontrolle verbessern, zu einem besseren Schwangerschaftsverlauf und einer kürzeren Geburt beitragen und dabei helfen, ein gesundes Körpergewicht zu halten.

Es gibt auch Hinweise auf die positiven Auswirkungen von Sport während der Schwangerschaft auf Babys. Eine Reihe von Studien hat gezeigt, dass Mütter, die während der Schwangerschaft Sport treiben, nicht nur ihr eigenes Herz trainieren, sondern auch das ihres Babys. Dies führt zu positiven Anzeichen wie einer verringerten Herzfrequenz und einer erhöhten Herzfrequenzvariabilität sowie einer höheren Reife des Gehirns.

Im traditionellen chinesischen Denken wird (wie immer) der Mittelweg – das Gleichgewicht und die Harmonie zwischen den Extremen – befürwortet. Übermäßige Arbeit oder Sport während der Schwangerschaft gelten als ebenso schädlich wie übermäßige Ruhe. Ideal sind Praktiken wie *Qigong*, *Tai Chi* und Yoga. Die Verknüpfung von geistiger Ruhe und Körperarbeit ist besonders wichtig, da intensive emotionale und mentale Belastungen in der frühen Schwangerschaft zu lebenslangen Schäden für das Kind führen können.

Der alternde Körper

»Was den Rücken betrifft, so ist er der Palast dessen, was sich in der Brust befindet. Wenn der Rücken gekrümmt ist und die Schultern hängen, wird der Palast bald zerstört sein. Was den unteren Rücken betrifft, so ist er der Palast der Nieren. Wenn ein Mensch sich nicht drehen und schwanken kann, werden seine Nieren bald erschöpft sein. Die Knie sind der Palast der Sehnen. Wenn ein Mensch sich nicht frei beugen und strecken kann und beim Gehen nach vorne gebeugt ist und sich auf einen Stock stützt, werden seine Sehnen bald verschleißen. Die Knochen sind der Palast des Knochenmarks. Wenn ein Mensch nicht lange stehen kann und beim Gehen hin und her taumelt, werden seine Knochen bald verschleißen. Diejenigen, die ihre Kraft bewahren können, leben. Diejenigen, die ihre Kraft nicht aufrechterhalten können, sterben.«

The Yellow Emperor's Inner Classic, 2. Jahrhundert v. Chr.–1. Jahrhundert n. Chr.[100]

Wenn wir Glück haben, werden wir alt. Es stimmt, dass das Altern in westlichen Kulturen oft mit Bestürzung betrachtet wird, aber in China wird es traditionell geehrt, respektiert und – mit zunehmender Freizeit und höherem Status – aktiv genossen. Allerdings ist es nicht immer einfach, sich mit dem Alter auseinanderzusetzen, ja, man könnte es sogar als heroische Herausforderung bezeichnen.

Das Altern ist natürlich unvermeidlich, und es ist gut, sich der Tatsache zu stellen, dass der Körper irgendwann unaufhaltsam zu versagen beginnt. Das Seh- und Hörvermögen lässt nach, ebenso wie unser feiner Tastsinn und Geschmackssinn, unser Appetit und unsere Verdauungskraft, unsere Libido und Fruchtbarkeit. Die Herzleistung und die Lungenkapazität nehmen ab, Muskeln und Bindegewebe werden trockener und steifer, Flexibilität und Knochendichte gehen verloren und wir werden schwächer. Degenerative Erkrankungen können auftreten und selbst einfache Alltagsverrichtungen wie Kochen oder Anziehen können zunehmend schwieriger werden. Mit nachlassender Beinkraft und Gleichgewichtsstörungen können wir sogar die Fähigkeit zu gehen verlieren oder zumindest ohne Sturzgefahr gehen.

Für die Minderheit, die mit einer robusten körperlichen Konstitution gesegnet ist, tritt dies möglicherweise erst im hohen Alter ein, auch ohne bewusste Anstrengungen, dies hinauszuzögern. Für viele jedoch wird der ungepflegte Körper eher früher als später versagen, und zwar in einem Ausmaß, das die letzten Lebensjahre zunehmend erschweren kann. Wir sehen dies täglich in vielen Industrieländern, die mit einer ständig wachsenden Zahl von älteren Menschen mit unterschiedlichen Behinderungen konfrontiert sind, die ressourcenintensive medizinische Versorgung benötigen.

Ein Teil der Ursache für die zunehmende Gebrechlichkeit im Alter ist der Verlust von Muskelmasse, bekannt als Sarkopenie (vom griechischen »sarx«= t Fleisch und »penia« = Armut), der mit dem Alter einhergeht – geschätzt auf etwa ein Prozent pro Jahr nach dem 30. Lebensjahr und mit jedem weiteren Jahrzehnt beschleunigt, sofern er nicht durch Bewegung beeinflusst wird.

»Steifheit und Starre sind Anzeichen des Todes; Weichheit und Zartheit sind Anzeichen des Lebens.«

Daodejing, 4. Jahrhundert v. Chr.[101]

Wenn die fettfreie Muskelmasse abnimmt, wird sie in der Regel durch Fett ersetzt, dessen Erhalt weniger Energie erfordert. Dies ist einer der Gründe, warum die meisten von uns mit zunehmendem Alter stetig an Gewicht zunehmen – wir essen weiterhin wie bisher, während unser Körper gleichzeitig weniger Energie verbraucht.

Die einfache Tatsache ist, dass wir, wenn wir uns nicht körperlich betätigen und für möglichst viel natürliche Bewegung sorgen, wahrscheinlich einen Körper bekommen, der immer weniger seinen Aufgaben gerecht wird, mit einem höheren Risiko für chronische Krankheiten und einer kürzeren Lebenserwartung.

»Du weißt, dass du alt wirst, wenn du dich bückst, um deine Schuhe zu binden, und dich fragst, was du sonst noch tun kannst, während du schon einmal unten bist.«

George Burns, 1896–1996

Die chinesische Tradition der inneren Kampfkünste weiß seit jeher, dass durch Körperkultivierung bis ins hohe Alter ausreichend starke und leistungsfähige Muskeln erhalten bleiben können. Besuchen Sie früh morgens einen beliebigen Park in China, und Sie werden ihn voller Senioren vorfinden, die sich bewegen – tanzen, an Trainingsgeräten trainieren und natürlich *Tai Chi* und *Qigong* praktizieren.

Während meiner ersten Studienreise nach China im Jahr 1981 besuchte ich jeden Morgen den örtlichen Park, um zu trainieren und anderen dabei zuzusehen. An einem bitterkalten Morgen kam ich an einer sehr, sehr alten Frau vorbei, die in mehrere Schichten Kleidung gehüllt war. Sie stand vor einem Baum, hielt sich mit beiden Händen am Stamm fest und schwang sanft ein Bein hin und her. Als ich etwa eine Stunde später mit meinem Training fertig war, kehrte ich auf dem gleichen Weg zurück. Als ich an dem Baum vorbeikam, stand sie immer noch da und schwang nun das andere Bein.

Wir wissen heute, dass unser Körper in jedem Alter Muskeln aufbauen kann. Regelmäßige körperliche Aktivität bei älteren Menschen wirkt sich nachweislich positiv auf Ausdauer, Gleichgewicht, körperliche Koordination, Beweglichkeit der Gelenke, Flexibilität, Beweglichkeit, Gehgeschwindigkeit und körperliche Koordination aus. Sie kann den Stoffwechsel verbessern und den Appetit steigern, sodass wir mehr essen (und genießen) und die Nahrung besser verdauen können. Dies ist besonders wichtig, da chronischer Appetitverlust mit zunehmendem Alter ein Indikator für eine frühere Sterblichkeit ist. Es gibt auch immer mehr Hinweise darauf, dass Bewegung den Rückgang der Mitochondrien – der Kraftwerke unserer Zellen – verlangsamt. Allerdings steigt der Mitochondrienanteil in den Muskeln zwar durch Bewegung schnell an, nimmt aber auch schnell wieder ab (innerhalb weniger Wochen), weshalb regelmäßiges Training unerlässlich ist, um die Auswirkungen des Alterns zu verzögern.

Eine einzigartige Eigenschaft von *Qigong* und *Tai Chi* ist, dass es mit zunehmendem Alter zu keiner Verschlechterung kommen muss – tatsächlich können wir unsere Fähigkeiten bis ins hohe Alter realistisch verbessern. Dies steht im Gegensatz zu vielen anderen Formen der Bewegung, bei denen bereits Jahrzehnte zuvor eine Abnahme der Leistungsfähigkeit und der Freude einsetzen kann.

Die Sichtweise der Chinesischen Medizin auf das Altern

Nach der chinesischen Medizin ist der Hauptfaktor für das Altern der Rückgang des *Jing*. Wie wir gesehen haben, erhalten wir *Jing* aus zwei Quellen. Die erste ist das angeborene *Jing, das* wir von unseren Eltern erhalten. Die zweite Quelle ist das *Jing*, das wir aus dem überschüssigen Qi raffinieren, das wir aus der Luft, der Nahrung, dem Trinken und aus nährenden Verbindungen aufnehmen. *Jing* wird in den Nieren gespeichert und bestimmt die Stärke unserer Knochen, Zähne, Haare, unseres Gehörs, unserer Libido und unserer Fruchtbarkeit. Mit zunehmendem Alter nimmt es ab, bis es schließlich erschöpft ist und der Tod eintritt.

Während der Rückgang von *Jing* daher als primärer Faktor für das Altern angesehen wird, gibt es einen zweiten wichtigen Faktor, nämlich die Stagnation des Blutes. Wenn das Blut nicht frei fließen kann, führt die Unterversorgung von Muskeln und Knochen zu Muskel-Skelett-Schmerzen, die Haut entwickelt braune Flecken, die Blutgefäße an der Unterseite der Zunge (und an anderen Stellen des Körpers) werden dunkler und verkrümmter, und der Körper versteift sich und zieht sich zusammen.

Gerontologen erkennen zunehmend, dass das, was bisher als Alterskrankheiten angesehen wurde, in Wirklichkeit Krankheiten der Inaktivität sind. Eine der wichtigsten Maßnahmen, um den unvermeidlichen Alterungsprozess zu verzögern und den freien Fluss von Qi und Blut aufrechtzuerhalten, ist daher, sich weiterhin zu bewegen. Dabei kann es sich um ganz natürliche, alltägliche Bewegungen handeln, die für unsere Vorfahren ganz normal waren, aber in modernen Gesellschaften weitgehend verloren gegangen sind, um die ausgefeilten Körperfertigkeiten des *Qigong* und der inneren Kampfkünste oder um viele andere geeignete Bewegungsformen.

Zusammenfassend lässt sich sagen, dass die Chinesische Medizin dem Altern entgegenwirkt, indem sie dem Verlust von *Jing* durch selbstpflegende Praktiken (einschließlich ausreichender Ruhe, Schlaf und guter Ernährung) entgegenwirkt und Blutstauungen durch Bewegung bekämpft.

Wie wir gesehen haben, beginnen wir ab dem Alter von dreißig Jahren, Muskeln zu verlieren, und dies ist auch das Alter, in dem die angeborene Gesundheit und Kraft, die wir (hoffentlich) in unserer Jugend genossen haben, in Frage gestellt wird. Ein chinesisches Sprichwort lautet: »Vor dreißig bekämpfst du die Krankheit, nach dreißig bekämpft die Krankheit dich.« Wenn wir unsere Chancen auf ein langes und gesundes Leben maximieren wollen, müssen wir so früh wie möglich lebensfördernde Praktiken in unser Leben integrieren. Ein anderes Sprichwort, diesmal aus dem Altenglischen, lautet: »Am Markttag kann man kein Schwein mästen.«

Persönlicher Bericht

»Ich habe *Qigong* rein zufällig ausprobiert. Es war ein schwieriges Jahr gewesen – ich hatte innerhalb von nur drei Monaten meine beiden Eltern an Krebs sterben sehen und dann, wenige Monate später, schien mein Leben aus den Fugen zu geraten. Mein Körper wollte nicht mehr mitmachen und die Ärzte schickten mich von einem Facharzt zum nächsten. Ich war völlig verzweifelt auf der Suche nach Antworten. Auf der Suche nach einer sanften Bewegungsform, während Körper und Geist sich Zeit zum Heilen nahmen, meldete ich mich für einen der siebenwöchigen *Tai Chi-Shibashi*-Kurse von Peter an. Es war angenehm und ich mochte die ruhigen, langsamen Bewegungen und die Atemübungen nach einer langen Zeit emotionaler Turbulenzen. Aber um ehrlich zu sein, verstand ich nicht wirklich, was daran so besonders war. Zumindest nicht beim ersten Mal. Dann habe ich den Kurs noch einmal gemacht und irgendwann hat es Klick gemacht. Im wahrsten Sinne des Wortes. Es fühlte sich an, als hätte sich etwas tief in mir gelöst, und ich verbrachte den Rest der Stunde in stillen, unkontrollierbaren Tränen. Mir wurde klar, dass ich die »Hüftdrehungen« in der Sequenz völlig falsch gemacht hatte. Ich hatte eigentlich nur die Hüften bewegt. Aber nach und nach, Woche für Woche, spürte ich, wie sich meine bis dahin starr fixierte Taille lockerte und mein Trauma allmählich heilte. Seit dieser kleinen Anpassung bin ich ein überzeugter Anhänger von *Qigong*. Ich übe fast jeden Tag – unvollkommen und im Kampf mit meinem Verstand, um ganz präsent zu bleiben –, aber wenn es mir gelingt, mich richtig darauf einzulassen, erkenne ich mich kaum wieder. Ich kann noch so schlecht gelaunt mit dem Training beginnen und merke innerhalb weniger Minuten, wie sich meine Stimmung verbessert. Die Entzündung um mein Kreuzbein löst sich auf. Die rheumatoide Arthritis in meinem rechten Arm lässt für eine Weile nach. Bei längeren *Qigong*-Sitzungen kann ich mich von einer introvertierten Person zu – nun ja, wenn nicht gerade extrovertiert, dann doch zumindest zu jemandem entwickeln, der deutlich offener und weniger verschlossen ist. Ruhiger, nicht mehr ganz so gereizt. Geerdet und in Frieden. Das ist für mich die Kraft des Qi.«

Ann Noon

Kapitel 3
Atmung kultivieren

Qigong-Atmung

»Wenn du lebendiges Qi einatmest und totes Qi ausatmest, kannst du lange leben. Das heißt, wenn du das Qi durch die Nase einatmest, ist es lebendig; wenn du es durch den Mund ausatmest, ist es tot.«

Yang Sheng Yaoji (Wesentliches Kompendium zur Lebenspflege), 4. Jahrhundert[102]

Nicht alle Formen des *Qigong* konzentrieren sich auf bewusste und absichtliche Atmung. Für eine ganzheitliche Praxis ist sie jedoch von grundlegender Bedeutung, wenn sie harmonisch mit der Kultivierung von Körper und Geist verbunden ist.

Bis zu dem Moment, in dem wir geboren werden, sind wir auf das Lebenserhaltungssystem des Mutterleibs angewiesen, das in der chinesischen Medizin als »vorhimmlisches Qi« bezeichnet wird. Ab dem Moment unserer Geburt sind wir dann auf unsere eigenen Mittel angewiesen, um die Energie zu erzeugen, die wir zum Leben brauchen. Dies beginnt mit unserem ersten Atemzug, auf den schnell unsere erste Nahrungsaufnahme folgt. In dieser »nach dem Himmel« genannten Phase und während unseres gesamten restlichen Lebens sind Atmen und Essen die wichtigsten Quellen für unser Wachstum, unsere Vitalität und die Regeneration unseres Körpers. Es ist daher nicht verwunderlich, dass die Regulierung der Atmung ein zentraler Bestandteil so vieler Gesundheitspraktiken ist, sei es in der chinesischen Tradition oder in anderen asiatischen Praktiken wie Yoga.

Es gibt verschiedene Arten der *Qigong*-Atmung, aber sie haben alle gemeinsam, dass sie lang, langsam, ruhig, sanft und tief sind. Tief bedeutet, dass der Atem bis in den Unterbauch – den *Dantian* oder »Elixierfeld« – geführt wird.

Video 28: Unterbauch-Atmung (Dantian)

Diese Art der Atmung nährt den Körper auf tiefster Ebene und beruhigt und stabilisiert gleichzeitig den Geist und die Emotionen. Die Bauchatmung oder Zwerchfellatmung wird heute von Medizinern und Psychologen häufig eingesetzt, um Menschen mit einer Vielzahl von Beschwerden wie Schmerzen, Angstzuständen, Bluthochdruck und Traumata zu helfen.

Video 29: Die transformative Kraft langsamer, tiefer Atmung

Die herkömmliche Methode besteht darin, sich hinzulegen, zu sitzen (entspannt, aber aufrecht) oder zu stehen und eine Hand auf die Brust und die andere auf den Bauch unterhalb des Bauchnabels zu legen. Beim Einatmen sollte sich die Hand auf der Brust kaum bewegen, während sich die Hand auf dem Bauch beim Einatmen nach außen ausdehnt und beim Ausatmen wieder zurückfällt. Manchen Menschen fällt dies von Anfang an leicht, für andere kann es jedoch eine Herausforderung sein. Das Füllen der Brust und der seitlichen Rippen kann eine so tief verwurzelte Gewohnheit sein, dass es zunächst schwierig ist, sie zu umgehen, um den Atem sinken zu lassen, wobei sich die Brust und die Rippen angespannt oder sogar schmerzhaft anfühlen, wenn wir dies versuchen. Der Schlüssel liegt darin, den Brustkorb zu entspannen (im stehenden *Qigong* lassen wir ihn »wie eine leere Glocke« hängen), damit Herz und Lunge ruhig bleiben. Wie alle lohnenden Fähigkeiten erfordert auch die Bauchatmung Geduld, aber mit der Zeit wird die Erfahrung lohnend und nährend sein.

»Bei normalen Menschen dehnen sich die Lungen beim Atmen nie bis zu ihrer vollen Kapazität aus oder ziehen sich zusammen. Sie nutzen nur den oberen Teil der Lungen, während der untere Teil kaum jemals zum Einsatz kommt. Aus diesem Grund können sie die Vorteile der tiefen Atmung nicht voll ausschöpfen, ihr Blut und ihre Körperflüssigkeiten werden nicht erneuert, und die verschiedenen Krankheiten können sich leicht ausbreiten.«

Stilles Sitzen mit Meister Yinshi, 1914[103]

Sobald wir uns daran gewöhnt haben, brauchen wir weder die Hände zu benutzen, noch muss der Bauch nach außen gewölbt sein. Stattdessen spüren wir, wie der Atem das Beckeninnere füllt – sich nach unten, seitlich und nach hinten in den unteren Rücken ausbreitet. Es kann hilfreich sein, sich vorzustellen, dass sich die Nase auf oder unterhalb des Bauchnabels befindet und der Atem direkt in den *Dantian* im Zentrum des Unterbauchs strömt.

Wenn wir eine ruhige und zentrierte Aufmerksamkeit aufrechterhalten und den Atem so ohne Anstrengung sinken lassen, wird er von selbst langsamer werden.

Die Vorteile der Dantian-Atmung

Wie bereits an anderer Stelle erläutert, neigen wir aufgrund unseres »vertikalen« menschlichen Körpers dazu, unter einem übermäßigen Aufsteigen des Qi zu leiden. Physisch kann dies zu einem Gefühl der Fülle im Oberkörper und Leere im Unterkörper führen (Seite 57). Wenn dies den *Shen* betrifft, der traditionell im Herzen angesiedelt ist, kann es diesen aufregen und Symptome wie Schlaflosigkeit, Angst, Sorgen, Nervosität, Unruhe und Herzklopfen führen. Die Praxis der langsamen Bauchatmung hilft, das Qi zu senken, das Herz und das Gehirn zu beruhigen und den *Shen* zu entspannen und zu stabilisieren.

Der psychologische und emotionale Nutzen der Bauchatmung wird durch die meditative Wirkung der konzentrierten Aufmerksamkeit noch verstärkt. Der Geist kommt zur Ruhe, störende und chaotische Emotionen beginnen sich zu legen, und wir lernen, »aus unserem Kopf herauszukommen« und in unseren Körper zurückzukehren.

Gemäß der Tradition der inneren Künste füllt langsames und ruhiges Atmen in den *Dantian* auch unsere Vorräte an postnatalem *Jing* wieder auf.

Warum ist Brustatmung schlecht?

Bitten Sie jemanden, tief einzuatmen, und er wird wahrscheinlich seine Brust aufblähen. Tatsächlich atmen viele von uns nur in den oberen Teil der Lunge. Es gibt Zeiten, in denen diese Art der Brustatmung notwendig sein kann, z. B. wenn wir durch kräftige körperliche Betätigung extrem außer Atem sind. Aus der Sicht des *Qigong* erhöht sie jedoch das Qi und den Schwerpunkt, was zu Stressgefühlen und einem Verlust der Erdung und Stabilität beiträgt. Und obwohl man intuitiv vermuten könnte, dass Brustatmung, insbesondere wenn sie schnell erfolgt, die Sauerstoffversorgung erhöht, bewirkt sie tatsächlich das Gegenteil. Erstens, weil sich die Lunge nicht nach oben, vorne oder sogar seitlich ausdehnt, sondern nach unten in die unteren Lungenlappen, die auch am reichsten mit sauerstoffaufnehmenden Blutgefäßen versorgt sind. Und zweitens, weil diese Art der Atmung den Gehalt an nützlichem Kohlendioxid im Blut verringert (Seite 96).

»Was die Vitalität aller Menschen betrifft: Sie entsteht zwangsläufig durch eine ausgeglichene und harmonische Atmung.«

Nei Ye (Inward Training),
4. Jahrhundert v. Chr.[104]

Umgekehrte Atmung

Es gibt zwei Hauptmethoden der Bauchatmung. Bei der ersten Methode füllen wir beim Einatmen den *Dantian* und leeren ihn beim Ausatmen. Bei der zweiten Methode, der sogenannten umgekehrten Atmung, verdichten wir den Atem beim Einatmen im *Dantian* und lassen ihn beim Ausatmen wieder ausdehnen. Diese zweite Methode gilt als kraftvoller und »kämpferischer« und sollte erst angewendet werden, wenn wir eine stabilisierende *Qigong*-Praxis aufgebaut haben und Erfahrung mit der regelmäßigen Bauchatmung haben.

»Die Vollkommenen atmen bis in die Fußspitzen, im Gegensatz zu gewöhnlichen Menschen, die nur bis zur Kehle atmen.«

Zhuangzi, 3. Jahrhundert v. Chr.[105]

Nasenatmung versus Mundatmung

Die Funktion der Lunge besteht darin, das Qi der Luft (*qing qi*) aufzunehmen, und dies beginnt mit der Nase, die als Teil des Lungensystems betrachtet wird. Aus diesem Grund wird empfohlen, immer durch die Nase einzuatmen. Das Ausatmen erfolgt in der Regel ebenfalls durch die Nase, aber wenn wir das Ausatmen verstärken möchten, um tiefer in den parasympathischen Ruhezustand zu gelangen, können wir den Luftstrom durch Lippenspitzen, Chanten oder Singen einschränken. Es gibt auch eine alte *Qigong*-Übung, die als die sechs Heilklänge bezeichnet wird (Seite 157).

Atmung und Bewegung verbinden

Wir können die Bauchatmung/*Dantian*-Atmung in einer ruhigen Haltung (stehend, sitzend oder liegend) üben oder sie in unsere Bewegungsübungen integrieren. Für viele von uns ist es tatsächlich viel einfacher, die Atmung zu verlangsamen, wenn wir sie mit ebenso langsamen Bewegungen synchronisieren können. Diese Synchronisation ist wichtig. Das Flow-Erlebnis wird erheblich verstärkt, wenn der Atemzug am Anfang einer Bewegung beginnt, dieser folgt und genau zum Ende der Bewegung endet.

Bewegung und Atmung stellen jedoch eine neue Herausforderung dar. Wenn wir unsere Arme heben, heben die meisten von uns unbewusst die Schultern und Schulterblätter. Als Reaktion darauf – insbesondere wenn wir die Arme hoch über den Kopf heben – neigen wir dazu, in den oberen Brustbereich zu atmen. Das Absenken des Atems beim Heben der Arme erfordert Übung.

Atemfrequenz

Wir möchten zu langsamer Atmung anregen, aber es ist wichtig, diese nicht zu erzwingen. Am besten beginnt man damit, sich mit der Bauchatmung in normaler Atemfrequenz vertraut zu machen. Dann trainieren wir langsam, den Atem zu verlängern, und streben dabei das an, was in der Atemforschung als kohärente Atmung bezeichnet wird – eine Frequenz von fünf bis sechs Ein- und Ausatmungen pro Minute. Schließlich können wir die Atmung noch weiter verlangsamen, dies sollte jedoch mit Vorsicht geschehen

»Ein Tag und eine Nacht mit geregelter Atmung können zwanzig Jahre chronischer Krankheit rückgängig machen.«

Yuan Hao, 15. Jahrhundert[106]

Die Atmung lenken

Wenn wir die Bauchatmung geübt haben, können wir versuchen, den Atem mental in verschiedene Körperteile zu leiten. Wir können uns vorstellen, dass sich die Lungen im unteren Rücken befinden und sich beim Atmen füllen und leeren. Wir können durch *Laogong* (die Mitte der Handflächen) und *Yongquan* (in der Mitte der Fußsohlen) einatmen, den Atem durch die Arme und Beine zum Dantian führen und dann wieder durch die Handflächen und Fußsohlen ausatmen. Wir können in Zhan Zhuang stehen und den Geist nach und nach durch den Körper nach unten führen, dabei nacheinander in jeden Teil atmen (z. B. in die Stirn, die Augenhöhlen, den Kiefer, die Zunge und den Hals und weiter bis zu den Füßen) und ihn dann beim Ausatmen loslassen und auflösen. Wir können gleichzeitig durch die Haut des gesamten Körpers ein- und ausatmen. Wir können in Bereiche atmen, die schmerzen, unangenehm sind oder erkrankt sind, und sie beim Ausatmen weicher machen. Wir können Sonnenlicht, Mondlicht, weißes Licht oder verschiedene Farben einatmen. Oder wir können – wenn wir am Meer, an Flüssen oder Bäumen stehen – deren einzigartiges Qi einatmen.

Das Zählen der Atemzüge

Das Zählen der Atemzüge ist eine zentrale buddhistische Meditationspraxis, die darauf abzielt, ein einsgerichtetes Bewusstsein zu entwickeln. Es ist eine wesentliche Fähigkeit für die Entwicklung anderer Meditationsformen und kann uns in unserer Praxis helfen, tiefer in den »*Qigong*-Zustand« einzutreten. In diesem Zustand verschmelzen Körper, Geist und Atem wie Wasser in einem Schwamm, und Ablenkungen und Gedankenwandern beginnen zu verschwinden.

Eine gängige Methode ist, zunächst am Ende jeder Ein- und Ausatmung bis zehn zu zählen und dann wieder bei eins anzufangen. Wenn wir den Überblick verlieren, beginnen wir wieder bei eins. Wenn wir auf diese Weise das Bewusstsein für den Atem aufrechterhalten können, gehen wir dazu über, vor jedem Ein- und Ausatmen zu zählen – wieder bis zehn. Und wenn dies relativ leicht fällt, können wir das Zählen ganz aufgeben und einfach nur den Atem spüren, wie er sich füllt und wieder leert, wie sanfte Wellen, die an einen Sandstrand rollen.

Hinweise zum Atmen

Das bewusste Arbeiten mit dem Atem ist ein wirkungsvolles Mittel zur Transformation. Aber alles, was wirkungsvoll ist, birgt auch Risiken, und wir sollten die Atemübungen mit Respekt angehen. *Qigong*-Atmung sollte nicht nur tief und langsam, sondern auch ruhig und entspannt sein. Das bedeutet, dass sie niemals erzwungen werden sollte, ganz sicher nicht, bevor wir unseren Körper und unser Nervensystem durch regelmäßiges und engagiertes *Qigong*-Training gestärkt und stabilisiert haben.

Wissenschaft des Atmens – Zwerchfell

Der kuppelförmige Zwerchfellmuskel trennt die beiden Hauptkörperhöhlen unseres Rumpfes – den Brustkorb oben und den Bauchraum unten – und kann wie andere Muskeln trainiert werden. Das Zwerchfell ist oben mit den Membranen von Herz und Lunge und unten mit Leber, Magen und Milz verbunden. Wenn wir einatmen, drückt das Zwerchfell nach unten, wodurch der Druck in der Bauchhöhle steigt und in der Brusthöhle sinkt, die sich ausdehnt, sodass sich die Lungen füllen können. Beim Ausatmen geschieht das Gegenteil: Der Druck in der Brust ist größer und im Bauchraum geringer. Diese rhythmische Kontraktion und Entspannung des Zwerchfells drückt sanft auf die inneren Organe, fördert die Durchblutung und löst eine Reihe von positiven Reaktionen aus. Der venöse und lymphatische Rückfluss wird angeregt, wodurch die Durchblutung und der Flüssigkeitshaushalt im gesamten Körper verbessert werden und das Herz entlastet wird. Ein starker Zwerchfellmuskel, der durch langsames, tiefes Atmen und die richtigen Übungen trainiert wird, unterstützt auch eine gesunde Blasenentleerung und Darmtätigkeit, hilft bei der Geburt, hilft uns, eine korrekte Körperhaltung beizubehalten, und ermöglicht es uns, schwere Gegenstände zu heben. Er spielt eine wichtige Rolle für unsere Rumpfstabilität, definiert als »die Fähigkeit, die Position und Bewegung des Rumpfes über dem Becken zu kontrollieren, um eine optimale Kraftentfaltung, Kraftübertragung und Bewegungskontrolle zu ermöglichen«. Und je tiefer wir atmen – also je stärker sich das Zwerchfell senkt und hebt –, desto stärker sind diese Effekte.

Während die Bauchatmung in fernöstlichen Selbstkultivierungstraditionen, insbesondere im *Qigong*, seit über zweitausend Jahren gelehrt wird, wird ihre Wirkung in der modernen Welt erst seit kurzem gewürdigt. Einige Studien legen sogar nahe, dass die Kontraktion und Entspannung des Zwerchfells das Gehirn selbst bewegt und den Fluss der Gehirn-Rückenmarks-Flüssigkeit beeinflusst sowie deren Produktion erhöht.[107] Dies deutet auf einen Zusammenhang zwischen der Zwerchfellfunktion und kognitiven Funktionen hin.

Zwerchfellatmung und geistige und körperliche Gesundheit

Es gibt immer mehr Belege für die Vorteile der langsamen Zwerchfellatmung. Sie reduziert nachweislich Angstzustände, Depressionen und Stress, verbessert die Aufmerksamkeit und das Gedächtnis, senkt den Blutdruck und erhöht die vorteilhafte Herzfrequenzvariabilität.[108] Viele dieser Vorteile sind darauf zurückzuführen, dass das Zwerchfell den Vagusnerv stimuliert, der manchmal als Kommandant des parasympathischen Nervensystems (PSNS) bezeichnet wird, das für Ruhe und Entspannung zuständig ist. Dies entspricht unserer Lebenserfahrung. Wenn Stress unsere Atmung schnell und flach macht, hilft es, die Art und Weise nachzuahmen, wie wir atmen, wenn wir ruhig und zentriert sind, um unser Nervensystem wieder ins Gleichgewicht zu bringen.

Schließlich wurde vermutet, dass die derzeitige Besessenheit, einen Waschbrettbauch zu entwickeln, zu einer übermäßigen Anspannung der Bauchmuskeln führt. Dies kann die Bewegung des Zwerchfells beeinträchtigen und Stressgefühle verstärken.

Wissenschaft des Atmens – Kohlendioxid

Wenn man Menschen auffordert, tief zu atmen, atmen sie in der Regel schnell in den oberen Brustbereich und gehen davon aus, dass dies die Sauerstoffaufnahme erhöht. Tatsächlich ist jedoch das Gegenteil der Fall. Anstatt die Sauerstoffversorgung zu verbessern, verringert Hyperventilation – sei sie nun bewusst (wie oben beschrieben) oder eine Reaktion auf Stress – den für den Körper positiven Kohlendioxidgehalt im Blut. Als Reaktion darauf verengen sich die Blutgefäße, die Sauerstoffversorgung wird reduziert und der Blutdruck steigt. Dies kann zu Angstzuständen, Engegefühl in der Brust, erhöhtem Stressempfinden und einer Verringerung der Durchblutung des Gehirns führen (was sich auf die Aufmerksamkeit, Konzentration und Leistungsfähigkeit auswirkt). In schweren Fällen kann dies eine Panikattacke auslösen, gegen die als Hausmittel das Ein- und Ausatmen in einen Beutel empfohlen wird, um den Kohlendioxidgehalt wieder auszugleichen.

Glücklicherweise müssen wir nicht daran denken, die etwa 20 000 Atemzüge pro Tag zu machen, die wir zum Leben brauchen. Das Atmen ist eine autonome Funktion, die durch den sogenannten Chemorezeptorreflex ausgelöst wird, der auf einen Anstieg des Kohlendioxidgehalts im Blut reagiert. Wenn wir wollen, können wir uns jedoch trainieren, diesem Reflex zu widerstehen, indem wir unsere Atmung allmählich verlangsamen und vertiefen und uns ein leichtes Gefühl von Luftmangel zulassen. Kohlendioxid ist ein Vasodilatator, und wenn sein Gehalt steigt, erweitern sich die Blutgefäße in der Lunge, wodurch ihre Oberfläche vergrößert wird und wir mehr Sauerstoff aufnehmen können. Dadurch fließen mehr Blut und Sauerstoff zum Herzen und zum Gehirn, was den Blutdruck senkt und das Nervensystem beruhigt. Diese durch Kohlendioxid verursachte Vasodilatation könnte auch erklären, warum sich die Hände oder sogar der ganze Körper während des *Qigong*-Trainings wärmer anfühlen, selbst wenn man einfach nur stillsteht.

Wissenschaft des Atmens – Nasenatmung

Es gibt eine Reihe von Gründen, warum wir durch die Nase statt durch den Mund atmen sollten. Die Nase filtert Staub, Allergene und Pollen heraus, erwärmt und befeuchtet die eingeatmete Luft und erhöht die Aufnahme von Stickstoffmonoxid.

Stickstoffmonoxid (nicht zu verwechseln mit Lachgas) ist ein farbloses Gas, das im Körper von Menschen und anderen Säugetieren gebildet wird. Seine Produktion wird durch Bewegung und Sonnenlicht sowie durch Lebensmittel wie dunkelgrünes Blattgemüse, Sellerie, Knoblauch, Walnüsse und dunkle Schokolade angeregt. Rote Beete ist eine besonders reichhaltige Quelle, und ihr Saft wird von einigen Sportlern vor Wettkämpfen zur Leistungssteigerung verwendet.

Die Wirkungen von Stickstoffmonoxid im Körper scheinen wirklich außergewöhnlich zu sein. Es erweitert unsere Blutgefäße, senkt den Blutdruck, verringert die Blutgerinnung, erhöht die Durchblutung und Sauerstoffversorgung des Gehirns, stärkt das Immunsystem, wirkt entzündungshemmend und hat darüber hinaus antivirale, antimykotische und antibakterielle Eigenschaften.

Der Stickstoffmonoxid-Signalweg wird aktiviert, wenn wir Nitroglycerin gegen Angina pectoris (Herzschmerzen aufgrund verminderter Durchblutung) und Medikamente wie Viagra gegen Erektionsstörungen (aufgrund verminderter Durchblutung der Genitalien) einnehmen. Bodybuilder nehmen Stickstoffmonoxid-Präparate ein, um noch größere Muskeln aufzubauen. Der Zusammenhang zwischen diesen vielfältigen Anwendungen besteht in ihrer gefäßerweiternden Wirkung. Die glatten Muskelfasern in den Blutgefäßen werden entspannt und es fließt mehr Blut – zum Gehirn, zum Herzen, zu den Genitalien und zu den Muskeln.

Der Wert der Nasenatmung wurde durch die Entdeckung bestätigt, dass Stickstoffmonoxid in den Nasennebenhöhlen oberhalb und unterhalb der Augen produziert und bei jedem Einatmen durch die Nase (aber nicht durch den Mund) aufgenommen wird. Da Stickstoffmonoxid eine antimikrobielle Wirkung hat, erhöht es lokal unsere Abwehr gegen eindringende Krankheitserreger. Und wenn Stickstoffmonoxid die Lunge erreicht und dort die Blutgefäße erweitert, erhöht es unsere Fähigkeit, Sauerstoff aufzunehmen.[109] Das bedeutet, dass wir auch bei anstrengenden körperlichen Aktivitäten, bei denen wir außer Atem kommen, so lange wie möglich darauf verzichten sollten, durch den Mund zu atmen.

Die Forscher, die seine Produktion in den Nasennebenhöhlen identifiziert haben, fanden auch heraus, dass das Vibrieren durch Summen oder Singen die Stickstoffmonoxidproduktion um das Fünfzehnfache steigern kann. Buddhisten, christliche Mönche und viele andere singen als religiöse Praxis, was – zusammen mit der Wirkung des langen, langsamen Ausatmens – einige der positiven Effekte erklärt. Das Vibrieren der Nebenhöhlen kann auch bei der Heilung chronischer Nasennebenhöhlenerkrankungen helfen, die sonst die Stickstoffmonoxidaufnahme erheblich reduzieren.[110, 111]

Eine faszinierende Erkenntnis ist schließlich, dass das Einatmen durch die Nase, nicht jedoch durch den Mund, bestimmte Bereiche des Gehirns in einer Weise beeinflusst, die die kognitiven Fähigkeiten und das Gedächtnis verbessert.[112]

Die Wissenschaft des Atmens – das autonome Nervensystem

Während wir viele unserer Körperfunktionen bewusst steuern können, laufen diejenigen, die vom autonomen Nervensystem gesteuert werden, ohne unser bewusstes Zutun weiter. Beispiele hierfür sind die Temperaturregulierung, der Herzschlag und die Funktion unseres Verdauungssystems. Auch die Atmung ist autonom, da wir von morgens bis abends atmen, ohne jemals darüber nachdenken zu müssen. Sie ist jedoch insofern untypisch, als sie auch leicht kontrolliert werden kann. Dies ist möglicherweise der Grund, warum sie ein so wirkungsvolles Instrument ist, um die beiden gegensätzlichen, aber sich ergänzenden Zweige des autonomen Nervensystems ins Gleichgewicht zu bringen.

Das Yang-Sympathikus-System

Allgemein bekannt als »Kampf-oder-Flucht-System«, wird es schnell aktiviert, wenn wir Bedrohungen ausgesetzt sind. Es wird auch stimuliert, wenn wir gestresst oder wütend sind, uns in einem Wettkampf befinden, kämpfen, anstrengende körperliche Übungen machen oder Nervenkitzel suchen, beispielsweise beim Bungee-Jumping oder beim Anschauen von Horrorfilmen. Als Reaktion auf Gefahren löst es eine Reihe von Selbstschutzreaktionen des Körpers aus, darunter erhöhter Blutdruck, erhöhte Herzfrequenz, schnellere Atmung und Erweiterung der Pupillen, um Gefahren besser erkennen zu können.

Diese Reaktionen können für unser Überleben entscheidend sein, aber Probleme entstehen, wenn das sympathische Nervensystem dauerhaft aktiviert ist – typischerweise aufgrund von anhaltendem Stress. Dies kann eine Vielzahl von Symptomen verursachen, wie z. B. Ängstlichkeit, Sorgen, Unfähigkeit, anderen zu vertrauen, Depressionen, emotionale Inflexibilität, schlechtes Urteilsvermögen und Denkvermögen, Konzentrationsschwierigkeiten, Schlafstörungen, posttraumatische Belastungsstörung und erhöhte Herzfrequenz und Blutdruck. Es kann auch langfristige körperliche Folgen haben. Ähnlich wie beim Gasgeben im Auto verbrennen wir im sympathischen Modus mehr Energie in unseren Zellen. Wenn dieser Modus ständig aktiviert ist, kann dies zu Zellentzündungen führen, die zunehmend als Ursache für die meisten chronischen nicht-infektiösen Krankheiten sowie für vorzeitige Alterung und frühen Tod angesehen werden. Das bedeutet auch, dass sein Gegenpol – das parasympathische Nervensystem (PSNS) – überfordert ist und seine Funktionen der Versorgung, Kühlung und Reparatur nicht mehr erfüllen kann. Wege zu finden, um die chronische Aktivierung des Sympathikus zu reduzieren, ist daher ein wichtiger Schritt zur Förderung von Gesundheit und Wohlbefinden. Und wie wir im Folgenden sehen werden, ist langsames, achtsames Atmen in den Unterbauch eine der besten Methoden, um dies zu erreichen.

»Ein Mensch, der sich selbst geschult hat, geht seinen täglichen Aufgaben und Kontakten mit Menschen mit Gelassenheit nach; er lässt sich auch in hektischen Zeiten nicht aus der Ruhe bringen und geht Probleme einfach und klar an … Alle Gedanken und Überlegungen entspringen dieser Ruhe und Gelassenheit, einem Zustand völliger Freiheit von Ärgernissen, in dem man sich als als Herr der Lage bezeichnen kann.«

Chang Nai, Wie man entspannt, 17. Jahrhundert[113]

Das Yin-Parasympathikus-System

Das parasympathische Nervensystem (PSNS) wird traditionell als Ruhe- und Verdauungszweig des autonomen Nervensystems bezeichnet. Wenn es aktiviert wird, erweitern sich die Blutgefäße und Herzfrequenz und Blutdruck sinken. Die Energiereserven der Zellen werden wieder aufgefüllt, entzündungshemmende Prozesse werden aktiviert und das Immunsystem wird gestärkt. Neben diesen körperlichen Reaktionen verspüren wir ein Gefühl der Ruhe, des Vertrauens, der Sicherheit und der Geborgenheit. Ein gesundes PSNS wirkt wie eine Bremse auf das sympathische Nervensystem, hält es in Schach und löst die Bremse erst, wenn eine erhöhte emotionale und physiologische Erregung angemessen ist. Genau das ist die Wirkung der langsamen Atmung.

Yin-Yang-Gleichgewicht

Wir wollen genauso wenig in einem permanenten Zustand der Glückseligkeit und Entspannung sein wie in einem Zustand voller Energie, Druck und Stress. Was wir brauchen, ist eine flexible autonome Reaktion. Wir möchten in der Lage sein, bei Bedarf oder nach eigener Entscheidung in einen Yang-sympathischen Erregungszustand zu gelangen und in einen ruhigen und entspannten Yin-parasympathischen Zustand zurückzukehren, sobald die Notwendigkeit oder das Verlangen nachgelassen hat – wie ein Gummiband, das sich entspannt, sobald es nicht mehr gedehnt wird. Und in einem Beispiel für Yin innerhalb von Yang müssen wir selbst im Kampf- oder Fluchtmodus ein ruhiges Zentrum bewahren, damit wir auf die klügste und angemessenste Weise handeln können. Ebenso wollen wir in einem Beispiel für Yang innerhalb von Yin, egal wie ruhig und entspannt wir sind, die Bereitschaft bewahren, bei Bedarf schnell in Aktion zu treten.

Herzfrequenzvariabilität – ein Einblick in das autonome Nervensystem

Eines der Probleme bei der Beurteilung des Zustands des autonomen Nervensystems besteht darin, dass es nur wenige zuverlässige, nicht-invasive Anzeichen gibt, die Aufschluss über seine Funktionsweise geben. Daher war die Entdeckung der sogenannten Herzfrequenzvariabilität besonders nützlich. Die Vorstellung, dass ein gesundes und reaktionsfähiges Herz einen metronomisch präzisen Rhythmus hat, wurde durch die Erkenntnis ersetzt, dass sein Schlag ständig schneller und langsamer werden sollte. Diese Veränderung des Intervalls zwischen den Schlägen wird als Herzfrequenzvariabilität (HRV) bezeichnet und kann durch *Qigong* und geschickte Atemtechniken erhöht werden.

Wenn wir einatmen, wird der sympathische Teil des autonomen Nervensystems aktiviert, um die Herzfrequenz zu beschleunigen. Wenn wir ausatmen, wird der parasympathische Teil aktiviert, um sie zu verlangsamen. Dies ist die Herzfrequenzvariabilität – ein Indikator für ein gesundes und flexibles autonomes Nervensystem, der heutzutage mit Smartwatches und ähnlichen Geräten leicht gemessen werden kann.

Eine höhere HRV wird mit Jugend, Fitness, einem gesunden Herz-Kreislauf-System und gesünderen und flexibleren emotionalen Reaktionen in Verbindung gebracht.

Eine niedrige HRV steht in Zusammenhang mit Herz-Kreislauf-Erkrankungen, Alterung, mangelnder Fitness und der Gesamtsterblichkeit. Sie wird auch mit posttraumatischen Belastungsstörungen, Aufmerksamkeitsdefizit-Hyperaktivitätsstörungen, Reizdarmsyndrom, Aggressivität, Stress, Angstzuständen und Depressionen in Verbindung gebracht.

Vagustonus und langsame Atmung

Der Vagus ist der längste Nerv im autonomen Nervensystem. Er wird auch als »wandernder Nerv« bezeichnet und verläuft vom Gehirn zum Herzen und versorgt die meisten anderen wichtigen Organe des Körpers bis hin zum Dickdarm. Der Vagusnerv überträgt zwar Signale vom Gehirn zum Körper, aber 80 % seiner Aktivität fließt in die andere Richtung – er informiert das Gehirn über die Aktivität und den Zustand der Organe.

Der Vagustonus beschreibt den Einfluss des Vagus auf viele Körperfunktionen, insbesondere auf das Herz. Er wirkt als parasympathische Bremse auf das sympathische Nervensystem; ohne ihn wäre die sympathische Aktivität unkontrolliert. Ein guter Vagustonus ist daher Ausdruck eines gesunden autonomen Nervensystems.

Die meisten Medikamente gegen Angstzustände wirken, indem sie die Aktivität des Sympathikus dämpfen, anstatt den Parasympathikus zu fördern. Daher besteht ein großer Bedarf an alternativen Ansätzen. Unter Verwendung der Herzfrequenzvariabilität als Marker haben Untersuchungen gezeigt, dass Meditation, Entspannung, rhythmische Muskeldehnung/-entspannung wie beim *Qigong* und körperliche Fitness den Vagustonus fördern. Der einfachste, schnellste und zuverlässigste Weg scheint jedoch die sogenannte tiefe kohärente Atmung mit etwa fünf bis sechs Atemzügen pro Minute zu sein, die individuell etwas variiert und auch von der Körpergröße und dem Geschlecht beeinflusst wird. Dies liegt daran, dass sich die PNS-aktivierenden Vagusrezeptoren im unteren Bereich der Lunge befinden und der Vagusnerv durch das Zwerchfell verläuft. Bei der optimalen Atemfrequenz eines Menschen kann sich die Herzfrequenzvariabilität verzehnfachen (z. B. auf 100 Schläge pro Minute beim Einatmen und 65 beim Ausatmen).

Kohärentes Atmen reguliert auch den Blutdruck. Tatsächlich ist langsames Atmen die einzige nicht-medizinische Behandlung für Bluthochdruck, die von der US-amerikanischen Lebensmittel- und Arzneimittelbehörde empfohlen wird.[114]

Da das Einatmen das Yang-Sympathikus-Nervensystem (SNS) fördert und das Ausatmen die Yin-Parasympathikus-Aktivität (PSNS) fördert, bringen wir das autonome Nervensystem in ein Yin-Yang-Gleichgewicht, wenn wir gleichmäßig und im gleichen Tempo ein- und ausatmen. Doch wie alle Yin-Yang-Paradigmen ist auch dieses fließend. Wenn wir das SNS stärker fördern wollen, atmen wir schneller und kräftiger ein, und wenn wir unsere Ruhe und Entspannung fördern wollen, können wir die Ausatmung länger als die Einatmung gestalten. Dieser Effekt kann durch Ausatmen gegen Widerstand verstärkt werden – durch Summen, Seufzen, Pfeifen, Singen, Chanten, Spielen eines Blasinstruments oder leichtes Schließen des Rachens oder Mundes.

Ein weiteres Beispiel für die Fluidität von Yin und Yang: Während das Einatmen das Yang-SNS stimuliert, stimulieren wir durch langes, langsames, ruhiges und tiefes Einatmen auch das PSNS (Yin innerhalb des Yang). Und während ein langsames und gleichmäßiges Ausatmen das Yin-PSNS stimuliert, erhöhen wir das SNS innerhalb des PSNS (Yang innerhalb des Yin), wenn wir kräftiger ausatmen, beispielsweise beim Heben eines Gewichts oder bei einem Kampfsportschlag.

Langsames Atmen – Probleme und Vorsichtsmaßnahmen

Stehen, sitzen oder liegen, vielleicht mit geschlossenen Augen, den Geist beruhigen und langsam und tief atmen … das klingt wunderbar friedlich. Aber das ist vielleicht nicht für jeden so. Es ist eine sehr innere Übung, und für Menschen, die übermäßig nach innen fokussiert sind, vielleicht unter Zwangsgedanken oder Depressionen leiden, kann sie die Symptome verschlimmern. Bei Trauma-Überlebenden kann sie sogar Flashbacks auslösen. Die Kombination von langsamer Atmung mit Bewegung und mit offenen, nach außen gerichteten Augen verursacht weniger Probleme.

Langsames Atmen wird oft empfohlen, um mit akuten Stressphasen umzugehen, aber wenn wir nicht durch regelmäßiges Üben eine Grundlage geschaffen haben, ist es möglicherweise nicht so wirksam.

Die Kontrolle unserer Atmung ist ein wirkungsvolles Mittel zur Förderung von Gesundheit und Wohlbefinden, muss jedoch mit Respekt behandelt werden. Sie sollte niemals erzwungen werden, beispielsweise durch den Versuch, sie zu sehr zu verlangsamen – insbesondere, wenn wir zuvor noch keinen geerdeten Körper und kein widerstandsfähiges Nervensystem aufgebaut haben. Es ist gut, sich daran zu erinnern, dass die *Qigong*-Atmung zwar als lang und tief beschrieben wird, aber auch ruhig, sanft und entspannt sein sollte.

Kapitel 4
Geist und Emotionen kultivieren

»Wenn der Geist in Unordnung ist, kann eine Krankheit nicht geheilt werden.«

The Yellow Emperor's Inner Classic, 2. Jahrhundert v. Chr. – 1. Jahrhundert n. Chr.[115]

Die traditionelle chinesische Kunst des *Yang Sheng* (Lebenspflege) bietet zweieinhalb Jahrtausende Weisheit darüber, wie man ein längeres und gesünderes Leben führen kann. Dabei betont sie zwar die Bedeutung von Ernährung, Bewegung, Ruhe, Schlaf und vielem mehr, stellt jedoch die Kultivierung des Geistes und der Emotionen in den Mittelpunkt. Dafür gibt es mehrere Gründe, aber der vielleicht wichtigste ist, dass es uns ohne ein gewisses Maß an emotionaler Integration schwerfällt, für uns selbst zu sorgen. So fällt es uns beispielsweise schwer, eine regelmäßige Praxis aufrechtzuerhalten, obwohl wir wissen, wie gut sie uns tut. Und wenn wir uns eine Praxis gewohnt gemacht haben, besteht immer noch die Herausforderung, sie vollständig, achtsam und auf entspannte und nährende Weise auszuüben.

Achtsamkeit und Meditation

»Um die Kunst der Lebenspflege zu kultivieren, muss man zuallererst Meditation praktizieren. Bei allen alltäglichen Aktivitäten wie Gehen, Stehen, Essen, Trinken, Schlafen und Ausruhen muss man kontinuierlich meditieren. Es spielt keine Rolle, ob es Tag oder Nacht ist. Man bewahrt immer seine Essenz und seinen Atem in ihrer Gesamtheit.«

Essentials of Nourishing Life, 4. Jahrhundert[116]

Meditation wird mindestens seit der Zeit der Veden – den heiligen Texten des Hinduismus aus dem Jahr 1500 v. Chr. – praktiziert. Sie ist ein fester Bestandteil asiatischer religiöser und spiritueller Traditionen, insbesondere des Buddhismus und Daoismus, wird im hebräischen Alten Testament als Praxis erwähnt und hat in der Moderne eine immense Popularität erlangt – oft losgelöst von spirituellen oder religiösen Traditionen.

Die Begriffe Meditation und Achtsamkeit werden oft synonym verwendet und haben etwas unterschiedliche, sich jedoch überschneidende Bedeutungen. Meditation ist eine formellere und strukturiertere Praxis und wird in der Regel im Sitzen ausgeübt. Dabei werden verschiedene Techniken eingesetzt, um entweder ein offenes Bewusstsein oder eine zielgerichtete Konzentration zu entwickeln – die Fähigkeit, sich auf eine Empfindung, ein Objekt oder eine Idee zu fokussieren. Auch die stehenden und bewegten Übungen des *Qigong* können als Formen der Meditation betrachtet werden, da wir sie auf strukturierte Weise ausführen.

Achtsamkeit ist eine Eigenschaft, die wir in alles einbringen können, was wir tun, vom Gehen auf der Straße bis zum Zähneputzen, und Meditation ist eine Möglichkeit, Achtsamkeit zu üben. Der Einfachheit halber verwende ich in diesem Buch meist den Begriff Achtsamkeit.

»Wenn du deinen Geist erweiterst und loslässt, wenn du deinen Lebensatem entspannst und ausdehnst, wenn dein Körper ruhig und unbeweglich ist und du das Eine aufrechterhalten und die unzähligen Störungen loslassen kannst. Du wirst Gewinn sehen und dich nicht davon verführen lassen, du wirst Schaden sehen und dich nicht davon erschrecken lassen. Entspannt und gelöst, aber dennoch hochsensibel, erfreust du dich in der Einsamkeit an deiner eigenen Person.«

Nei Ye (Inward Training), 4. Jahrhundert v. Chr.[133]

Achtsamkeit ist das Herzstück der *Qigong*-Praxis. Ohne sie ist es nicht wirklich möglich, Bewegungs- und Atemtechniken vollständig zu erforschen. Dazu müssen wir so präsent und konzentriert wie möglich sein. Und wenn wir diese Fähigkeiten im Laufe der Zeit entwickelt haben und sie fast automatisch ablaufen, verhindert ein erneutes Bekenntnis zur Achtsamkeit, dass sie zu bloßer Routine verkommen.

Indem wir in einer entspannten, offenen, symmetrischen Haltung stehen, sitzen oder sogar liegen; indem wir den Atem langsam und tief werden lassen; indem wir uns auf etwas Einfaches konzentrieren, wie das Ein- und Ausatmen, die Empfindungen im Körper, einen Satz, ein Wort oder ein Bild; oder indem wir einfach beobachten, was in unser Bewusstsein kommt und wieder verschwindet, wird sich der Geist allmählich beruhigen, wie trübes Wasser, das sich setzt. Wenn wir mit dieser Art von Übung noch nicht vertraut sind, kann sie uns zunächst unmöglich erscheinen. Weit davon entfernt, ruhig zu sein, werden wir vielleicht zum ersten Mal auf unser inneres Geschwätz und unseren »Affenverstand« aufmerksam. Wir fühlen uns vielleicht unruhig, gereizt oder unwohl. Der beste Ansatz in dieser Phase ist, zu beobachten, was geschieht, und weiterzumachen, ohne uns bis zur Abneigung zu zwingen. Anstatt frustriert zu sein, wenn der Geist wieder (und wieder) abschweift, führen wir ihn sanft zurück, wie ein verlorenes, aber geliebtes Kind.

Je regelmäßiger wir üben, auch wenn es nur ein paar Minuten am Tag sind, desto mehr wachsen die Momente der Stille und Präsenz und werden als tief nährend und bereichernd empfunden. Mit weiterer Übung beginnt diese Achtsamkeit langsam in unser tägliches Leben einzusickern und beeinflusst die Qualität all unserer Handlungen.

»Entleere dich von allem. Lass den Geist zur Ruhe kommen. Die zehntausend Dinge entstehen und vergehen, während das Selbst ihre Rückkehr beobachtet. Sie wachsen und gedeihen und kehren dann zur Quelle zurück. Die Rückkehr zur Quelle ist Stille, die den Weg der Natur darstellt.«

Daodejing, 4. Jahrhundert v. Chr.[118]

Mit einem ruhigen Geist können wir beginnen, mehr Zeit an dem einzigen Ort zu verbringen, der wirklich existiert – im Hier und Jetzt. Anstatt uns in Gedanken an andere Orte und Zeiten zu verlieren, uns in Hoffnungen und Bedauern zu verstricken und zu antizipieren, was noch passieren wird, können wir den gegenwärtigen Moment aktiv erleben. Für viele von uns vergeht das Leben in einem Traum der Unaufmerksamkeit, und obwohl wir den vergehenden Moment ebenso wenig festhalten können wie einen fließenden Fluss mit unseren Händen, können wir versuchen, ihn vollständig zu leben. Mehr noch, wenn das mentale Geschwätz aufhört und der Geist zur Ruhe kommt, können wir gelegentlich einen Blick auf die undifferenzierte Einheit erhaschen, aus der alle Phänomene entstehen und zu der sie zurückkehren – was chinesische Philosophen das *Dao* nennen.

Was unsere Emotionen betrifft, hilft uns das Leben im Hier und Jetzt, unsere Gefühle ohne Zensur voll und ganz zu erleben. Mit diesem größeren Bewusstsein können wir eine gewisse Distanz zu diesen Gefühlen entwickeln und beobachten, wie sie kommen und gehen wie Wolken am Himmel. Wenn wir uns darin üben, verschaffen wir uns einen kurzen Raum, einen Moment der Reflexion, bevor wir in eine vertraute emotionale Reaktion verfallen. Der Dalai Lama nennt diese Eigenschaft Geduld.

»Die Übung der Geduld bewahrt uns davor, die Fassung zu verlieren. Dadurch können wir auch in schwierigen Situationen klar denken. Sie verschafft uns inneren Raum. Und in diesem Raum gewinnen wir ein Maß an Selbstbeherrschung, das es uns ermöglicht, angemessen und mitfühlend auf Situationen reagieren können, anstatt uns von unserer Wut und Verärgerung leiten zu lassen.«

Der 14. Dalai Lama, 1935 –

In klassischen chinesischen Texten zur Gesundheitspflege wird immer wieder betont, dass es für unsere emotionale und körperliche Gesundheit von Vorteil ist, den Geist zu beruhigen und zur Ruhe zu bringen. Viele Forschungsergebnisse bestätigen dies mittlerweile.

Lange Zeit glaubte man, dass sich das Gehirn nach seiner Ausbildung nur durch Verletzungen oder Krankheiten verändern kann. Diese Annahme wurde durch eine Untersuchung der Gehirne von Londoner Taxifahrern widerlegt, die bis zu vier Jahre damit verbringen, die 25 000 Straßen der Stadt und die besten Routen zwischen ihnen zu lernen (bekannt als »the knowledge«). Die Forscher fanden heraus, dass der Hippocampus der Fahrer – der Bereich des Gehirns, der hauptsächlich für das Gedächtnis und die Navigation zuständig ist – an Größe zugenommen hatte. Dies öffnete die Tür zu der Entdeckung, dass sich verschiedene Bereiche des Gehirns je nach ihrer Nutzung verändern können – ein Phänomen, das als plastisches Gehirn bezeichnet wird.

Die Regionen des Gehirns, die mit der Regulierung von Emotionen in Verbindung stehen, sind bei Menschen, die meditieren, größer als bei Menschen, die nicht meditieren, was ihnen »die herausragende Fähigkeit verleiht, ihre Emotionen zu regulieren und gut angepasste Reaktionen auf alles zu zeigen, was das Leben ihnen entgegenwirft«.[119] Menschen, die regelmäßig meditieren, zeigen weniger altersbedingte Hirnatrophie und haben zahlreichere, dichtere oder besser isolierte weiße Fasern im gesamten Gehirn, was zu stärkeren Verbindungen zwischen den verschiedenen Regionen führt.[120] Meditation verbessert nachweislich Angstzustände und Depres-

»Die natürlichen Gefühle des Herzens streben nach Ruhe und Gelassenheit; störe sie nicht, bringe sie nicht in Unordnung, und die Harmonie wird von selbst vollkommen sein.«

Nei Ye (Inward Training), 4. Jahrhundert v. Chr.[121]

sionen, erhöht die allgemeine Lebensqualität, verringert Stress, reduziert unsere Reaktion auf chronische Schmerzen, senkt das Risiko für Tod, Herzinfarkt und Schlaganfall, senkt den Blutdruck und stärkt das Immunsystem.

»Erkenne dich selbst« ist eine Maxime, die in den antiken griechischen Apollontempel in Delphi gemeißelt ist. Doch dieser einfache Ratschlag ist schwer zu befolgen, denn was uns am nächsten ist, ist oft am schwersten zu erkennen.

Die Praxis der Achtsamkeit kann dabei helfen. Mit größerer Klarheit erkennen wir beispielsweise, dass Verhaltensweisen, von denen wir annehmen, dass sie uns Freude bereiten – übermäßiges Essen oder Trinken, Drogenkonsum, stundenlanges Starren auf digitale Geräte, Sport bis zur Erschöpfung oder die ständige Suche nach neuen Sexualpartnern –, uns in Wirklichkeit unglücklich machen.

Das ist eine heroische Aufgabe, die niemals endet, wenn wir uns zu lebenslangem Lernen und Beobachten verpflichten. Indem wir uns langsam unserer inneren Muster bewusst werden, insbesondere derjenigen, die unseren besten Interessen zuwiderlaufen, können wir beginnen, wirklich für uns selbst und damit auch für andere zu sorgen.

Interozeption

Interozeption ist unsere Wahrnehmung der inneren Vorgänge unseres Körpers – die Empfindungen, die wir von Rezeptoren in unserem Herzen, unseren Lungen, Muskeln, Faszien, Magen, Darm, Genitalien und Harnwegen erhalten. Sie ermöglicht es uns auch, unsere Emotionen wahrzunehmen, wenn wir auf etwas reagieren, da Emotionen mindestens ebenso sehr eine körperliche wie eine kognitive Erfahrung sind. In der traditionellen chinesischen Kultur wird jedenfalls keine strikte Unterscheidung zwischen beiden getroffen.

Interozeption ermöglicht es uns, unsere Atmung, unseren Herzschlag, Hautempfindungen, Muskelverspannungen, Schmerzen, Hunger und Durst wahrzunehmen – ebenso wie unseren Gemütszustand: Sind wir ruhig und entspannt oder angespannt, ängstlich und nervös? Eine gute Beziehung zu diesen inneren Empfindungen und die Fähigkeit, unsere Reaktionen zu regulieren, werden zunehmend als Schlüsselelement für die geistige und körperliche Gesundheit angesehen. Gleichzeitig hilft uns ein effektives Bewusstsein für unsere eigenen inneren Signale, die körperlichen und emotionalen Signale anderer Menschen genauer zu deuten.

Die interozeptive Sensibilität variiert von Mensch zu Mensch auf einer Art Yin-Yang-Spektrum. Auf der einen Seite können langfristige emotionale oder körperliche Traumata, Stress, Krankheiten, schlechte Ernährung oder eine körperfeindliche Erziehung dazu geführt haben, dass wir für die Signale unseres Körpers unempfindlich geworden sind. Auf der anderen Seite können sie dazu geführt haben, dass wir überempfindlich sind und unter unangemessen intensiven emotionalen und körperlichen Empfindungen leiden. Im ersten Fall sind wir uns möglicherweise nicht bewusst, wenn wir Hunger, Durst oder Schmerzen haben, und können unsere Emotionen nur eingeschränkt wahrnehmen oder auf freundliche und liebevolle Berührungen reagieren. Im zweiten Fall leiden wir unter akuten oder chronischen Angstzuständen, Panik und einer allgemeinen Überempfindlichkeit.

Wir könnten diese Beschreibungen einer gestörten Interozeption als pathologische Zustände bezeichnen, aber wir alle können von einer Verbesserung und Regulierung der Interozeption profitieren. In den *Qigong*-Übungen mit langsamen Bewegungen oder achtsamer Stille haben wir Zeit, uns bewusst zu werden, was körperlich und emotional angenehm ist und was nicht. Wir entwickeln eine größere Sensibilität und sind besser in der Lage, Muskelverspannungen, Fehlhaltungen und unregelmäßige oder flache Atmung anzupassen – alles Faktoren, die sich auf unseren psychischen Zustand auswirken. Auf emotionaler Ebene steigern wir das Bewusstsein für das, was wir wirklich fühlen. Dies kann Auslöserreaktionen reduzieren und uns helfen, Resilienz zu entwickeln, da wir erkennen, dass emotionale Zustände sich ständig ändern und wir uns nicht vollständig in jedem einzelnen davon verlieren müssen.

Uns selbst wertschätzen

Sun Simiao ist wahrscheinlich der berühmteste Arzt der chinesischen Geschichte. Er war Buddhist, Daoist und praktizierte Akupunktur und Kräutermedizin. Er legte die höchsten ethischen Standards für den Arztberuf fest, lehnte die Verwendung tierischer Produkte in Medikamenten ab und war Lehrer und Praktiker des *Yang Sheng* – der Kunst, das Leben zu nähren. Aber was er über Selbstwertschätzung sagt, ist vielleicht das Wichtigste, was er je geschrieben hat.

»Wenn Menschen ihr Leben nicht leben oder ihr Leben verkürzt wird, liegt das immer daran, dass sie sich selbst nicht lieben oder wertschätzen.«

Sun Simiao, 581–682 n. Chr.[122]

Das ist etwas, was die meisten von uns in ihrem Leben erfahren – wie schwer es sein kann, auf sich selbst zu achten. Die britische Regierung gibt Millionen aus, um die Menschen davon zu überzeugen, mehr Obst und Gemüse zu essen oder fünfmal pro Woche Sport zu treiben, doch obwohl sie wissen, dass sie es tun sollten, tun es nur wenige. Und wie viele von uns fassen Gesundheitsvorsätze, halten sich aber irgendwie nicht daran, oder nehmen sich vor, anderen gegenüber so zu handeln, dass wir mehr von der Liebe bekommen, nach der wir uns sehnen, und scheitern dann doch? Wir praktizieren vielleicht ab und zu *Qigong* oder Meditation – jedes Mal erinnern wir uns daran, wie lebensverbessernd das ist, und nehmen uns vor, dabei zu bleiben –, doch irgendwie schaffen wir es nie, regelmäßig zu praktizieren.

Wie Sun Simiao betonte, liegt die Antwort darin, dass wir uns selbst nicht vollständig annehmen und wertschätzen, obwohl dieses Leben das Wertvollste ist, was wir jemals haben werden. Angesichts akuter Gefahren tun wir alles, um es zu verteidigen. Wenn wir Kinder haben, sehnen wir uns danach, sie vor allem Unheil zu beschützen und sie mit unserer Liebe zu umgeben. Warum fällt es uns dann so oft schwer, uns selbst gegenüber genauso zu verhalten? Es scheint, dass wir irgendwann im Laufe unseres Lebens von unseren Eltern, Betreuern, Lehrern und anderen die Vorstellung übernommen haben, dass wir nicht wertvoll, nicht gut genug und nicht wirklich gesund und glücklich sind.

Dies ist möglicherweise das schwierigste Thema, das es in der Selbstkultivierung zu bewältigen gilt. Es erfordert, dass wir uns der verinnerlichten und oft schmerzhaften Botschaften bewusst werden, die tief in uns verborgen liegen. Diese Aufgabe erfordert die Entschlossenheit eines Kriegers. Die regelmäßige Praxis der Achtsamkeit – nicht nur der Körper-, Atem- oder Energiewahrnehmung, sondern auch der emotionalen Wahrnehmung – kann Teil dieses Prozesses sein, da sie diese Botschaften langsam ans Tageslicht bringt und beginnt, ihre Macht über uns zu lösen.

»Das letzte Lebewesen, das das Wasser entdeckt, ist der Fisch.«

Chinesisches Sprichwort

Wenn wir regelmäßig praktizieren, können wir dies als eine Art Polieren und Perfektionieren unserer selbst betrachten. Aber das Streben nach Perfektion ist natürlich sinnlos. Wir werden immer Fehler machen, Dinge falsch machen, uns unangemessen fühlen und manchmal auch unangemessen handeln, Dinge kaputt machen, Unfälle haben und vieles mehr. Das kann alle möglichen selbstkritischen Gedanken auslösen, aber je mehr wir lernen, uns selbst wertzuschätzen, desto mehr Nachsicht üben wir uns selbst gegenüber, so wie wir es gegenüber einem lieben Freund tun.

Die sieben schädlichen Emotionen

»Ein Weiser ist nicht jemand, der keine Emotionen hat. Ein Weiser ist jemand, der seine Emotionen beherrscht und seine innere Ruhe bewahrt.«

Konfuzianischer Gelehrter Li Ao, 9. Jahrhundert[125]

»Sauer, süß, bitter, scharf – alles muss probiert werden«.

Chinesisches Sprichwort

Emotionen sind eine natürliche Reaktion auf die Welt und müssen frei fließen können. Werden sie unterdrückt, kann dies zu Stagnation führen und zur Entstehung psychischer und physischer Erkrankungen beitragen, darunter auch Krebs.[126] Gleichzeitig können sie schädlich sein, wenn sie zu intensiv oder lang anhaltend sind. Selbst ein einziger Fall von akuter Angst oder Wut kann lebensverändernde Auswirkungen haben, während anhaltende und tiefsitzende Emotionen, die Teil unserer Persönlichkeit werden – eine ängstliche Person, eine traurige Person, eine furchtsame Person –, uns langsam zermürben und unsere Gesundheit und unser Wohlbefinden schädigen.

Die achtsame Ausübung von *Qigong* kann einen bedeutenden Einfluss auf unser Gefühlsleben haben. Wie wir gesehen haben, kann sie das plastische Gehirn materiell verändern und in Kombination mit langsamer Atmung das autonome Nervensystem zurücksetzen. Sie kann uns auch dabei helfen, uns nicht hilfreicher emotionaler Muster bewusster zu werden. Diese stammen oft aus der Kindheit und wachsen mit uns wie Initialen, die tief in die Rinde eines jungen Baumes geritzt sind. Werden sie nicht angesprochen, können sie sich mit zunehmendem Alter immer mehr verfestigen und uns selbst und anderen Leid verursachen.

Die Chinesische Medizin klassifiziert die Ursachen von Krankheiten als äußerlich, innerlich und welche die weder innen noch außen liegen.

Wenn wir uns hingegen zur Selbstreflexion verpflichten und lernen, unsere negativen Emotionen bis zu einem gewissen Grad zu kontrollieren, können wir beginnen, uns von ihrer Macht zu befreien.

Die Chinesische Medizin klassifiziert die Ursachen von Krankheiten als äußerlich, innerlich und welche, die weder innen noch außen liegen (Seite 169). Innerlich bedeutet dabei unser emotionales und psychisches Leben. Zu verstehen, wie man damit umgeht, gilt als Kernstück von Gesundheit und Wohlbefinden.

Die sieben schädlichen Emotionen werden traditionell wie folgt aufgeführt:

- Wut, einschließlich Frustration und Groll
- Freude, auch Erregung genannt
- Traurigkeit und Trauer
- Übermäßiges Nachdenken
- Sorgen und Ängste
- Furcht
- Schreck

Und natürlich können wir diese Liste um Eifersucht, Hass, Selbstzweifel und vieles mehr erweitern, insbesondere um Stress – ein Sammelbegriff für eine Kombination aus all diesen Emotionen.

Wut und die Leber

Wut ist potenziell die schädlichste aller Emotionen – sowohl wenn sie unterdrückt wird als auch wenn sie sich entlädt.

Die Leber ist für den reibungslosen Fluss von Qi und Blut durch den Körper verantwortlich. Der »*Freie und Unbeschwerte Wanderer*« ist ein berühmtes Kräuterrezept, das genau dies bewirkt, und sein reizvoller Name vermittelt das Gefühl des Wohlbefindens, das wir erleben, wenn die Leber gut funktioniert. Wenn dies nicht der Fall ist, liegt die Ursache oft in emotionaler Unterdrückung – wir erlauben uns nicht, unsere Gefühle auszudrücken oder gar anzuerkennen, seien es Trauer, Sehnsucht, Freude oder Angst und ganz besonders Wut in ihren verschiedenen Formen. Das Ergebnis ist Stagnation statt freier Fluss, und in einem Teufelskreis kann dies als Frustration, Reizbarkeit, Gefühl der Beklemmung, Seufzen, Depression, Bitterkeit oder Wut empfunden werden.

»Wut ist ein Gemütszustand der Leber. Wenn Wut die Leber erregt, steigt ihr Qi in einer umgekehrten Bewegung auf. Das Qi zwingt das Blut, sich zu erheben.«

Zhang Jiebin, 17. Jahrhundert[127]

Die Fünf-Phasen-Lehre besagt, dass die Leber mit dem Frühling und dem Pflanzenleben (der Holzphase) in Resonanz steht. Wie wachsende Pflanzen strebt auch das natürliche Qi der Leber nach Ausbreitung – nach außen und nach oben. Wenn es durch Wut, Frustration oder Groll gestört wird, kann das Leber-Qi daher in andere Bereiche des Körpers eindringen, insbesondere in den Kopf, die Lunge, das Herz, die Brust und das Verdauungssystem. Die Folgen sind vielfältig und umfassen Herz- und Lungenerkrankungen, wiederkehrende Schmerzen und Blähungen, prämenstruelles Syndrom, Atembeschwerden und Kopfschmerzen. Verdauungsstörungen treten besonders häufig auf, vor allem wenn wir unter Stress oder Ärger essen.

»Von allen menschlichen Emotionen ist Wut am leichtesten zu wecken, aber am schwierigsten zu kontrollieren.«

Cheng Hao, 11. Jahrhundert n. Chr.[128]

Schwerwiegender ist, dass akute Wut dazu führen kann, dass Qi und Blut in den Kopf schießen. Dies erhöht das Risiko eines Schlaganfalls, der sogar durch einen einzigen Wutanfall ausgelöst werden kann.[129]

»Ich war wütend auf meinen Freund: Ich habe meinen Zorn zum Ausdruck gebracht, und mein Zorn hat sich gelegt. Ich war wütend auf meinen Feind: Ich habe es ihm nicht gesagt, und mein Zorn ist gewachsen.«

William Blake (1757–1827)

Was *Qigong* betrifft, so stellen einige Anfänger fest, dass stehende *Qigong*-Übungen oder sehr langsame Bewegungen Gefühle der Frustration oder echte Wut auslösen können. Dies offenbart eine zugrunde liegende Qi-Stagnation, die zu anderen Zeiten durch kräftigere Bewegungen aufgelöst oder durch Vermeidungs- und Ablenkungsverhalten verdeckt werden. Die Herausforderung – und die langfristige Lösung – besteht darin, bei der Praxis zu bleiben, unsere Gefühle zu akzeptieren, ohne ihnen nachzugeben, und langsam alles loszulassen, was sich im Körper und Geist festgesetzt hat. Dabei werden wir uns möglicherweise der Wurzel unserer Wut bewusster – bewusster, welche anderen Emotionen (vielleicht Traurigkeit oder Trauer) ihr zugrunde liegen könnten. Dies kann uns Momente der Atempause zwischen einem auslösenden Ereignis und unserer tief verwurzelten Reaktion verschaffen.

Unsere Wut sicher auszudrücken und ihr freien Lauf zu lassen, ist eine weitere Möglichkeit, stagnierendes Qi zu lösen. Dabei müssen wir jedoch vorsichtig sein, wo, wann und gegenüber wem wir dies tun.

Wenn Wut jedoch Teil unserer Persönlichkeit geworden ist (wir sind ein wütender Mensch), dann hilft es nicht mehr, sie herauszulassen, sondern kann sogar noch Öl ins Feuer gießen. Um unserer Gesundheit und unserem Wohlbefinden sowie dem unserer Mitmenschen willen müssen wir lernen, uns bis zu einem gewissen Grad zu kontrollieren. Der traditionelle Ratschlag, bei Wut »tief durchzuatmen und bis zehn zu zählen«, macht Sinn, wenn wir verstehen, dass die Aktivierung des Lungen-Qi-Flusses dabei helfen kann, aufsteigendes Leber-Qi zu beruhigen. Regelmäßiges *Qigong*-Training, bei dem Achtsamkeit, Bauchatmung und die Erdung des Qi im Vordergrund stehen, kann buchstäblich lebensrettend sein.

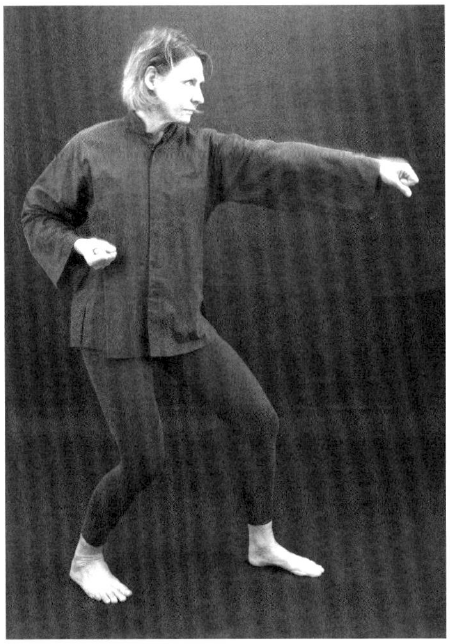

Mut und Durchsetzungsfähigkeit

Die positive Seite der Wut ist Mut und Durchsetzungsfähigkeit. Im chinesischen Alltagssprachgebrauch sagt man, dass ein mutiger Mensch eine große Gallenblase (das mit der Leber verbundene Organ) hat und ein ängstlicher Mensch eine kleine. Mut zu haben bedeutet nicht, dass wir Heldentaten vollbringen müssen. Er zeigt sich im Alltag in unserer Widerstandsfähigkeit gegenüber Leiden und Herausforderungen und in unserem Mut, wir selbst zu sein, uns auszudrücken und entschlossen in der Welt zu handeln. Wir kultivieren dies im *Qigong*, indem wir eine starke Grundlage aufbauen und durch Bewegungen wie den Bogenschützen und das Schlagen in der Baduanjin-Form und insbesondere durch die Tigerübung in den fünf Tierübungen einen (nicht aggressiven) Kriegergeist entwickeln.

Das Selbstvertrauen, sich authentisch und präzise auszudrücken, wird als Durchsetzungsfähigkeit bezeichnet – der Mittelweg zwischen Aggression und Schüchternheit. Wenn das Leber-Qi im Überschuss vorhanden ist, neigen wir dazu, aggressiv zu sein und andere Menschen zu verletzen; wenn es mangelhaft ist, fehlt uns der Mut, uns gegen Übergriffe zu wehren, obwohl dies manchmal in Aggression und Wut umschlagen kann, wenn wir unsere Grenze erreichen. Das Üben von Durchsetzungsfähigkeit lehrt uns, unsere Gefühle zu erkennen und schon früh im Prozess sichere Wege zu finden, sie auszudrücken. Das kann manchmal bedeuten, dass wir Wut ausdrücken müssen, aber wir haben sie unter Kontrolle und sind nicht hilflos ihrer Macht ausgeliefert.

Video 30: Baduanjin 7: Fäuste ballen und wild starren

Die Leber steht in der Fünf-Phasen-Theorie in Resonanz mit den Augen, und wenn wir den Tigergeist kultivieren, halten wir sie weit geöffnet. Einige chinesische Bücher raten zu einem wilden Blick, aber vielleicht reicht ein selbstbewusster Blick (oder ein Paddington-Blick für diejenigen, die die wunderbaren Filme kennen) aus, solange unser Qi nach außen in die Welt gerichtet ist. Dies steht im Gegensatz zu anderen, eher inneren *Qigong*-Formen, bei denen die Augen geschlossen sind und unser Blick nach innen gerichtet ist.

Ein Wort der Vorsicht

Es ist zwar verlockend, *Qigong* und Meditation als Allheilmittel für alle Übel dieser Welt zu empfehlen, doch für Menschen mit tiefgreifenden Blockaden, die sich in Form von Depressionen oder posttraumatischen Belastungsstörungen äußern, ist dies möglicherweise nicht geeignet.

Im *Qigong* gibt es immer eine interozeptive Komponente, und für Menschen, die bereits übermäßig nach innen gerichtet sind, kann dies die Situation verschlimmern und/oder starke Reaktionen auslösen. Wenn diese Reaktionen beherrschbar sind – z. B. Weinen, Lachen oder Stöhnen –, können sie eine Befreiung und sogar die Auflösung langjähriger Traumata bewirken. Dies kann jedoch nur eine vorübergehende Katharsis (seelische Reinigung) sein oder sogar überwältigend wirken. In diesem Fall sind äußere Praktiken besser – zumindest anfangs. Dazu gehören Sport, Kampfsport, Laufen, Tanzen, Musik, Kreativität und Selbstausdruck.

Ebenso kann es kontraproduktiv sein, uns zu zwingen, zu üben, wenn wir uns dabei wirklich unwohl fühlen. Ich habe viele Akupunkteure kennengelernt, die während ihrer Ausbildung gezwungen wurden, unbequeme lange Stehhaltungen einzunehmen, und dann ihr Leben lang *Qigong* gemieden haben.

Freude und das Herz

Freude steht in Verbindung mit dem Herzen, und es mag seltsam erscheinen, dass sie im *Inneren Klassiker des Gelben Kaisers* sowohl als schädlich als auch als nützlich eingestuft wird. Der Schaden, auf den hier Bezug genommen wird, kommt jedoch nicht von der friedlichen, nährenden Art der Freude – etwas Tiefem und Innerem, einer reichen Form der Zufriedenheit, die uns entspannt, unseren Geist beruhigt und einen freien und leichten Fluss fördert. Sie kommt auch nicht von der periodischen Hochstimmung und Aufregung, die unser Leben bunter machen. Vielmehr ist es das Streben nach immer mehr davon, die Vorfreude darauf und das Verlangen danach, die schädlich sein können. Sie kann ruhigere Freuden überlagern und das normale Leben langweilig und fade oder sogar zutiefst unangenehm erscheinen lassen. Wir beginnen, sie zu brauchen und stellen fest, dass die Zeit ohne sie zu etwas wird, das wir nur überstehen müssen, bis das nächste aufregende Ereignis kommt. Dies kann den *Shen* stören und zu vielen Arten von selbstverletzendem, risikofreudigem Verhalten führen, von Drogenmissbrauch, Alkohol, Glücksspiel und Essstörungen bis hin zu riskantem Sex, gefährlichem Fahren und Gewalt.

»Wenn man fröhlich ist, entspannt sich das Qi … das Qi ist in Harmonie und der Geist ungehindert.«

The Yellow Emperor's Inner Classic, 2. Jahrhundert v. Chr.– 1. Jahrhundert n. Chr.[130]

»Freude schadet dem Herzen.«

The Yellow Emperor's Inner Classic, 2. Jahrhundert v. Chr.– 1. Jahrhundert n. Chr.[131]

Im *Qigong* gibt es eine Übung, bei der das Verweilen im gegenwärtigen Moment im Vordergrund steht. Dies öffnet die Tür zu einfacheren Formen des Genusses, zu mehr Freude und Zufriedenheit in der Natur, in der Familie, in Freundschaften, in der Kreativität, in der Kunst und in den Früchten eines gelebten Lebens.

Das Herz und Shen

Wie wir gesehen haben, ist *Shen* ein weit gefasster Begriff, der unsere Emotionen, mentalen Aktivitäten, unser Bewusstsein, unseren Schlaf und unser Gedächtnis umfasst. Nach dem *Inneren Klassiker des Gelben Kaisers* »beherbergt« das Herz den *Shen*, und wenn das Herz eine gesunde Bleibe bietet, ist es stabil und ruhig. Unsere Emotionen fließen frei, aber nicht chaotisch, und unser Grundzustand ist von Freundlichkeit und Offenheit gegenüber der Welt geprägt.

»Lebe so, dass du unbeschwert bist, in Harmonie mit der Welt und voller Freude. Teile Tag und Nacht den Frühling mit allen Dingen und erschaffe so die Jahreszeiten in deinem eigenen Herzen. Das nennt man vollkommene Harmonie.«

Zhuangzi, 4. Jahrhundert v. Chr.[132]

Das Herz gehört zum Feuer, dessen Natur es ist, leicht zu entflammen. Wenn es so aufgewühlt ist, wird der *Shen* instabil und entwurzelt, und wir können unter Unruhe, Erregung, Nervosität, Angst und Sorgen leiden. Diese Emotionen können das physische Herz und seine Gefäße schädigen und zu Herzerkrankungen beitragen. Und wenn wir von ihnen überwältigt sind, sind unser Denken und unser Urteilsvermögen beeinträchtigt, und wir neigen eher dazu, schlechte Entscheidungen zu treffen, was zu noch mehr Stress führt.

Die Beziehung des Herzens zu Emotionen wird den meisten von uns nicht fremd erscheinen. Obwohl uns die Wissenschaft sagt, dass alle Gefühle – und das Bewusstsein selbst – aus dem Gehirn kommen, sagt uns unsere Sprache etwas anderes. Wir sind nicht warmherzig oder gebrochen, sondern warm, gebrochen, offen, ganz und kaltherzig. Aber die chinesische Tradition beweist ihre Fähigkeit, gegensätzliche Theorien gleichzeitig zu vertreten (da beide je nach Umständen und Kontext richtig sein können): Während der *Innere Klassiker des Gelben Kaisers* das Gehirn zum sekundären Organ degradiert, lehrt die daoistische Tradition,

»Der Weise betrachtet seinen Körper wie ein Land: Das Herz ist der Herrscher, und das Jing [die Essenz] und das Qi sind die Bürger. Wenn das Herz seine überlegene Position nicht missbraucht, wenn es zentriert bleibt und sich auf das Wesentliche konzentriert, wird das Jing gedeihen und das Qi wird stabil sein, schädliche Eindringlinge werden immer bekämpft werden, das Dantian wird voller Schätze sein und jeder Teil des Körpers wird leicht und friedlich sein.«

Li Yuheng, 1570[133]

dass der *Shen* im Gehirn residiert, und bietet eine Vielzahl von Praktiken an, die darauf abzielen, es zu nähren.

Zum Zeitpunkt der Erstellung dieses Artikels sind Angstzustände, Depressionen und andere Formen von Stress allgegenwärtig – insbesondere unter jungen Menschen. Sie haben während der Covid-Lockdowns besonders gelitten, in einem Alter, in dem das Knüpfen von Beziehungen und das Entdecken der Welt einen wichtigen Teil der persönlichen Entwicklung ausmachen. Ihr Selbstvertrauen und Selbstwertgefühl können auch durch die Schattenseiten der sozialen Medien beeinträchtigt sein, und sie sind die erste Generation, die in ihrem Leben mit der Bedrohung durch Klima- und Umweltkatastrophen konfrontiert ist. Diese Epidemie der psychischen Erkrankungen wird durch den Verlust natürlicher Bewegung aus unserem Alltag, unsere Entfremdung von der Natur und den immer höheren Konsum von stark verarbeiteten Lebensmitteln weiter verschärft. Diese stören die gesunde Darmflora, die bekanntermaßen eine regulierende Wirkung auf unseren emotionalen und psychischen Zustand hat.

Den *Shen* als Reaktion darauf zu kultivieren bedeutet nicht, dass wir unsere Augen vor diesen Herausforderungen und Bedrohungen verschließen – so verlockend das auch sein mag. Es bedeutet, dass wir versuchen, Widerstandsfähigkeit aufzubauen, damit wir ihnen begegnen können, ohne in Angst, Trauer und Ohnmacht zu versinken. Gleichzeitig können wir Freude aktiv kultivieren, durch Intimität und Freundschaft, Musik, Natur, Kunst, Kreativität und das Leben des Körpers.

Das Herz kühlen und beruhigen

Das Beruhigen und Kühlen des Herzens ist eine der wichtigsten Aufgaben der Selbstkultivierung. Als *Qigong*-Lehrer höre ich vor allem von Anfängern, dass sie sich nach dem Unterricht ruhiger fühlen. Das kommt davon, dass man die Brust entspannt und leert, in den *Dantian* statt in den oberen Teil der Lunge atmet, das Qi senkt und die Wurzeln fest im Boden verankert, indem man das Gewicht nach unten in die Erde sinken lässt. Wir tauchen in den gegenwärtigen Moment ein, frei von Gedanken und Ängsten über Vergangenheit und Zukunft. Dadurch kann das aufgewühlte Herzfeuer in die kühlende Umarmung des Nierenwassers sinken und so zur Wiederherstellung der Yin-Yang-Harmonie beitragen.

Das Herz öffnen

Sofern sie nicht beschädigt ist, besitzen alle Menschen eine angeborene Güte, unabhängig von religiösen Überzeugungen. Wenn wir in unserer Praxis uns selbst treuer werden, kommt diese Güte zum Vorschein. Ohne Mitgefühl, insbesondere ohne Mitgefühl in der Tat, kann die persönliche Entwicklung leicht egozentrisch werden. Buddhisten geben die Früchte ihrer Meditation bewusst an die Welt weiter (das sogenannte »Vergeben von Verdiensten«), was uns als Vorbild für unsere *Qigong*-Praxis dienen kann.

Wenn wir uns leicht und anmutig bewegen, ganz in unseren Atem vertieft sind und vielleicht eine Verbindung zur Natur spüren, können wir Gefühle des Wohlbefindens, der Energie, der Freude und der Dankbarkeit erleben. Und wenn die Übung beendet ist, können wir uns einen Moment Zeit nehmen, um dasselbe für Freunde, Familie, Fremde und sogar – wie es in der buddhistischen Meditation der liebenden Güte praktiziert wird – für alle fühlenden Wesen zu wünschen. Noch wichtiger ist, dass wir dies in unser reales Leben übertragen können, um anderen Gutes zu tun.

Traurigkeit und Trauer

Trauer ist unvermeidlich. Es ist unmöglich, ohne den Verlust von Menschen, Orten und Dingen, die wir lieben, zu leben. Mit zunehmendem Alter müssen wir uns sogar davon trennen, unsere Lebenskraft, unsere Fähigkeiten und letztendlich sogar unser Leben. Trauer angemessen zu erleben und zu durchleben ist nicht schädlich, sondern ein notwendiger Teil der Lebenserfahrung, der uns dabei hilft, Weisheit und Empathie zu entwickeln.

Trauer wird jedoch schädlich, wenn ein Verlust so tiefgreifend ist, dass er kaum zu ertragen ist, wenn Trauer über ihre angemessene Dauer hinaus aufrechterhalten wird oder wenn das Leben eines Menschen über viele Jahre hinweg von tiefer Traurigkeit geprägt ist, sodass sie zu einem Teil seiner Persönlichkeit wird. Trauer kann dazu führen, dass die Energie sinkt und abfließt, der Rücken einknickt und sich die Brust zusammenzieht. Daher wird gesagt, dass sie die Lunge und das Qi schädigt. Ebenso kann eine dauerhaft eingefallene und verschlossene Brust zu einer traurigen und düsteren Lebenseinstellung führen.

»Trauer schadet der Lunge.«

Zhang Zhicong, 17. Jahrhundert n. Chr.[134]

Der Umgang mit tiefsitzender Traurigkeit und Trauer ist schwierig, und es wäre naiv zu behaupten, dass *Qigong* diese Probleme auf magische Weise lösen kann. Die tägliche Einnahme einer starken und selbstbewussten Körperhaltung mit aufrechter Wirbelsäule, geöffnetem Oberkörper und entspannter Brust kann jedoch langsam unsere Selbstwahrnehmung verändern und ein Fenster für Veränderungen öffnen. Und für diejenigen, die ihre Trauer verschlossen haben, kann *Qigong* manchmal die Tore öffnen und es ermöglichen, sie freier zu fühlen und auszudrücken.

»Mäßiges Klagen ist das Recht der Toten, übermäßige Trauer ist der Feind der Lebenden.«

William Shakespeare, *Ende gut alles gut*

Angst und Schrecken

Angst wird durch vergangene, gegenwärtige oder zukünftige Bedrohungen verursacht, wie z. B. anhaltende körperliche, seelische oder sexuelle Misshandlung, Leben unter sozialen, politischen oder wirtschaftlichen Unterdrückungsverhältnissen oder das Überleben inmitten von Hungersnöten oder Konflikten. Sie kann im Herzen der Familie zu finden sein, wo Kinder in Angst vor ihren Eltern, einem Erwachsenen ihres Partners oder einem Elternteil ihres Kindes leben. Sie kann in Schulen, Institutionen oder am Arbeitsplatz auftreten – überall dort, wo die Mächtigen die Schwachen schikanieren und unterdrücken können. Angst kann den Geist zermürben, zu Depressionen und Krankheiten führen und wie Sorgen und Ängste so tief sitzen, dass wir sie kaum noch wahrnehmen. Ihre Auswirkungen können für Kinder besonders schädlich sein.

»Wenn man Angst hat, hat das Herz nichts, woran es sich festhalten kann, der Geist hat keinen Ort, an den er zurückkehren kann, und die Gedanken kommen nicht zur Ruhe. Daher ist das Qi in Unordnung.«

The Yellow Emperor's Inner Classic, 2. Jahrhundert v. Chr.– 1. Jahrhundert n. Chr.[135]

Während Kinder sich entwickeln, müssen sie sich »ausbreiten« – sowohl körperlich, indem sie wachsen, als auch emotional, indem sie sich behaupten dürfen. Sie müssen sehen, dass diese wachsende Stärke anerkannt und geschätzt wird, auch wenn sie manchmal gemildert werden muss. Wenn sie jedoch ständig kritisiert, erniedrigt, gemobbt oder bestraft werden – insbesondere von den Menschen, die ihnen am nächsten stehen –, ist das wie eine wachsende Pflanze, die immer wieder abgeschnitten wird. Das Ergebnis kann ein ängstlicher, unentschlossener und unsicherer Erwachsener sein. Wenn der natürliche Ausdruck des Leber- und Gallenblasen-Qi auf diese Weise gehemmt wurde, kann es sein, dass einer Person Mut fehlt und sie nicht in der Lage ist, Wut auszudrücken – oder sogar zu empfinden.

Im Allgemeinen gilt: Je früher im Leben ein Muster geprägt wird, desto schwieriger ist es, es zu ändern, und das trifft hier besonders zu. Eine hilfreiche Methode kann sein, den Kampfgeist durch Kampfsport und *Qigong* zu fördern – insbesondere durch dynamischere und selbstbewusstere Übungen.

Angst ist die Emotion, die mit den Nieren in Verbindung gebracht wird, die auch den unteren Rücken und die Beine beherrschen. In den inneren Künsten gibt es ein Sprichwort: »Der Unterkörper wie ein Berg, der Oberkörper wie eine Wolke«. Ein verwurzelter und starker Unterkörper kann eine sicherere Basis schaffen und uns helfen, auf die Stabilität und Beweglichkeit unsrer Beine und Füße zu vertrauen.

Dies kann sich auf unser Selbstbewusstsein auswirken und dabei helfen, Ängste zu bekämpfen.

Schreck bedeutet einen plötzlichen, akuten Schock. Es kann sich um etwas handeln, das man gesehen oder persönlich erlebt hat – Unfälle, Gewalttaten, Krieg, Terrorismus, Naturkatastrophen usw. Sowohl bei Kindern als auch bei Erwachsenen kann dies zu einer posttraumatischen Belastungsstörung (PTBS) mit Symptomen wie extremer Angst und Unruhe, Albträumen, Schlafstörungen, Depressionen und Angst, die Sicherheit des Zuhauses zu verlassen, führen.

Im Gegensatz zu den Auswirkungen langjähriger Ängste auf Kinder, die bis zum Erreichen des Erwachsenenalters so tief verwurzelt sind, dass sie nur sehr schwer zu ändern sind, lässt sich PTBS möglicherweise besser behandeln. *Qigong*, *Tai Chi* und Meditation haben sich alle als wirksam bei der Linderung der Symptome erwiesen.

Die Chinesische Medizin hat bereits vor vielen Jahrhunderten sowohl die chronischen als auch die akuten Auswirkungen von Angst und Schrecken erkannt und beschrieben. Sie beobachtete, dass nicht jeder, der ein identisches oder ähnliches Trauma erlebt hatte, auch die gleichen Nachwirkungen zeigte. Einige wurden durch Unsicherheit und Angst gelähmt, während andere kaum Symptome von Stress zeigten. Die emotionale Widerstandsfähigkeit, die es manchen Menschen ermöglicht, »unbeschadet durch Feuer zu gehen«, beruht auf einer starken Konstitution und einer emotional gesunden Kindheit, kann jedoch auch durch Selbstkultivierung in unterschiedlichem Maße gestärkt werden.

Sorgen und Ängste

»Befürchtungen und Ängste, Sorgen und Bedenken verletzen den Geist.«

The Yellow Emperor's Inner Classic, 2. Jahrhundert v. Chr.– 1. Jahrhundert n. Chr.[136]

Sorgen haben einen nützlichen evolutionären Zweck erfüllt, indem sie uns dabei halfen, Schwierigkeiten und Gefahren vorauszusehen und Strategien zu deren Bewältigung zu entwickeln. Solange sie unter unserer Kontrolle bleiben, helfen uns angemessene Sorgen dabei, potenzielle Herausforderungen effektiver und sicherer zu bewältigen. Wir antizipieren, proben, reagieren effektiv und legen die Sorgen dann beiseite.

Sorgen werden jedoch schädlich, wenn sie übermäßig sind und wir uns nicht aus ihrem Griff befreien können. Dies kann auf echte äußere Herausforderungen zurückzuführen sein, beispielsweise Armut, die unsere Fähigkeit gefährdet, uns und unsere Familie zu ernähren und zu versorgen, oder beunruhigende Nachrichten über den Klimawandel und die Umweltzerstörung. Oder es handelt sich um fruchtlose, unproduktive Sorgen, beispielsweise wenn wir ständig Schwierigkeiten oder Gefahren für uns selbst oder andere erwarten und uns über Dinge sorgen, die wir weder beeinflussen noch verhindern können.

Wir machen uns vielleicht Gedanken über die Meinung anderer, darüber, dass wir zu spät kommen, über unser Aussehen, unsere Kleidung oder unsere Figur. Wir sorgen uns vielleicht über Misserfolge, darüber, dass wir für inkompetent oder dumm gehalten werden, über Keime, Schmutz, tödliche Krankheiten und so weiter – bis diese Sorgen zur Gewohnheit werden. Sie können zu einem allgegenwärtigen Hintergrundrauschen werden, das uns so vertraut ist, dass wir uns gar nicht bewusst sind, wie sehr es uns beeinflusst und unsere Lebensqualität beeinträchtigt.

Wenn Sorgen und Ängste chronisch werden, rauben sie uns unsere Lebenskraft und beeinträchtigen unsere Fähigkeit, effektiv mit der Welt umzugehen, da ein Großteil unserer Energie und Zeit von ihnen in Anspruch genommen wird und unser klares Urteilsvermögen beeinträchtigt wird. Sie können einen ruhigen Schlaf stören, unseren Appetit und unsere Verdauung beeinträchtigen, eine Vielzahl von Symptomen hervorrufen und das Krankheitsrisiko erhöhen. Beispielsweise haben Patienten mit Herzangst ein doppelt so hohes Risiko, vorzeitig zu sterben, als Patienten ohne solche Erkrankungen.[138]

»Sorgen und Trauer verursachen Krankheiten … wenn du über etwas nachdenkst und es nicht loslassen kannst, bist du innerlich verzweifelt und äußerlich schwach.«

Nei Ye (Inward Training)
4. Jahrhundert v. Chr.[137]

Während Trauer sich auf die Vergangenheit konzentriert, fixieren sich Sorgen und Ängste auf das, was in der Zukunft passieren könnte. Was ihnen gemeinsam ist, ist, dass uns die Einfachheit des gegenwärtigen Moments – in dem wir wirkliche lebendig sind – verloren geht. Wie bei allen emotionalen Turbulenzen besteht eine Möglichkeit darin, uns darin zu üben, mehr Zeit im Hier und Jetzt zu verbringen und dadurch etwas Befreiung zu erlangen. Durch achtsame Bewegung und vor allem durch achtsames Stehen können wir unsere Sorgen und Ängste langsam klarer erkennen und etwas Kontrolle über sie gewinnen. Wie bei allen tiefsitzenden emotionalen Mustern kann jedoch die Hilfe anderer notwendig sein, um echte Fortschritte zu erzielen.

»Die Lebenskraft aller Menschen kommt unweigerlich aus ihrem Seelenfrieden. Wenn du ängstlich bist, verlierst du diesen Leitfaden.«

Nei Ye (Inward Training),
4. Jahrhundert v. Chr.[139]

Überdenken (oder Overthinking)

Wir sind denkende Wesen. Das Denken ist eine Quelle einiger unserer größten Freuden und Errungenschaften, aber wie jeder Aspekt unseres Lebens muss auch das Denken in Balance gehalten werden. Es gibt zwei Möglichkeiten, wie es außer Kontrolle geraten und Schaden anrichten kann.

»Wenn man nachdenklich ist, dann verklumpt das Qi.«

The Yellow Emperor's Inner Classic,
2. Jahrhundert v. Chr.–
1. Jahrhundert n. Chr.[140]

Das erste ist, wenn wir so sehr in endlosen Gedanken versunken sind, dass wir nicht in der Lage sind, im gegenwärtigen Moment zu leben. Diese Gedanken sind nicht klar und fokussiert, sodass sie zu mehr Wissen oder kreativen Handlungen führen, sondern sie sind fruchtlos, »gedankenlos« und verschwenden unsere Zeit und Energie und hindern uns daran, voll und ganz in der Welt präsent zu sein. In buddhistischen Lehren wird dies als »Affenverstand« bezeichnet – wie ein plappernder Affe springt man von einem Gedanken zum nächsten, wie er von Baum zu Baum springt, beißt in eine Frucht und lässt sie fallen, um nach einer anderen zu suchen.

Durch die Übung der Körper- und Atemkonzentration im *Qigong* können wir uns langsam unserer Gedankenwanderschaft bewusster werden und die wohltuende Freude erleben, ganz im Moment zu sein. Allerdings ist unser Geist so widerspenstig, dass es viel Übung und Geduld erfordert, ihn zu zähmen.

Der zweite Schaden entsteht, wenn intensive geistige Aktivität – z. B. Lernen, andere geistige Arbeit oder zwanghaftes Grübeln – nicht durch einen gelebten und aktiven Körper ausgeglichen wird. Die Milz beherbergt das *Yi*, also den Denkprozess, und steuert außerdem die Muskeln und die vier Gliedmaßen. Wenn wir viel lernen oder einen sitzenden Beruf ausüben, der lange Stunden geistiger Aktivität erfordert, müssen wir dies durch körperliche Arbeit und Bewegung ausgleichen, die den Körper beanspruchen. Dadurch werden wir stärker und beweglicher, unser Appetit und unsere Verdauung verbessern sich und unsere Fähigkeit, mit einem klaren und scharfen Verstand wieder konzentriert zu denken, wird gesteigert.

Stress

Neben den klassischen sieben Emotionen gibt es weitere, die wir als schädlich für unsere Gesundheit und unser Wohlbefinden erkennen können, beispielsweise Stress, Depression, Gier, Eifersucht, Ungeduld, Hass und Selbsthass.

Stress – manchmal auch als moderne Krankheit bezeichnet – ist eine Mischung aus Frustration, Angst, Sorge, Furcht und übermäßigem Nachdenken.

Der Daoismus lehrt die Überlegenheit der Sanftheit gegenüber der Stärke und die Tugend des Nicht-Handelns (*wuwei*). Auf praktischer Ebene bedeutet dies, dass wir danach streben, alles, was wir tun, mit einer entspannten Leichtigkeit zu tun. Wir beobachten aufmerksam, erkennen, was notwendig ist, handeln im richtigen Moment, sodass möglichst wenig Eingriffe erforderlich sind, und haben die Weisheit zu erkennen, wann der Wunsch zu handeln geduldig zurückgestellt werden muss, weil der Zeitpunkt ungünstig ist.

»Frieden ist leicht zu bewahren; Schwierigkeiten lassen sich leicht überwinden, bevor sie entstehen. Das Zerbrechliche zerbricht leicht … Erledige die Dinge, bevor sie geschehen. Bringe die Dinge in Ordnung bevor Verwirrung entsteht.«

Daodejing, 4. Jahrhundert v. Chr.[141]

Stress hingegen kann dazu führen, dass wir unangemessen auf Situationen reagieren, mit schlechtem Urteilsvermögen und im falschen Moment eingreifen und mit harter Hand eingreifen Hand und mit der falschen Menge und Qualität an Energie in das, was wir tun. Dadurch können wir eine Situation verschlimmern, was dann in einem schmerzhaften Teufelskreis zu noch mehr Stress führt.

Chronischer Stress kann praktisch jedes Körpersystem schädigen und sich wie alle Emotionen, die Teil unserer Seele werden, so tief in uns festsetzen, dass wir ihn nicht mehr wahrnehmen. Deshalb sollten wir versuchen, auf das Feedback von Menschen zu hören, die uns gut kennen. Wenn wir uns selbst als angespannt, ängstlich, unglücklich usw. beschreiben hören, sollten wir darauf achten. Ein englisches Sprichwort sagt: »Schreibe den Rat derer auf, die dich lieben, auch wenn er dir im Moment nicht gefällt.«

»Das kühle Auge erkennt den Charakter eines Menschen. Das kühle Ohr hört die Absicht in seinen Worten. Kühle Emotionen ergründen die Gefühle anderer. Der kühle Geist durchdringt alles. Menschen neigen dazu, leicht erregbar zu sein. Bei der Erledigung von Angelegenheiten muss man die Situation umfassend und ruhig beobachten.«

Vegetable Root Discourses (Caigentan), 16. Jahrhundert n. Chr.[142]

Was *Qigong* betrifft, so können wir durch die Kultivierung des gegenwärtigen Augenblicks, langsames und tiefes Atmen und das Lösen von Verspannungen im Körper und Geist unser Nervensystem langsam dazu anregen, Stress loszulassen.

»Wie du etwas tust, ist wie du alles tust.«

Anonym

Körperhaltung und Emotionen

Wie wir oben gesehen haben, können Traurigkeit und Depressionen dazu führen, dass der Körper zusammenfällt und die Brust einsinkt, wodurch die Lungen zusammengedrückt werden und unsere Fähigkeit, gut zu atmen, eingeschränkt wird. Und da die Atmung eine unserer Hauptquellen für Qi im Körper ist, schwächt sich unser Körper und unsere Energie entweicht.

Video 31: Baduanjin 2 – Den Bogen spannen

Das Gleiche gilt in unterschiedlichem Maße auch für die anderen Emotionen – sie alle wirken sich auf den Körper aus, von der schützenden Kontraktion bei Angst oder Schüchternheit bis hin zum vorgewölbten Kinn und der nach vorne aggressiven Haltung bei Wut.

Es ist daher nicht verwunderlich, dass das Gegenteil auch zutrifft: Wie wir uns halten, kann sich auf unseren emotionalen Zustand auswirken.

»Dann ahme die Bewegung des Tigers nach; spanne deine Sehnen an, rufe dein Blut herbei.«

William Shakespeare, Heinrich V.

Wenn wir beim stehenden *Qigong* den ganzen Körper öffnen, die Haltung und Konzentration des Bogenschützen in der Baduanjin-Form einnehmen oder den mutigen Tiger, den kraftvollen Bären oder den verspielten Affen in der Fünf-Tiere-Übung verkörpern, ist es schwer, sich ängstlich, verunsichert oder anderweitig beeinträchtigt zu fühlen. Und wenn wir dabei sanft durch Körper und Geist loslassen, können sogar Wut und Frustration nachlassen.

Während subjektive Erfahrungen die Vorteile der heute als »Power-Posen« bezeichneten Körperhaltungen bestätigen, deuten Forschungsergebnisse darauf hin, dass negative Körperhaltungen einen noch größeren Einfluss auf uns haben. Das Einnehmen offener und ausgerichteter Körperhaltungen wird uns hoffentlich unsere bisher unbewussten Verspannungen und Hängeköpfe bewusster machen.

Video 32: Tiger-Übung

Unabhängig davon, in welcher emotionalen Verfassung wir uns vor Beginn unserer täglichen Übungen befinden, fühlen wir uns am Ende fast immer besser. Und mit jedem Tag, jeder Woche und jedem Monat wird uns unsere selbstbewusste Körperhaltung helfen, widerstandsfähiger gegenüber den Höhen und Tiefen des Lebens zu werden.

Lächeln

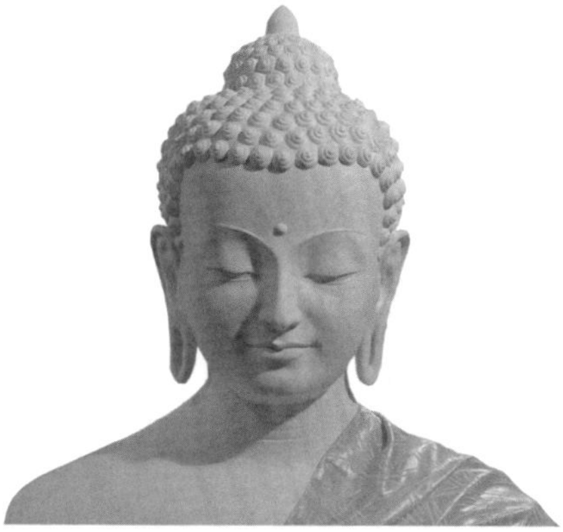

Eine einfache Übung, die unseren körperlichen und geistigen Zustand verändern kann, ist das Lächeln. Wir können dies tun, wenn wir stehendes *Qigong* oder Meditation praktizieren – inspiriert von dem ruhigen, inneren Lächeln, das auf dem Gesicht der Buddha-Figuren in Skulpturen und Gemälden zu sehen ist. Wir können auch bewusst ein entspanntes Lächeln üben (anstatt Grimassen zu schneiden) während des körperlich anstrengendem Trainings. Lächeln löst eine Rückkopplungsschleife aus. Wir lächeln, wenn wir glücklich, amüsiert oder freundlich gestimmt sind, und das Lächeln verbindet uns wiederum mit diesen Gefühlen. Es hat sich gezeigt, dass Lächeln auf diese Weise Stress und Depressionen entgegenwirkt und die Produktion von Glückshormonen wie Dopamin, Endorphinen und Serotonin anregt.[143]

Es gibt eine *Qigong*-Übung, die »die Organe anlächeln« genannt wird. Wir lassen unseren Geist durch den Körper wandern und verbinden uns mit dem Gehirn, dem Herzen, der Lunge, dem Magen, dem Darm, der Leber, der Gallenblase, der Milz und so weiter. Und wir lächeln sie an, in Dankbarkeit dafür, dass sie uns unermüdlich und demütig am Leben erhalten. Und wenn wir wissen, dass eines dieser Organe krank ist oder nicht richtig funktioniert, ist das ein Grund mehr, es mit Wohlwollen anzunehmen, anstatt sich aus Angst davor zurückzuziehen.

»Manchmal ist deine Freude die Quelle deines Lächelns, aber manchmal kann dein Lächeln die Quelle deiner Freude sein.«

Thich Nhat Ha, vietnamesischer Zen-Buddhist

Lachen als Medizin

Lachen ist gut. Es tut uns auch gut, deshalb sollten wir jede Gelegenheit zum Lachen begrüßen, besonders wenn unser Leben (oder unsere *Qigong*-Praxis) etwas ernst ist.

»Lachen macht dich zehn Jahre jünger, Kummer lässt deine Haare grau werden.«

Chinesisches Sprichwort

Lachen entspannt unsere Blutgefäße, sodass Qi und Blut freier fließen können, und stimuliert wie tiefes Atmen das Zwerchfell, was wiederum den Vagusnerv anregt, uns in einen entspannten parasympathischen Zustand zu versetzen. Lachen senkt den Blutdruck und reduziert Stresshormone, und Menschen, die regelmäßig lachen, scheinen seltener an Herzerkrankungen zu leiden. Es verbessert auch die Chancen auf eine Schwangerschaft – vermutlich durch die Erhöhung der Durchblutung der Gebärmuttergefäße –, was ein Grund dafür sein könnte, warum Humor ganz oben auf der Liste der wünschenswerten Eigenschaften eines Partners steht.

Wie können wir also mehr lachen? Verbringen wir Zeit mit Freunden, spielen wir mit Kindern, schauen wir Comedy-Shows, Filme und Fernsehsendungen. Mir persönlich passiert es hin und wieder, dass mir während meiner *Qigong*-Übungen plötzlich ein Gedanke oder ein Ereignis absurd komisch vorkommt und ich aus tiefstem Herzen in schallendes Gelächter ausbreche.

Schlaf

»Das Geheimnis guter Gesundheit liegt in einem guten und erholsamen Schlaf. Wer gut schläft, tankt neue Energie, revitalisiert sein inneres System und stärkt seine Muskeln … Ist Schlaf nicht das unfehlbare Wundermittel, das nicht nur eine Krankheit heilt, sondern hundert, ein Heilmittel das tausend Leben rettet?«

Li Liweng, 1611–1679 [144]

Schlaf – wenn wir gut schlafen – ist ein nächtliches Wunder, das wir als selbstverständlich ansehen, wenn wir es genießen, und nach dem wir uns sehnen, wenn wir es nicht haben. Wir legen uns hin, geistig und körperlich erschöpft, losgelöst von der Arbeit und den Problemen des Tages, und – Aufwachen in einen neuen Morgen – wir fühlen uns erholt und gestärkt, unser Geist und Körper sind wie neu aufgeladen, unsere Sorgen und Ängste sind gelindert und abgeklungen. Der erholsame Schlaf nimmt etwa ein Drittel unseres Lebens ein und ist für unsere Gesundheit und unser Wohlbefinden von entscheidender Bedeutung.

Wenn wir jedoch schlecht oder zu wenig schlafen, insbesondere wenn dies chronisch ist, beginnen wir den neuen Tag erschöpft und unausgeruht. Wir funktionieren schlecht, unsere Vitalität, Gesundheit und unser Immunsystem sind geschwächt, und es gibt eindeutige Hinweise darauf, dass wir bei anhaltendem Schlafmangel sogar früher sterben.

»Schlaf, der die zerrissene Hülle der Sogen wieder zusammenfügt, der Tod des Tages, das Bad nach harter Arbeit, Balsam für die verwundete Seelen, die große Natur zweite Kraft, Hauptnährer im Fest des Lebens.«

William Shakespeare, *Macbeth*

Wir alle, egal in welchem Alter, können unter Schlafproblemen leiden, und dafür gibt es viele Ursachen, wobei Stress zu den häufigsten zählt. Die Ergebnisse der britischen Schlafstudie zeigten jedoch, dass die beiden Gruppen, die am stärksten von Schlafstörungen betroffen sind, Frauen (insbesondere nach der Menopause) und ältere Menschen. In der chinesischen Medizin wird dies auf einen Mangel an Blut und Yin zurückgeführt, die den *Shen* beherbergen und stabilisieren, wodurch es unruhig und instabil wird. Die Praxis des ruhigen *Qigong* kann helfen, indem sie den Geist beruhigt und Yin und *Jing* nährt.

Wenn Stress und Stagnation die Ursache sind, haben Bewegung und Sport (einschließlich *Qigong* und *Tai Chi*) nachweislich die Schlafqualität verbessert. Als allgemeine Richtlinie gilt jedoch, dass in den Stunden vor dem Schlafengehen ruhige innere Übungen vorzuziehen sind.

Unser Einfluss auf andere

Wir senden ständig subtile Botschaften an andere aus und empfangen sie auch. Der Psychiater Stephen Porges sagt, dass dies die evolutionär fortgeschrittenste Form des Überlebens unserer Spezies ist.

Die primitivste Reaktion ist das Erstarren (»sich tot stellen«). Einige Reptilien und Tiere zeigen dies, wenn sie sich bedroht fühlen, und es schlummert noch tief in uns. Angesichts einer Gefahr erstarren manche von uns einfach. Dies kann eine tödliche Reaktion sein, wenn Kampf oder Flucht die bessere Überlebensoption wäre, aber ein notwendiges Übel, wenn dies nicht möglich ist. Porges versichert seinen (meist) weiblichen Klienten, die sexuelle Übergriffe erlebt haben und in den Erstarrungsmodus verfallen sind, dass sie die beste und einzige Option gewählt haben, die ihnen zur Verfügung stand, und dass sie sich nicht schämen müssen.

Weiter entlang der Evolutionslinie steht die Reaktion des sympathischen Nervensystems auf Bedrohungen. Diese bereitet den Körper auf Kampf oder Flucht vor. Das Blut fließt zu den Muskeln und weg von nicht lebenswichtigen Funktionen wie der Verdauung. Wir atmen schneller, unsere Pupillen weiten sich, um die Sicht zu schärfen, und unser Herzschlag beschleunigt sich. All dies stellt hohe Anforderungen an den Körper und ist zwar für die Selbstverteidigung unerlässlich, kann aber nicht lange aufrechterhalten werden, ohne Schaden anzurichten.

Die höchste Evolutionsstufe der gegenseitigen Verteidigung sind die meist unbewussten Botschaften, die wir ständig senden und empfangen und die dazu dienen, uns gegenseitig zu versichern, dass wir in Sicherheit sind. Dazu gehören unsere Körperhaltung und Mimik, der Tonfall und Rhythmus unserer Stimme, die Worte, die wir sprechen, und unsere Fähigkeit zuzuhören. Im Gegensatz zu einem Vogel, der ständig auf der Hut vor Gefahren ist, können wir uns auch in großen Gruppen zusammenfinden, in der begründeten Gewissheit, dass wir unsere Wachsamkeit entspannen können. Unsere hochentwickelten Antennen sagen uns normalerweise, ob diese Botschaften echt oder vorgetäuscht sind, obwohl offenbar immer noch viele Menschen auf Scharlatane hereinfallen.

Damit unsere Übertragungen wirklich authentisch sind, müssen wir uns in einem echten parasympathischen Zustand befinden. Je mehr wir uns darin befinden, desto stärker senden wir Botschaften der Sicherheit, Vertrauenswürdigkeit und Wärme aus, die eine heilende Wirkung auf unsere Mitmenschen haben können. Dies ist auch ein Weg, wie eine Praxis wie *Qigong* vermeidet, zu einer rein privaten Beschäftigung zu werden, sondern vielmehr zu einer Praxis, die unserer Familie, unseren Freunden und tatsächlich allen Menschen, denen wir begegnen, zugutekommt. Dies könnte auch einer der Gründe sein, warum Praktiker der vielen verschiedenen Arten von alternativen und komplementären Heilmethoden so wirksam sind. Sie bieten ihren Patienten Sicherheit und Zuversicht, von denen einige vielleicht keine andere Möglichkeit in ihrem Leben haben, dies zu erfahren.

»Der vollständige Geist kann nicht im Körper verborgen bleiben. Vielmehr nimmt er Gestalt an und zeigt sich nach außen. Er lässt sich an der Gesichtsfarbe erkennen. Wenn Menschen jemandem begegnen, dessen Aussehen und Geist voller positiver Energie sind, fühlen sie sich glücklicher, als hätten sie ihren eigenen Bruder getroffen. Wenn Menschen hingegen jemandem mit negativer Energie, fühlen sie sich mehr verletzt, als wären sie mit Waffen konfrontiert worden. Ihre Worte ohne Worte [ihre Ausstrahlung] klingen besser und weiter als die Schwingungen einer achtseitigen Trommel. Wenn der vollkommene Geist nach außen tritt, strahlt er heller als die Sonne, und die Menschen erkennen einen solchen Menschen leichter als ihre eigenen Kinder.«

Guanzi, 4. Jahrhundert v. Chr.[146]

Der alternde Geist

So wie der Körper mit den Jahren an Beweglichkeit verliert, wenn er nicht gepflegt wird, kann dies auch mit dem Geist geschehen. Wenn wir uns nicht zu lebenslangem Lernen verpflichten, laufen wir Gefahr, zu einer erstarrten und unveränderlichen Version unserer selbst zu werden. Wir müssen flexibel und anpassungsfähig sein – bereit, liebgewonnene Ideen, Meinungen und Gewohnheiten im Lichte neuer Erkenntnisse loszulassen. Kontinuierlicher Wandel ist unvermeidlich, und wir sind am gesündesten und glücklichsten, wenn wir uns seinem Fluss hingeben können.

*»Alles, was das Leben hat,
hat auch ein Ende,
aber die Weisheit hat keine.«*

Nourishing Inner Nature and Extending Life, 7./8. Jahrhundert[147]

»Wenn drei Menschen zusammen gehen, kann mir einer von ihnen sicherlich etwas lehren.«

Konfuzius, 4. Jahrhundert v. Chr.[148]

Das Alter kann von Schmerzen und Beschwerden sowie den zerstörerischen Auswirkungen der Einsamkeit geprägt sein. Dennoch gibt es Hinweise darauf, dass es mehr Zufriedenheit, emotionale Positivität und eine größere Reife im Umgang mit emotionalen Erfahrungen mit sich bringen kann. Wenn die Feuer der Jugend erlöschen, bietet sich uns die Möglichkeit, die einfacheren Freuden des Lebens zu genießen – Freundschaft, Familie, Natur, Kunst, Musik und Poesie. Da wir wissen, dass unsere Zeit begrenzt ist, investieren wir in das, was wirklich wichtig ist, insbesondere in bedeutungsvolle Beziehungen.

Der Mensch ist eine der wenigen Spezies, deren durchschnittliche Lebenserwartung weit über das Fortpflanzungsalter hinausgeht. Als Grund dafür wird oft der biologische Vorteil angeführt, dass ältere Menschen über einen reichen Schatz an Wissen und Weisheit verfügen. Ein afrikanisches Sprichwort lautet: »Wenn ein Ältester stirbt, ist es, als würde eine ganze Bibliothek abbrennen.«

»Eisen rostet, wenn es nicht benutzt wird; stehendes Wasser verliert seine Reinheit und gefriert bei kaltem Wetter; ebenso schwächt Untätigkeit die Kraft des Geistes.«

Leonardo da Vinci, 1452–1519

Wir müssen auch nicht akzeptieren, dass der Geist mit zunehmendem Alter langsamer wird. Es stimmt zwar, dass wir uns vielleicht schwerer daran erinnern können, viele Dinge, aber andererseits haben wir im Laufe der Jahre eine riesige Menge an Informationen angesammelt, und wie ein Computer, der sich durch eine Datenflut kämpft, kann es eine Weile dauern, bis wir das Gesuchte finden. Es gibt auch Hinweise darauf, dass jüngere Gehirne zwar Daten schneller verarbeiten können, aber möglicherweise schlechter in der Lage sind, angemessene Entscheidungen zu treffen. Hier kommt die Weisheit des Alters ins Spiel. Wir erkennen vertraute Muster und können Probleme mit weniger Input und weniger geistigem Aufwand lösen.

Durch die Förderung von Bewegung, Fluss und Achtsamkeit für den gegenwärtigen Moment verbessern Praktiken wie *Qigong* und *Tai Chi* nachweislich die Aufmerksamkeit, das Gedächtnis, die geistige Schärfe, die Problemlösungsfähigkeit, die Geschwindigkeit der mentalen Vorgänge und das logische Denken in jedem Alter.

Positive Emotionen

»Alle Menschen werden mit einer von Natur aus guten Wesensart geboren und können es nicht ertragen, das Leiden anderer mitanzusehen«.

Mencius, 372–289 v. Chr.

In vielen Formen der Selbstkultivierung, darunter auch *Qigong*, werden positive Emotionen aktiv gefördert. Dies kann durch die Wiederholung eines einfachen Wortes oder Satzes (z. B. »Ich entspanne mich«, »Mir geht es gut«, »Ich bin glücklich«) oder durch die aktive Pflege von Freundlichkeit und Mitgefühl gegenüber uns selbst und anderen geschehen.

»Erweitere dein Herz und sei mutig; mache dein Qi großmütig und weit.«

Nei Ye (Inward Training), 4. Jahrhundert v. Chr.[149]

Umfassende Debatten in der White Tiger Hall, ein daoistischer Text aus dem 1. Jahrhundert, besagen: »Emotionen [*qing*] sind das, was still sein soll, während Natur [*xing*] das ist, was aktiv sein und sich entfalten soll«.[150] In dieser Praxis werden negative Emotionen durch die sogenannten fünf menschlichen Manifestationen der himmlischen Natur ersetzt. Wut wird durch Mitgefühl ersetzt, Freude (Aufregung) durch Anstand, Sorge durch Integrität, Trauer durch Selbstlosigkeit und Angst durch Weisheit.

Intimität

Obwohl Konfuzius' Lob der Freundschaft durch die Jahrhunderte hallt, wird in der chinesischen Literatur zur Gesundheitspflege wenig über Einsamkeit und Isolation gesagt. Tatsächlich zeigen chinesische Gedichte und Gemälde oft die Freuden des Rückzugs aus der Welt und die Suche nach Frieden und Abgeschiedenheit. Dies spiegelt die Tatsache wider, dass Einsamkeit eine sehr moderne Krankheit ist und dass Menschen in traditionellen Kulturen – nirgendwo mehr als in China – in engen und großen Familien und sozialen Gruppen lebten.

Der historische Trend in menschlichen Gesellschaften geht dahin, dass sich das komplexe Netzwerk des Stammes zunächst auf die Großfamilie und dann – in zunehmendem Tempo – auf die Kernfamilie und sogar auf die zerbrochene Kernfamilie verkleinert. Zwar entstehen durch die zunehmende Zahl von Scheidungen und Wiederverheiratungen neue Formen, doch leben in den Industrieländern heute mehr Menschen allein als jemals zuvor in der Geschichte. Dies kann eine bewusste Entscheidung sein, die Vorteile wie Unabhängigkeit, Autonomie und ein breiteres Spektrum an Freundschaften mit sich bringt, aber auch unglücklich, isolierend und gesundheitsschädlich sein.

Eine anhaltende Folge der Lockdowns aufgrund der Covid-19-Pandemie ist die Zunahme des Online-Unterrichts von *Qigong*, Yoga und anderen Praktiken. In vielerlei Hinsicht erleichtert dies das Leben. Wir müssen beispielsweise nicht reisen, was besonders bei schlechtem Wetter willkommen ist, und die Kurse sind oft kostenlos oder günstiger. Aber wir zahlen einen Preis dafür. Wir sind soziale Wesen und brauchen für unser Wohlbefinden eine ganze Reihe von Interaktionen – von intimen bis hin zu zwanglosen.

Vor vielen Jahren war ich sehr beeindruckt, als ich über ein spezielles *Qigong*-Krankenhaus in China las. Dort sprach man davon, ein »Qi-Feld« zu schaffen, und Patienten, die zu krank waren, um daran teilzunehmen, wurden auf Tragen in den Übungskreis getragen, um davon zu profitieren. Für mich war die wichtigste Erkenntnis, dass wir durch gemeinsames Üben eine transformative und sich gegenseitig unterstützende Gemeinschaft schaffen, die durch freundliche Kommunikation vor und nach einer Sitzung noch verstärkt wird.

Wenn wir uns daran erinnern, wie wichtig Nähe für Gesundheit und Wohlbefinden ist, können wir jede Gelegenheit zur Verbindung nutzen, wenn sie sich bietet.

»Das Leben führt den nachdenklichen Menschen auf einen Weg voller Windungen. Mal wird der Kurs überprüft, mal verläuft er wieder gerade. Hier können geflügelte Gedanken frei in Worte fließen, dort muss die schwere Last des Wissens in Schweigen gehüllt werden. Aber wenn zwei Menschen in ihrem Innersten eins sind, zerbrechen sie sogar die Stärke von Eisen oder Bronze. Und wenn zwei Menschen sich in ihrem Innersten verstehen, sind ihre Worte süß und stark wie der Duft von Orchideen.«

Konfuzius, 6.–5. Jahrhundert v. Chr.[151]

»Es gibt keinen anderen Faktor in der Medizin – weder Ernährung, noch Rauchen, noch Bewegung, kein Stress, keine Genetik, keine Medikamente, keine Operationen –, der einen größeren Einfluss auf unsere Lebensqualität, das Auftreten von Krankheiten und den vorzeitigen Tod aus allen Gründen hat als Einsamkeit und Isolation.«

Dean Ornish, MD[152]

Glück kultivieren

Die Kraft des Glücks wird durch Forschungsergebnisse verdeutlicht, die darauf hindeuten, dass es ansteckend ist. Die Studie ergab, dass das Glück eines Menschen zum Teil von dem seines sozialen Netzwerks abhängt. Wenn eine Person innerhalb des Netzwerks glücklicher wird, überträgt sich dies auf andere Mitglieder. Daraus lässt sich schließen, dass eine freundliche, positive und glückliche Einstellung nicht nur unseren Freunden und unserer Familie zugutekommt, sondern sogar auf alle Menschen ausstrahlt, denen wir begegnen.

»Genieße das Leben. Es ist später, als du denkst.«

Chinesisches Sprichwort

Großzügigkeit födern

»Unterdrücke niemals Gefühle der Großzügigkeit.«

Mein Freund Charlie

»Je mehr du für andere tust, desto mehr hast du. Je mehr du anderen gibst, desto größer ist dein Reichtum.«

Daodejing, 4. Jahrhundert v. Chr.[154]

»Diejenigen, die wissen, dass genug genug ist, werden immer genug haben.«

Daodejing, 4. Jahrhundert v. Chr.[153]

Die Beziehung zwischen Geld und Glück ist viel diskutiert worden. Es scheint, dass Geld bis zu einem bestimmten Einkommen das Glück erhöht, danach aber wieder abnimmt. Es ist auch klar, dass die Art und Weise, wie wir auf Geld reagieren – ob wir egoistischer oder großzügiger werden – Auswirkungen auf unser Wohlbefinden hat. Allein schon das Nachdenken über Geld kann beispielsweise dazu führen, dass wir anderen weniger helfen, körperliche Nähe meiden und mehr Einsamkeit suchen.[156]

Großzügigkeit hingegen scheint zu einem echten Gewinn an Wohlbefinden zu führen. In einer breit angelegten Studie wurde festgestellt, dass Geldausgaben für sich selbst nicht zu einer Steigerung des Glücks führen, während Ausgaben für andere dies sehr wohl tun.[158] »*Nourishing Inner Nature and Extending Life*« geht sogar noch weiter und legt nahe, dass Großzügigkeit nicht nur das Glück steigert, sondern sogar das Leben verlängern kann. Auch wenn dies eine außergewöhnliche Behauptung zu sein scheint, gibt es Belege dafür. Menschen, die regelmäßig anderen helfen, beispielsweise beim Einkaufen, bei der Kinderbetreuung, im Haushalt, mit Fahrdiensten oder anderen Dienstleistungen, leben länger als Menschen, die dies nicht tun.

Dankbarkeit kultivieren

»Himmel und Erde bestehen ewig, aber das Leben des Menschen ist begrenzt. Als Mensch muss man die Wunder und den Sinn des Lebens schätzen. Nur dann ist das Leben nicht verschwendet.«

Hong Yingming, Ming-Dynastie

»Viele Lebewesen haben allein oder gemeinsam geschuftet, um unser Leben angenehm zu gestalten. Die Nahrung, die wir essen, die Kleidung, die wir tragen, sind nicht nur vom Himmel gefallen. Viele Lebewesen haben hart gearbeitet, um sie zu produzieren. Deshalb sollten wir allen unseren Mitgeschöpfen dankbar sein.«

Der 14. Dalai Lama, 1935 –

Es ist leicht, sich vom Leben überwältigen zu lassen. Wir können so schnell gelangweilt, unruhig, ängstlich, verbittert, gereizt oder abgelenkt sein. Und natürlich können wir auf vielfältige Weise tief leiden. Wir können uns fast nicht bewusst sein, dass wir tatsächlich leben, und verbringen mehr Zeit damit, uns zu wünschen, wir wären woanders, mit jemand anderem, würden etwas anderes tun, als dort zu sein, wo wir tatsächlich sind.

Doch dieses eine Leben, dieses einzige Leben, das wir haben, vergeht in einem Wirbelwind aus Augenblicken, Stunden, Tagen, Wochen, Jahren. Wenn wir über die kurze, kostbare Zeitspanne nachdenken, die wir im Vergleich zur Unendlichkeit der Zeit davor und danach genießen dürfen, scheint es selbstverständlich, dass wir versuchen sollten, jeden Moment zu würdigen.

Eine Möglichkeit, dies zu tun, eine Praxis, besteht darin, Dankbarkeit zu kultivieren. Wir können dankbar sein, dass die Sonne aufgeht, dass wir lieben oder geliebt werden, dass wir lachen können, dass das Leben unendlich faszinierend sein kann, dass es so viel zu lernen gibt. Wir können den Menschen dankbar sein, die unsere Lebensmittel anbauen, die all die Dinge herstellen, die wir ohne nachzudenken benutzen, die unsere Unterkünfte bauen und instand halten. Wir können dankbar sein für das Spiel des Lichts auf den Blättern, für den Schlaf, für die Musik, dankbar, dass jemand schöne Gebäude und Kunstwerke geschaffen hat. Wir können dankbar sein für diesen außergewöhnlichen menschlichen Körper, für diese wasserdichte, sich ständig selbst heilende Haut, die uns umgibt, für dieses zuverlässige Herz, das über zwei Milliarden Mal in einem Leben schlägt, für unsere Lungen, die Hunderte Millionen Atemzüge machen, um uns am Leben zu erhalten, für unsere Verdauung, die schätzungsweise 35 Tonnen Nahrung in alles umwandelt, was wir brauchen, um zu überleben und ein erfülltes Leben zu führen.

Und vor allem können wir, wenn wir unseren Übungsraum betreten, dankbar sein für die unzähligen Generationen von Praktizierenden, die die wertvolle Kunst des *Qigong* studiert, verfeinert und weitergegeben haben.

Fazit

Die Kultivierung des Geistes und der Emotionen wird allgemein als der wichtigste Zweig der *Yang Sheng*-Tradition (Pflege des Lebens) angesehen, und in diesem Kapitel wurden einige der Gründe dafür erläutert. Wir haben gesehen, wie sowohl das Nachgeben extremen Emotionen als auch deren Unterdrückung negative Auswirkungen auf unsere Gesundheit haben können, wie es schwierig ist, sich selbst wertzuschätzen und für sich zu sorgen, wenn unsere Emotionen chaotisch sind, und wie die Kultivierung des Geistes und der Emotionen Gesundheit und Glück fördern kann.

Es gibt zwei letzte Gründe. Der erste ist, dass ohne emotionale Kultivierung, insbesondere positiver Emotionen wie Freundlichkeit, Intimität, Mitgefühl und Großzügigkeit, die Suche nach Gesundheit leicht zu einem narzisstischen Streben werden kann.

Der zweite ist die traurige und heilsame Wahrheit, dass wir, egal wie gut wir auf uns achten, uns bewegen und unsere Atmung vertiefen, irgendwann unsere Kraft und Beweglichkeit verlieren und unser Körper anfängt, nicht mehr richtig zu funktionieren. Das ist ein unaufhaltsamer Prozess des Verlusts – der Jugend, der Kraft, der Gesundheit und schließlich des Lebens selbst.

Mensch zu sein und sich der eigenen Sterblichkeit und persönlichen Auslöschung bewusst zu sein (vorausgesetzt, wir glauben nicht an ein Leben nach dem Tod), ist die größte intellektuelle und spirituelle Herausforderung, vor der wir stehen. Wir brauchen Mut, uns mit dieser Tatsache abzufinden und ihr einen Sinn zu geben. Doch während alles andere verfällt, kann allein die Weisheit bis zu unserem letzten Atemzug weiter wachsen, wenn wir uns dem Prozess der Selbsterkenntnis und der geistigen und emotionalen Entwicklung verschreiben.

»Wir erhalten Weisheit nicht geschenkt, wir müssen sie selbst entdecken auf einer Reise, die niemand niemand für uns gehen oder uns ersparen kann.«

Marcel Proust (1871–1922)

»Obwohl Wasser von Natur aus klar ist, wird diese Eigenschaft durch Verunreinigungen beeinträchtigt, weshalb es nicht klar bleibt. Obwohl es die Natur des Menschen ist, ein hohes Alter zu erreichen, wird diese Eigenschaft durch materielle Dinge beeinträchtigt, weshalb Menschen kein hohes Alter erreichen. Materielle Dinge sollten dazu dienen, unsere Natur zu nähren; wir sollten nicht unsere Natur verwenden um materielle Dinge zu nähren.«

The Annals of Lu Buwei,
3. Jahrhundert v. Chr.[159]

Persönliche Berichte

»Wie Ihnen die besten Lehrer als Erstes sagen werden, ist mangelnde Übung einer der Hauptgründe dafür, dass *Qigong* ein wenig geheimnisvolles Nischenthema bleibt, von dem die Menschen zwar gehört haben, das sie aber nicht wirklich beschreiben können. Die Antwort lautet: konsequentes, regelmäßiges Üben über einen langen Zeitraum hinweg und ohne Unterbrechung.«

Steve Hyland

»Je mehr du übst, desto vollständiger, klarer und energiegeladener fühlst du dich. Es zeigt dir, wenn du aus dem Gleichgewicht geraten bist, und lehrt dich, dich zu konzentrieren.«

Clara Thomas

»*Qigong* ist mein Glücksbringer. Ich praktiziere es täglich, um mich mit dem universellen Qi-Fluss zu verbinden. Durch diese Praxis hat sich mein Leben auf eine Weise entwickelt, die ich mir nie hätte träumen lassen.«

Julie Bear

»Ich mache das für mich selbst; ich kann es jederzeit und überall tun. Ich spüre, wie sich meine Atmung beruhigt, mein Körper sich entspannt und ich dann innerlich Raum spüre, der sich bis in meine Fingerspitzen und Zehenspitzen ausdehnt. Ich liebe dieses Gefühl von Raum.«

Kerry Byrne

»Durch *Qigong* habe ich Armut, Sucht, toxische Beziehungen, negative Glaubenssätze und Muster überwunden und bin zu dem geworden, der ich heute bin.«

Natalie

»Ich praktiziere seit 20 Jahren engagiert und intensiv *Qigong*. Ich habe dadurch viel gewonnen: tiefere Einsichten und ein verbundeneres, lebendigeres und gesünderes Leben. Ich bin zutiefst dankbar für alles, was mir *Qigong* gibt, und habe ein besseres Gefühl dafür, wo mein Platz in der Welt ist.«

Asher Snaith

»Ich praktiziere seit fast zehn Jahren *Qigong*. Ich lasse kaum einen Tag aus, da ich diese Praxis als einen wahren Schatz betrachte. Sie nährt mich wie Essen, Trinken und Luft. Nicht nur mein ganzer Körper entspannt sich und wird gestärkt, auch mein Geist und mein Denken werden viel klarer.«

Damian Allegretti

»*Qigong* ist Körperarbeit, die ich jeden Tag kostenlos an mir selbst durchführen kann. Ich beobachte voller Ehrfurcht, wie mein Körper sich selbst genau die Geometrie beibringt, die er heute braucht, um stark und gerade in den Strömungen der Schwerkraft und der Zeit zu schwimmen.«

Claudia Citkovitz

Kapitel 5
Yin und Yang im Qigong

Innerlich (Yin) und äußerlich (Yang)

Chinesische Kampfkünste werden üblicherweise in äußere Yang-Stile (*waijia*) und innere Yin-Stile (*neijia*) unterschieden. Natürlich handelt es sich hierbei um eine Vereinfachung, da wie bei allen Yin-Yang-Unterscheidungen jeder Stil Elemente des anderen enthält. Tatsächlich sind es die Kernprinzipien der inneren Methode – integrierte Ausrichtung, Weichheit, Harmonie von Körper, Geist und Atem, kontinuierlicher Fluss statt Stopps und Starts –, die eine Praxis innerlich machen, und ohne diese kann sogar *Tai Chi* äußerlich sein. Bei der Anwendung des Yin-Yang-Verständnisses auf die *Qigong*-Praxis kann die Unterscheidung jedoch eine nützliche Kurzform sein.

Waijia – äußerlich

»Äußere Stile stärken den Körper, um das Qi zu steigern; innere Stile entwickeln das Qi, um den Körper zu stärken.«

Zhao Dayuan, Kampfkünstler

Wenn man den meisten Menschen von chinesischen Kampfkünsten erzählt, denken sie wahrscheinlich an Menschen, die durch die Luft fliegen oder mit bloßen Händen Ziegelsteine zerschlagen. Typisch dafür sind die kämpfenden Mönche aus Shaolin, dies ist *Waijia* (ausgesprochen »whyjeea«). Wie viele moderne Sportarten zielen auch diese äußeren Stile auf aerobe Fitness, Muskelkraft, Schnelligkeit und Beweglichkeit ab, und das Training kann bis zur Erschöpfung hart sein. Das Training fördert eine hohe Fitness und Kampfkraft und kann wie jedes aerobe oder Krafttraining durch die schnelle Bewegung von Qi und Blut eine starke stimmungsaufhellende Wirkung haben. Es ist jedoch eher für jüngere Menschen geeignet, und es gibt eine lange Tradition, dass Praktizierende äußerer Kampfkünste sich mit zunehmendem Alter oder bei Verletzungen inneren Praktiken zuwenden.

Neijia – innerlich

»Das Qi zu nutzen, um den Körper zu bewegen, ist die Wurzel und ist innerlich.«

Taijiquan Jing, zugeschrieben an Zhang Sanfeng[160]

Neijia (ausgesprochen »nayjeea«) umfasst *Qigong*, die inneren Kampfkünste – insbesondere *Tai Chi*, *Xingyiquan*, *Baguazhang* und *Yiquan* – sowie eine Reihe nicht-chinesischer Praktiken wie Yoga, das die Chinesen früher als »brahmanisches *Qigong*« bezeichneten. *Neijia* konzentriert sich eher auf Weichheit als auf Anspannung und auf die Integration von Körper, Atem und Geist. Das bedeutet, dass der Geist das Innere des Körpers durchdringt – den Atem, die Gelenke, das Bindegewebe, die Muskeln und Knochen, den Kern und die Akupunkturleitbahnen und -punkte. Es strebt nach Nahrung, Gesundheit, Wohlbefinden, Faszienelastizität, Geweberegeneration, Sehnenkraft, sanfter Kraft, Belastbarkeit, Gleichgewicht und Erweiterung des Geistes. Im Vergleich zu *Waijia* besteht ein minimales Verletzungsrisiko, es kann eine nachhaltigere Wirkung auf die Bewegung von Qi und Blut sowie auf die Veränderung emotionaler Muster haben und kann in jedem Alter praktiziert werden.

Externes und Internes integrieren

»Wenn man Jin [innere Kraft] einsetzt, kommt die Kraft aus der Wirbelsäule und nicht nur aus den Händen.«

The Taijiquan Classics: Darlegung von Einsichten in die 13 Haltungen

Durch die Arbeit mit Yin und Yang in unserer Praxis und im Alltag streben wir nach einem fließenden Gleichgewicht, das auf sich ständig ändernde Umstände reagiert. An manchen Tagen fühlen wir uns zu einer ruhigen, inneren Praxis hingezogen, insbesondere wenn wir sehr aktiv waren. An anderen Tagen, wenn wir zu viel gesessen haben, bevorzugen wir vielleicht etwas Stärkeres und Äußereres.

Aus diesem Grund ist es gut, verschiedene Praktiken zu entwickeln und dabei zu bedenken, dass es besser ist, einen Stil oder eine Form vollständig zu verinnerlichen, bevor man etwas Neues lernt.

Selbst innerhalb des ruhigen und langsamen *Qigong* können wir uns mehr nach innen oder mehr nach außen konzentrieren. Eine Möglichkeit dafür ist, die Augen zu schließen oder zu öffnen. Wenn sie geschlossen sind (Yin), ziehen wir uns von visuellen Eindrücken zurück und tauchen in das Innere ein.

Landschaft des Körpers und des Atems. Wenn sie offen sind (Yang), dehnen wir uns in die äußere Landschaft aus Vögeln, Bäumen, Sonne, Wasser, Himmel und Erde aus. Wenn wir uns eingeengt oder deprimiert fühlen, ist es vielleicht am besten, sich nach außen zu konzentrieren oder kräftige und spielerische Übungen zu bevorzugen. Wenn unsere Gedanken jedoch zerstreut sind, von einem Thema zum nächsten springen oder wenn wir erschöpft, rekonvaleszent, ängstlich usw. sind, ist es vielleicht am besten, die Augen zu schließen, unsere Sinneseindrücke zu reduzieren und in innerer Ruhe und Stille zu verweilen.

Darauf aufbauend können wir unsere Augen rhythmisch öffnen, wenn wir uns nach oben und außen bewegen (Yang), und sie schließen, wenn wir uns nach unten und innen bewegen (Yin).

Stille (Yin) und Bewegung (Yang)

Stille

Der bloße Akt des Lebens verbraucht nach und nach unsere essenziellen Energien (*Jing*), bis sie schließlich erschöpft sind und wir altern und sterben. Mit der richtigen Lebensweise können wir diesen Prozess jedoch verzögern. Deshalb betonen die traditionellen chinesischen Lehren zur Lebenspflege (*Yang Sheng*) in erster Linie die Grundlagen eines gesunden Gefühlslebens, gute Ernährungsgewohnheiten, ausreichend Ruhe und Schlaf sowie die Pflege unserer Beziehungen zu Mitmenschen und Tieren und den Kontakt mit Natur, Kunst und Musik. Auf einer tieferen Ebene können ruhige und stille Praktiken wie Meditation, *Zhan Zhuang* (Stehen) und *Dantian*-Atmung dazu beitragen, unser *Jing* aufzubauen und wiederherzustellen – dessen Stärke letztendlich darüber entscheidet, wie gut wir altern und wie lange wir leben.

»Menschen, die zu Bewegung neigen, profitieren von statischen Übungen und umgekehrt.«

The Annals of Lu Buwei, 3. Jahrhundert v. Chr.[162]

Diese Art der stillen Praxis ist besonders wichtig, wenn wir erschöpft, krank, rekonvaleszent oder unter Problemen wie Angstzuständen, Schlaflosigkeit, Sorgen und Schlafstörungen leiden. Bei extremer Erschöpfung (z. B. postvirales Syndrom, ME, Fibromyalgie, Long Covid, Krebs usw.) sollten wir Bewegungsübungen möglicherweise ganz vermeiden und sie erst nach und nach und geduldig wieder aufnehmen, wenn wir wieder stärker werden, um unsere Erschöpfung nicht zu verschlimmern. Selbst stehendes *Qigong* kann manchmal zu anstrengend sein, stattdessen können wir im Sitzen oder Liegen üben.

Ob gesund oder krank, wir können durch Stille-Praxis auf jeder Ebene unseres Seins bereichert werden. Wir sollten uns jedoch auch möglicher Fallstricke bewusst sein. Die chinesische Ernährungstheorie liefert ein Beispiel dafür. Reichhaltige, schmackhafte und nahrhafte Lebensmittel sind ein wesentlicher Bestandteil der Ernährung, und wenn wir nicht genug davon essen, können wir unter Mangelernährung leiden. Wenn wir jedoch zu viel davon konsumieren (wie in den meisten modernen westlichen Ernährungsweisen) und vor allem, wenn wir einen sitzenden Lebensstil führen, können sie zu Stagnation führen und alle möglichen Krankheiten hervorrufen.

Genauso birgt auch zu viel Yin-Praxis die Gefahr einer übermäßigen Innenfokussierung und inneren Stagnation, zumindest für manche Menschen. Die Legende des buddhistischen Mönchs Bodhidharma erzählt, wie er das Shaolin-Kloster besuchte, die Mönche dort aufgrund des vielen Sitzens in einem erbärmlichen körperlichen Zustand vorfand und ihnen daraufhin Bewegungsformen beibrachte.

Junge Menschen empfinden ruhige und langsame Übungen oft als schwer erträglich, da ihre unruhige Yang-Energie so stark ist. Sie sind besser für kräftigere Übungen wie Sport, Tanz und Kampfsportarten geeignet.

Bewegung

»Die Stille in der Bewegung zu suchen, entspricht dem Weg. Ganz aus dem Geist heraus zu handeln, bedeutet, nicht auf ungeschickte Anstrengung zu setzen. Mit dem Atem als Grundlage sinkt die Energie in das Elixierfeld. In einem endlosen Kreislauf entsteht Kontinuität ohne Unterbrechung.«

The Art of Taiji Boxing, Chen Weiming, 1925[163]

Wir haben gesehen, dass eine der einfachsten Definitionen von Gesundheit in der chinesischen Medizin der freie Fluss ist, die ununterbrochene Bewegung von Qi, Blut und Körperflüssigkeiten durch den Körper, zusammen mit einem freien und entspannten Geisteszustand. Bewegende *Qigong*-Übungen lösen, dehnen, öffnen, schließen, drehen und verdrehen den gesamten Körper. Bindegewebe, Muskeln, Blutgefäße und Nerven werden stimuliert und Qi und Blut fließen freier.

Heutzutage wissen wir alle, wie wichtig regelmäßige Bewegung für die geistige und körperliche Gesundheit und das Wohlbefinden ist. Kraft- und Ausdauertraining sind besonders beliebt. Sie fördern den Qi- und Blutfluss, indem sie die Pumpfunktion des Herzens und die schnelle Kontraktion und Entspannung der Muskeln steigern. Dies geschieht wahrscheinlich schneller als mit jeder anderen Methode und kann mit minimalen Vorkenntnissen oder Übung erreicht werden. Wie bei Yin-Übungen gibt es jedoch auch hier potenzielle Fallstricke, die es zu beachten gilt. Das Offensichtlichste ist das Verletzungsrisiko, insbesondere wenn unsere Bewegungen nicht koordiniert oder ausgerichtet sind.

Übertraining kann auch die Selbstheilungskräfte und das Immunsystem des Körpers schwächen. Dies geschieht, wenn es zu anstrengend oder zu intensiv ist und das autonome Nervensystem in einen chronischen Yang-Zustand, einen Kampf- oder-Flucht-Zustand, versetzt. Das bedeutet, dass wir uns leichter verletzen oder krank werden und länger brauchen, um zu genesen. In diesem Fall kann die Einbeziehung der richtigen Menge an innerer Praxis, die Achtsamkeit, entspannte Bewegung und geistige Ruhe betont, den Heilungsprozess unterstützen.

Yang im Yin und Yin im Yang

»In jeder Bewegung gibt es nichts, was sich nicht bewegt; in jeder Stille gibt es nichts, das nicht still ist.«

The Taijiquan Classics: Darstellung der Erkenntnisse in den 13 Haltungen[164]

Wie beim Gleichgewicht zwischen Innen und Außen hängt auch die Gewichtung von Stille und Bewegung von vielen Faktoren ab – unserem Alter, unserer Gesundheit, unserer mentalen Verfassung, unseren Bedürfnissen an einem bestimmten Tag, der Art unserer Arbeit, unserem Bewegungsumfang und so weiter. Die Yin-Yang-Theorie lehrt uns jedoch, dass es immer Yin im Yang und Yang im Yin gibt, daher der Spruch »In aller Stille muss Bewegung sein und in aller Bewegung muss Stille sein« (siehe jedoch das Zitat zu den 13 Körperhaltungen für einen reizvollen Widerspruch).

Bewegung in der Stille bedeutet, dass wir beim ruhigen Stehen den Körper und Geist loslassen, damit Qi, Blut und Körperflüssigkeiten ihrer Natur folgen und ungehindert fließen können. Im Gegensatz dazu versuchen wir selbst in den kräftigsten *Qigong*-Formen, einen ruhigen Geist zu bewahren und so weich und locker wie möglich zu bleiben, wobei wir die Stille im Herzen der Bewegung (und in den inneren Kampfkünsten in der Hitze des Gefechts) aufrechterhalten.

Weichheit (Yin) und Kraft (Yang)

Kraft

Wir alle müssen ausreichend körperliche Kraft aufbauen und erhalten, um das zu erreichen, was wir uns im Leben vorgenommen haben. Für die meisten von uns bedeutet das nichts Heldenhaftes. Wir möchten wahrscheinlich alle möglichen Dinge tragen (Kinder, Einkaufen mit schwerem Rucksack), Hügel und Treppen steigen, Kinderwagen, Rollstühle oder gelegentlich Autos schieben, Decken streichen, Erde umgraben, Holz hacken, Deckel von Gläsern aufdrehen und so weiter. Und wir möchten diese Dinge so lange wie möglich weiterhin tun können. Wir müssen nicht nur unsere Muskelkraft erhalten, sondern möchten auch starke Sehnen, starke Knochen und starke innere Organe haben.

»Diejenigen, die ihre Kraft bewahren können, leben. Diejenigen, die ihre Kraft nicht bewahren können, sterben.«

The Yellow Emperor's Inner Classic, 2. Jahrhundert v. Chr. – 1. Jahrhundert n. Chr.[165]

Ich mag den Begriff »Kultivierung«. Genauso wie ein Garten ständige Pflege benötigt, muss auch der Körper kontinuierlich kultiviert werden, um seine Kraft (neben anderen körperlichen Fähigkeiten) zu erhalten. Besonders wichtig ist es, Kraft in der Taille, im unteren Rücken und in den Beinen aufzubauen. Dies sind die Bereiche der Nieren, deren Vitalität und gespeichertes *Jing* letztendlich darüber entscheiden, wie gut wir altern und wie lange wir leben. Ohne Kultivierung schwächen mit zunehmendem Alter in der Regel zuerst der untere Rücken und die Beine. Unser Gleichgewicht verschlechtert sich, wir stolpern und stürzen leichter und verlieren das Vertrauen in die Beweglichkeit und Trittsicherheit unserer Beine, die wir in jungen Jahren hatten.

Weichheit

Die Betonung der Sanftheit ist eines der einzigartigen Merkmale der traditionellen chinesischen Selbstkultivierungstradition. Diese reicht mindestens bis zum 2500 Jahre alten *Daodejing* zurück. Das Werk entstand während der chaotischen Zeit der Streitenden Reiche in der chinesischen Geschichte und wurde sowohl als tiefgründiges philosophisches Werk als auch als Handbuch zum Überleben in gefährlichen Zeiten interpretiert (mit dem Strom schwimmen, einen ruhigen Geist bewahren, eine bescheidene Haltung einnehmen usw.), wobei es sich das Schilfrohr, das sich im Wind biegt, und nicht die mächtige Eiche zum Vorbild nahm.

»Wir werden sanft und schwach geboren, aber beim Tod sind wir steif und hart. Grüne Pflanzen sind zart und voller Saft. Wenn sie sterben, sind sie verwelkt und trocken. Deshalb sind die Steifen und Unbeugsamen die Jünger des Todes. Die Sanften und Nachgiebigen sind die Jünger des Lebens.«

Daodejing, 4. Jahrhundert v. Chr.[166]

Nirgendwo kommt dieses Prinzip deutlicher zum Ausdruck als im Prinzip des *Gesangs* – der Entspannung und Beruhigung von Körper und Geist (Seite 41). Wer Gesang praktiziert, weiß, wie schwierig das ist, denn es ist viel einfacher, Muskeln zu aktivieren als sie zu hemmen – insbesondere, wenn wir vor einer schwierigen Aufgabe stehen oder einem Gegner gegenüberstehen. Man könnte sagen, dass die Entwicklung des Gesangs eine lebenslange Aufgabe ist, aber seine Vorteile kommen bei allem, was wir tun, zum Tragen.

Es fällt schwer, sich eine Tätigkeit vorzustellen – singen, sprechen, einen Tennisball schlagen, um olympisches Gold laufen, schreiben, Zähne putzen, Sex haben –, die besser zu verspannten Muskeln oder einem angespannten Geist passt. Verspannungen beeinträchtigen integrierte, fließende Bewegungen, die das Geheimnis scheinbar müheloser Kraft sind. Sie aktivieren unnötigerweise »parasitäre« Muskeln – also solche, die für die jeweilige Aufgabe nicht benötigt werden, wie beispielsweise das Zusammenpressen der Kiefer beim Einfädeln einer Nadel – und behindern den freien Fluss von Qi, Blut und Körperflüssigkeiten durch das Weichgewebe und die Blutgefäße.

Wasser wird in der *Qigong*-Praxis oft als Inspiration genutzt. Es ist stark genug, um fast jedes Hindernis zu überwinden, aber wenn wir versuchen, es zu greifen – seine Kraft zu spüren –, finden wir nur Weichheit.

Kraft und Weichheit verbinden

»Die Yang-Energie im Menschen ist fest; Festigkeit ohne Zurückhaltung wird zu Aggressivität, wie aufsteigendes Feuer. Die Yin-Energie ist flexibel; Flexibilität ohne Halt wird zu Schwäche, wie herabfließendes Wasser.«

Liu I-ming, 18. Jahrhundert[167]

Wie Liu I-ming betont, müssen wir Kraft mit Sanftheit verbinden. Nehmen wir als Beispiel das Stehen im *Qigong*. Es wird in verschiedenen gehaltenen Körperhaltungen praktiziert, von denen einige als Stresspositionen mit gebeugten Knien, belasteten Oberschenkeln und erhobenen Armen beschrieben werden können. Wir müssen einen Weg finden, die Haltung beizubehalten und gleichzeitig loszulassen und zu entspannen, auch wenn es unangenehm oder schmerzhaft wird. Wenn wir uns zu sehr entspannen, verlieren wir die Integrität unserer Haltung. Wenn wir unsere Muskeln übermäßig anspannen, um die Haltung beizubehalten, verstärken wir das Unbehagen.

Das gleiche Prinzip gilt auch für die *Qigong*-Praxis. Wenn wir einige der kräftigeren Bewegungen wie das Spannen des Bogens oder das Schlagen im *Baduanjin* ausführen, haben wir dann eine Art falsche Kraft eingesetzt, indem wir die Muskeln im ganzen Körper angespannt haben? Oder haben wir uns nicht auf die Bewegung eingelassen und sind schlaff und wirkungslos geworden? Das Arbeiten mit Kraft und Weichheit ist ein ständiger Tanz, der sich auch auf andere Bereiche unseres Lebens auswirkt. In der Arbeit, in Beziehungen und in der Selbstkultivierung – strengen wir uns zu sehr an oder nicht genug?

Eine Lektion vom Buddha

Ein Mönch namens Sona praktizierte die Gehmeditation so eifrig, dass er schließlich blutige Füße bekam. Trotzdem hatte er das Gefühl, keine Fortschritte zu machen, und war geneigt, aufzugeben. Der Buddha bemerkte dies und erinnerte ihn daran, dass er in seiner Jugend Laute gespielt hatte. »Als die Saiten deiner Laute zu stark gespannt waren, konntest du dann leicht und melodiös spielen?«, fragte der Buddha. »Und konntest du leicht und melodiös spielen, wenn sie zu locker waren? Aber als die Laute weder zu stark gespannt noch zu locker war, konntest du dann nicht Musik machen?«

Langsam (Yin) und schnell (Yang)

Qigong wird fast immer langsam praktiziert. So bleibt Zeit, den Körper bewusst wahrzunehmen und die Bewegungen mit langsamer, tiefer Atmung in Einklang zu bringen. Das Gleichgewicht von Yin und Yang legt jedoch nahe, dass wir auch Wege finden sollten, schnelle Bewegungen in unseren Alltag zu integrieren. Wenn wir der chinesischen Tradition treu bleiben wollen, können wir dies durch das Praktizieren der inneren Kampfkünste *Baguazhang* und *Xingyiquan* erreichen. Und während *Tai Chi* im Allgemeinen langsam praktiziert wird, gibt es einige Stile wie Chen, die *Fajin* beinhalten – die explosive Entladung von Kraft.

Wenn wir keine Kampfsportarten ausüben möchten, bieten Wandern, Laufen, Tanzen und andere Sportarten die körperlichen und geistigen Vorteile der Yang-Bewegung und können mit derselben Körperwahrnehmung genossen werden, die wir beim *Qigong* praktizieren. Wenn wir beispielsweise gehen oder laufen, können wir darauf achten, wie wir aufsetzen und uns über unsere Füße bewegen, unnötige Muskelaktivitäten loslassen (wodurch unsere Bewegungen anmutiger werden), unsere Atmung regulieren und unsere Aufmerksamkeit auf den gegenwärtigen Moment richten, anstatt uns in Ablenkungen zu verlieren.

Vorne (Yin) und hinten (Yang)

Die Vorderseite des Körpers ist Yin, die Rückseite Yang. Relativ gesehen ist die Vorderseite weich und verletzlich (das Gesicht und die Sinnesorgane, der Hals, der ungeschützte Bauch), während die Rückseite mit ihrer kräftigen Wirbelsäule und den festen Rippen relativ besser geschützt ist.

Da der Rücken Yang ist, wird er offen und weit gehalten, die Schulterblätter und das Gewebe neben dem Kreuzbein breitet sich sanft von der Mitte weg aus. Da es Yin ist, hängt der Brustkorb weich und natürlich »wie eine leere Glocke«, anstatt angehoben und nach vorne gestreckt zu sein, was zwar den Eindruck von Kraft vermittelt, aber das Qi anhebt und uns unsere Wurzeln verlieren lässt. Wenn wir uns nach vorne bewegen, müssen wir unseren Rücken stabilisieren, sowohl um Kraft zu erzeugen als auch um ein Übergewicht nach vorne zu vermeiden. Wenn wir uns nach hinten bewegen, müssen wir die Vorderseite sichern, um die Stabilität zu erhalten.

Schließen und Aufrollen (Yin) und Öffnen und Abrollen (Yang)

Video 33: Umhüllen und Spiralisieren

Nahezu jede *Qigong*-Übung beinhaltet Ausdehnung und Kontraktion, und diese Kernbewegungen werden oft mit Einrollen und Ausrollen, Aufrollen und Abrollen kombiniert.

»Öffnen bewirkt Ausdehnung und Bewegung. Schließen bewirkt Empfangen, Zusammenziehen und Stille. Öffnen erzeugt Yang. Schließen erzeugt Yin … Öffnen und Schließen sind die Formen des einen Qi, das durch Yin und Yang zirkuliert. Das ist Taiji – das eine Qi.«

Studie über *Taiji*-Boxen, Sun Lutang[168]

Einrollen bedeutet, das weiche Gewebe um die relativ statischen Knochen zu umwickeln und dann wieder abzuwickeln. Es ist ein bisschen so, als würde man die beiden Enden eines nassen Tuchs festhalten und es auswringen, indem man die Hände in entgegengesetzte Richtungen dreht. Dadurch werden die Akupunkturkanäle, Faszien, Sehnen, Muskeln, Blutgefäße und Nerven abwechselnd zusammengedrückt und wieder losgelassen. Beim Aufrollen oder Spiralisieren wickeln wir rhythmisch in eine Richtung, während wir uns strecken, und dann in die andere Richtung, während wir uns zusammenziehen. Das ist so, als würde man die beiden Enden des nassen Tuches zuerst voneinander weg und dann aufeinander zu ziehen, während man es auswringt.

Ausdehnung/Kontraktion, Einrollen/Ausrollen und Aufrollen/Abrollen werden achtsam, elastisch, langsam, in Harmonie mit der unteren Bauchatmung, mit minimaler Muskelspannung und nicht bis zur vollen Dehnung ausgeführt. Beim Unter-

»Damit alle diesen Weg praktizieren können: Du musst dich zusammenrollen, du musst dich zusammenziehen, du musst dich ausrollen, du musst dich ausdehnen, Du musst entschlossen sein, du musst diese Übung regelmäßig durchführen.«

Nei Ye (Inward Training), 4. Jahrhundert v. Chr.[169]

»Im menschlichen Körper hängen oben und unten voneinander ab, steigen auf und fallen und verändern sich rhythmisch.«

Sima Chengzhen 647–735[171]

»In der Antike gab es vollkommene Menschen … sie lebten in Harmonie mit den vier Jahreszeiten.«

The Yellow Emperor's Inner Classic, 2. Jahrhundert v. Chr.– 1. Jahrhundert n. Chr.[171]

richten verwende ich oft das Bild eines Gummibandes. Wenn es gedehnt wird, dehnt sich jeder Teil gleichmäßig aus, wenn es losgelassen wird, zieht sich jeder Teil gleichzeitig zusammen.

Absteigend (Yin) und aufsteigend (Yang)

Der Himmel (oben) ist Yang, die Erde (unten) ist Yin. Wenn wir stehendes *Qigong* praktizieren, verbinden wir uns gleichzeitig mit beiden. Unten sinken die untere Wirbelsäule, das Becken und das Kreuzbein unter ihrem eigenen Gewicht in die Erde. Dabei steigt das Qi auf natürliche Weise auf. Im *Tai Chi Klassiker* heißt es: »Wenn man sich nach oben bewegen will, dann sende das *Yi* (die Absicht) nach unten«.

Wenn wir uns aufrichten und die obere Wirbelsäule, den Nacken und den Kopf sanft zum Himmel strecken, lassen wir uns gleichzeitig in die Erde sinken, um unsere Wurzeln und unsere Kraftquelle zu bewahren. Wenn wir uns in die Erde sinken lassen, halten wir gleichzeitig den Kontakt zum Himmel aufrecht.

Empfangen (Yin) und Handeln (Yang)

Kapitel 28 des *Daodejing* sagt: »Kehrt zurück zum Zustand des ungeschliffenen Blocks.« Wenn das konfuzianische Ideal darin besteht, uns durch disziplinierte Übung zu formen und zu verfeinern (den Block zu schnitzen), bieten die Daoisten Nicht-Handeln oder Nicht-Einmischen (*wuwei*) in den natürlichen Fluss der Dinge an. Für sie ist Spontanität, mit dem Moment zu gehen, der Schlüssel.

In unserer Praxis können wir beides tun. Wir können aktiv daran arbeiten, unseren Körper und Geist zu transformieren, und zu anderen Zeiten in der Leere stehen, einfach bewusst wahrnehmend, was auch immer kommt und die Lebenskraft, die durch uns fließt.

Das Leben auf den Fluss von Yin und Yang abstimmen

Über die Praxis des *Qigong* hinaus sind auch die traditionellen chinesischen *Yang Sheng*-Lehren (Lebenspflege) von der Yin-Yang-Weisheit durchdrungen – unsere Art zu essen, zu schlafen und uns auf das Zusammenspiel von Yin und Yang im Laufe des Tages und der Jahreszeiten einzustimmen.

Yin und Yang im Laufe des Tages, der Jahreszeiten und des menschlichen Lebens

In der modernen Welt haben wir vielleicht das Gefühl, dass wir nicht mehr der natürlichen Ordnung unterworfen sind, da wir uns mithilfe von Technologie von den Zyklen von Tag und Nacht und den wechselnden Jahreszeiten isolieren. Aber aus der Perspektive unserer Evolutionsgeschichte sind wir immer noch Tiere, immer noch Lebewesen, die den kosmischen Rhythmen von Yin und Yang unterworfen sind. Yin-Wasser und Yang-Sonne sind nach wie vor die Triebkräfte allen Lebens auf der Erde.

Die Zyklen von Tag und Nacht und die vier Jahreszeiten folgen dem Muster von wachsendem Yang (Morgendämmerung, Frühling), maximalem Yang (Mittag, Sommer), wachsendem Yin (Abend, Herbst) und maximalem Yin (Nacht, Winter).

Wir leben im Einklang mit der natürlichen Tagesordnung, wenn wir ein geregeltes Leben führen, mit dem Licht aufstehen, tagsüber voll aktiv sind, abends zur Ruhe kommen und nachts schlafen. Unsere Arbeit, unsere Aktivitäten, unsere Entspannung, unsere Ruhephasen und unser Schlaf sind ausgewogen und harmonisch. Wenn wir – durch Glück oder kluges Handeln – diesem natürlichen Rhythmus folgen können, bleiben wir frei von den negativen Auswirkungen von Überarbeitung, unzureichender Erholung und Schlaf sowie übermäßiger Inaktivität.

»Die unzähligen Lebewesen erwachen im Frühling zum Leben, wachsen im Sommer, werden im Herbst gesammelt und im Winter gespeichert. Diese Regelmäßigkeiten von Yin und Yang im Laufe der vier Jahreszeiten sind die Wurzel und die Quelle der unzähligen Wesen.«

Ma Shi, Kommentator des *The Yellow Emperor's Inner Classic* aus dem 16. Jahrhundert[172]

Für viele ist Nachtarbeit unvermeidbar, aber es ist bekannt, dass sie auf Dauer der Gesundheit und dem Wohlbefinden schadet. Die Nacht ist eine Yin-Zeit (kalt, dunkel, ruhig), auf die wir normalerweise mit Ruhe, Liegen und Zusammenrollen (alles Yin) reagieren. Ein Yang-Verhalten (aufrecht und aktiv) während des Tages widerspricht der natürlichen Ordnung.

Was den Jahreszyklus betrifft, rät uns *Der innere Klassiker des Gelben Kaisers*, unser Leben auf den Fluss der vier Jahreszeiten abzustimmen, um Gesundheit und Wohlbefinden zu erhalten. Wie es sich für einen zweitausend Jahre alten Text gehört, folgt dieses Muster dem des Bauern, der im Frühling sät, im Sommer seine Ernte gedeihen sieht, im Herbst erntet und im Winter lagert.

Der Lebenszyklus des Menschen verläuft in etwa genauso. Unsere Geburt und Kindheit spiegeln den Frühling wider, wenn die Natur zu neuem Wachstum aufblüht. Im Erwachsenenalter (Sommer) erreichen wir unsere maximale Kraft, Stärke und Aktivität, beginnen im mittleren Alter (Herbst) langsamer zu werden und ernten, was wir im Laufe unseres Lebens gesät und gepflanzt haben, und treten in den langsamen, letzten Winter unseres Lebens ein, in dem wir mehr Ruhe und Frieden finden.

Es ist für uns immer einfacher geworden, uns von den wechselnden Jahreszeiten, den Sonnenwenden und Tagundnachtgleichen, dem Einfluss des Wetters, den Mondphasen, dem sich ständig verändernden Tages- und Nachthimmel und dem Netz der Natur, das uns umgibt, zu lösen. Durch *Qigong* – wenn möglich im Freien – können wir uns auf Yin und Yang einstimmen und wieder eine Verbindung herstellen.

»Sommer … Überfluss und Blüte; das Qi von Himmel und Erde wirken zusammen, und die unzähligen Lebewesen blühen und tragen Früchte. Gehen Sie spät zu Bett und stehen Sie früh auf. Bekommen Sie nie genug von der Sonne.«

The Yellow Emperor's Inner Classic, 2. Jahrhundert v. Chr.– 1. Jahrhundert n. Chr.[173]

Anpassung an Wetter und Klima

Wir haben es viel leichter als unsere Vorfahren, uns vor dem Wetter zu schützen, auch wenn immer schnellere Klimaveränderungen dies zunehmend erschweren. Dennoch können die vorsichtigen chinesischen Lebensratschläge nach wie vor hilfreich sein.

»Winter … sichern und speichern; das Wasser ist gefroren und die Erde bricht auf … Geht früh schlafen und steht spät auf. Ihr müsst warten, bis die Sonne scheint. Lasst den Geist in einen Zustand versinken, als ob er verborgen wäre … als ob ihr geheime Absichten hättet; als ob ihr bereits etwas erreicht hättest.«

The Yellow Emperor's Inner Classic, 2. Jahrhundert v. Chr.– 1. Jahrhundert n. Chr.[174]

- Vermeiden Sie Kälte, Feuchtigkeit und Wind nach intensiver körperlicher Betätigung oder nach einem heißen Bad oder einer heißen Dusche. Zu diesen Zeiten sind die Poren noch offen und anfällig für Angriffe. Eine Ausnahme bildet die Saunakultur, bei der wir uns nach einer langen Zeit in der Hitze mit eiskaltem Wasser übergießen oder im Schnee wälzen. In diesem Fall bewirkt die extreme und plötzliche Kälteeinwirkung, dass sich die Poren schließen und der Körper geschützt ist.
- Vermeiden Sie es, auf kalten, feuchten Oberflächen wie dem blanken Boden oder Wänden zu sitzen, und achten Sie darauf, dass Ihre Beine und Füße nicht kalt werden. Die Beckenorgane, insbesondere die Blase und die Gebärmutter bei Frauen, gelten als besonders empfindlich. Frauen wird außerdem empfohlen, sich während der Menstruation warm zu halten (Kälte generell vermeiden, insbesondere am Bauch und im unteren Rückenbereich), da Kälte den freien Blutfluss behindern und Schmerzen sowie andere gynäkologische Beschwerden verursachen kann. In Japan wurden traditionell Haramakis – Taillenschärpen – getragen, um diesen wichtigen Bereich warm zu halten. Aus dem gleichen Grund sollten in dieser Zeit des Monats auch gekühlte Speisen und Getränke vermieden werden.
- Vermeiden Sie das Tragen von nasser oder feuchter Kleidung – egal, ob diese durch Regen, Nebel oder Schweiß nass geworden ist. Jeder Kontakt mit Feuchtigkeit, einschließlich des Liegens auf feuchtem Boden, erhöht das Risiko für Muskel- und Skelettbeschwerden, Rheuma und Arthritis.
- Es ist besonders wichtig, feuchte Wohnungen zu meiden. Feuchte oder schimmelige Gebäude sind eine Ursache für Gesundheitsprobleme wie Atemwegsinfektionen, allergische Rhinitis und Asthma – insbesondere bei Kindern.
- Personen mit Magen- und Darmbeschwerden sollten direkte Kälte, insbesondere kalten Wind, auf den Bauch sowie gekühlte Speisen und Getränke vermeiden.
- In ostasiatischen Kulturen gibt es eine langjährige Tradition, die als »der Sitzmonat« bekannt ist. Nach der Geburt sollten Frauen 30 Tage lang warm bleiben – sie durften nicht nach draußen gehen, sich nicht erkälten, sich nicht mit kaltem Wasser waschen und nicht einmal die Kühlschranktür öffnen. Die Zeit nach der Geburt gilt als besonders empfindliche Phase, in der die Abwehrkräfte des Körpers nach der Anstrengung und dem Blutverlust der Geburt noch geschwächt sind. Kälte und Feuchtigkeit, die in dieser Zeit eindringen, stellen nicht nur eine unmittelbare Gefahr dar, sondern erhöhen auch das Risiko, später im Leben an Rheuma und Arthritis zu erkranken.
- Es gibt ein chinesisches Sprichwort: »Im Frühling warm anziehen, im Herbst kühl bleiben«. Das bedeutet, dass wir, wenn das Wetter kälter wird, nicht sofort zu dicker Winterkleidung greifen sollten, sondern dem Körper Zeit geben sollten, sich langsam anzupassen und abzuhärten. Im Gegensatz dazu sollten wir im Frühling, wenn das Wetter wärmer wird, mit dem Ausziehen der Winterkleidung noch warten. Der Frühling ist eine Zeit, in der es tagsüber täuschend warm sein kann, aber am späten Nachmittag und frühen Abend plötzlich kühl wird. Ähnlich wie nach einem heißen Bad sind die Poren dann offen und anfällig für Angriffe.
- In vielen Teilen der Welt wird es immer schwieriger, sich vor starker Sonneneinstrahlung, extrem heißen Wetterbedingungen oder heißen Arbeitsbedingungen zu schützen. Sich nicht der Sonne aussetzen und Kopf und Körper bedecken

kann helfen, Verbrennungen und Sonnenstich zu vermeiden. Möglichkeiten zu finden, um bei heißem Wetter und in heißen Umgebungen kühl zu bleiben, kann helfen, Hitzschlag, Hitzeerschöpfung sowie Herz- und Atemprobleme zu vermeiden, insbesondere bei älteren Menschen und Kleinkindern. In China werden kühlende Lebensmittel und einfache Kräuterrezepturen häufig eingesetzt, um das Risiko eines Hitzschlags zu verringern.

Abgesehen von diesen sinnvollen Vorsichtsmaßnahmen sollten wir keine Angst vor dem Wetter haben. Wie der berühmte englische Wanderer Alfred Wainwright sagte: »Es gibt kein schlechtes Wetter, nur ungeeignete Kleidung.« Er sprach dabei vor allem vom Lake District in England, wo Regen, Wind, Feuchtigkeit und Kälte eher anzutreffen sind als sengende Hitze. In die Natur hinauszugehen und ihre wunderbaren Veränderungen zu erleben, ist lebens- und gesundheitsfördernd für Körper und Geist, und eine der Freuden des *Qigong* ist, dass wir es draußen praktizieren können, solange es nicht regnet oder besonders windig ist.

Erde (Yin) und Himmel (Yang) – Reflexionen

Frühe menschliche Artefakte, beispielsweise die Göttinnenfiguren, die in Siedlungen aus der späten Steinzeit gefunden wurden, deuten auf eine Zeit hin, in der das Weibliche, die Fruchtbarkeit, die Natur und die Erde (die alles Leben hervorbringt) verehrt wurden und möglicherweise eine dominante Rolle im religiösen Glauben spielten. Im antiken Griechenland wurden Göttinnen in Quellen (die aus der Erde sprudeln), in Höhlen (Tore zur tiefen, dunklen Erde) und in üppigen, fruchtbaren Wäldern verehrt. Keltische Passagengräber aus der Jungsteinzeit ermöglichten es, die Toten in gebärmutterähnlichen Kammern zu bestatten, bereit für die Wiedergeburt. Eines der berühmtesten dieser Gräber, das über 5000 Jahre alte Newgrange in Irland, wurde so gebaut, dass die Wintersonnenwende (Yang, das aus dem tiefsten Yin entsteht) durch den 19 Meter langen, vaginaähnlichen Gang scheint und die Grabkammer beleuchtet. Wie Shakespeare in Romeo und Julia schrieb: »Die Erde, die Mutter der Natur, ist ihr Grab; was ihr Grab ist, das ist ihr Schoß.«

Im Laufe der Zeit wurden diese Yin-Erdgöttinnen durch Yang-Himmelsgötter verdrängt. Ein typischer Mythos kennzeichnet diesen Wandel. Die griechische Sage erzählt, wie Herkules, Sohn des Himmelsgottes Zeus, mit Antaeus, Sohn des Poseidon (Gott des Meeres, der Quellen, der Vegetation und der Nymphen), rang. Der Riese Antaeus schöpfte seine Kraft aus der Erde, wann immer er zu Boden geworfen wurde, und um ihn zu besiegen, musste Herkules ihn vom Boden hochheben und zu Tode drücken. Jehova und Allah, die mächtigsten Manifestationen der Himmelsgötter, entsprangen den Wüsten des Nahen Ostens, wo der weite Himmel und die unerbittliche Sonne die Landschaft beherrschen.

Als die Himmelsgötter die Herrschaft übernahmen, wurden das Weibliche, das Materielle (von lateinisch »mater« – Mutter), das Physische, der befleckte sinnliche Körper und die Weisheit des Unbewussten abgewertet. Das Yin, die Unterwelt unter unseren Füßen, wurde als Reich der Hölle dämonisiert.

Vergleichen Sie dies mit dem *Daodejing*. »Der Geist des Tals stirbt nie; er ist die Frau, die Ur-Mutter.« »Gebären und nähren, tragen, ohne zu besitzen, arbeiten, ohne Anerkennung zu verlangen, führen, ohne zu beherrschen.« »Erkenne die Stärke des Mannes, aber bewahre die Fürsorge der Frau … erkenne das Weiße, aber bewahre das Schwarze.« [160]

»Es gibt zwei Quellen, die mit großer Kraft sprudeln. Das eine Wasser ist heiß und gehört dem Jungen; das andere Wasser ist kalt und wird die Quelle der Jungfrau genannt. Vereinige das eine mit dem anderen, damit die beiden Wasser eins werden; dieser Strom wird die Kräfte beider vereint besitzen.«

Atalanta fugiens, Michael Maier (1568–1622)[175]

Religion und ihre New-Age-Alternativen bieten oft eine einseitige Sichtweise – den Aufstieg in immer hellere und leichtere Sphären des reinen Geistes, weg vom materiellen Körper mit seinen drängenden Bedürfnissen und Wünschen. Diese Betonung des Lichten und Positiven leugnet oder verachtet das Dunkle und im Unbewussten Vergrabene, weil dies natürlich beängstigende Bereiche sein können.

Weisheit und Inspiration entstehen jedoch aus der Fähigkeit, Dunkelheit und Licht, Unteres und Oberes, Inneres und Äußeres, Yin und Yang in Einklang zu bringen. Die Erdenergie verkörpert die Weisheit der Geburt, der Fürsorge, der bedingungslosen Liebe und Akzeptanz, den physischen Körper, die Unterwelt, das Innere, das Unbewusste und das tiefe Wissen, das in den Tiefen der Psyche verborgen liegen kann. Die Energie des Himmels verkörpert die Eigenschaften der Kritik und Unterscheidung, der Vision, der Kraft des Intellekts, des Bewusstseins, des Äußeren und des Offenbarten. Yin und Yang zu harmonisieren, um ein ganzer Mensch zu werden, bedeutet daher, beides zu integrieren und in beidem Nahrung zu finden.

»Was in den höheren Welten ist, ist auch in den unteren Welten. Was der Himmel zeigt, findet sich auf der Erde. Feuer und fließendes Wasser sind Gegensätze. Glücklich bist du, wenn du sie vereinen kannst.«

Aureus tractatus de philosophorum lapide 1618[176]

Und »wie im Mikrokosmos, so auch im Makrokosmos«. Wenn die Harmonisierung von Yin und Yang als Weg zu persönlicher Weisheit und Integration gesehen werden kann, dann kann sie auch als Weg zur Heilung unserer selbst und der natürlichen Welt in einer Zeit gesehen werden, in der unsere langfristige Überlebensfähigkeit in Frage steht. Aus einem Zeitalter, das von den weiblichen Göttinnen der Erde und der Natur beherrscht wurde, gelangte die menschliche Kultur – oder zumindest der heute vorherrschende westliche Teil davon – in das Zeitalter der männlichen Himmelsgötter, die versuchten, die natürliche Umwelt so weit zu kontrollieren und zu unterwerfen, dass nun unsere Existenz bedroht ist. Die Yinyang-Theorie besagt, dass »jede Tendenz, wenn sie ihr Extrem erreicht, sich in ihr Gegenteil verwandelt«. Da wir nun zu viel Yang haben, müssen wir uns wieder der Kraft des Yin zuwenden, um ein Gleichgewicht zu finden, das den Planeten und seine Pflanzen, Menschen und andere Tiere erhalten kann.

Persönliche Berichte

»Belebend, ich fühle mich wie ein buntes Tuch, alle meine verschiedenen Teile sind zusammengenäht und zum Leben erweckt … tiefe Stille in Bewegung.«

Mica Bobsin

»Meine *Qigong*-Reise begann, nachdem bei mir Brustkrebs diagnostiziert wurde. Ich war siebenundvierzig Jahre alt, Mutter von drei Kindern, führte ein hektisches Leben und war völlig erschüttert, dass ich an Krebs erkrankt war. Mir wurde klar, dass ich dreißig Jahre lang beschäftigt gewesen war und mein eigenes Wohlbefinden irgendwie ganz unten auf meiner Prioritätenliste gelandet war. Ich brauchte eine Veränderung. Einen anderen Weg. Ich meldete mich für einen *Qigong*-Kurs an, ohne wirklich zu wissen, was mich erwarten würde. Ich hatte schon viel Yoga gemacht, war gelaufen und hatte Fitnessübungen gemacht, aber das hier war etwas ganz anderes. Die Verbindung von Bewegung, Atem und Geist hatte etwas sehr Kraftvolles. Es war auch erfrischend, meinen Körper mit Fokus und Konzentration auf eine Weise zu bewegen, wie ich es noch nie zuvor getan hatte. Es ging nicht darum, sich anzustrengen oder zu pushen, sondern darum, weich zu werden. Etwas in mir sagte: »Ah ja! Das ist es.« Ich praktiziere nun seit fünf Jahren und kann ehrlich sagen, dass mein tägliches *Qigong* zu einem der wichtigsten Dinge in meinem Leben geworden ist. Wie mein Lehrer mir gesagt hat, ist es zu meinem Freund geworden. Da ich mehr über die Vorteile des langsamen, tiefen Atmens gelernt habe, verstehe ich, dass mich das in einen entspannten Zustand versetzt, aber die Praxis gibt mir noch so viel mehr: eine Möglichkeit, mich mit der Natur und dem Universum zu verbinden, einen heiligen Raum, um in mich hineinzuhören. Und ja, natürlich schweifen meine Gedanken immer noch ab, aber ich weiß, wie ich sie wieder zu meinem Atem zurückbringen kann. Je länger ich damit fortfahre, desto demütiger werde ich angesichts dessen, wie viel es noch zu lernen gibt, aber *Qigong* gibt mir die Möglichkeit, still zu sein, mich selbst und alle anderen und alles andere zu akzeptieren und freundlich zu sein. Durch die Präsenz im Hier und Jetzt höre ich auf, mich über Kleinigkeiten aufzuregen. Nach meiner Krebserkrankung hat mir *Qigong* die Werkzeuge gegeben, um gut zu leben.«

Josie Lloyd

»Ich habe vor acht Jahren mit *Tai Chi* und *Qigong* begonnen, als ich nach der Diagnose Multiple Sklerose versuchte, mein Leben wieder in den Griff zu bekommen. Ich hatte die Fähigkeit verloren, ohne Hilfe zu gehen, und mein Gleichgewichtssinn und meine Tiefenwahrnehmung waren beeinträchtigt. *Tai Chi* und *Qigong* haben mir geholfen, meine Mitte wiederzufinden und Frieden mit meinem Körper zu schließen. Sie haben mir eine Richtung gegeben, in der meine Heilung wirklich beginnen konnte. Ich brauche jetzt keine Gehhilfen mehr und habe mein Leben zurück.«

Jude Sanders

Kapitel 6
Geschichte der Selbstkultivierung

Video 34: Geschichte des Qigong

Ursprünge des Qigong

Die Kultivierung und Integration von Körper, Atem und Geist wird in China seit über 25 Jahrhunderten praktiziert. Die frühesten Hinweise stammen zwar aus dem 4. Jahrhundert v. Chr., doch ihre Wurzeln liegen mit ziemlicher Sicherheit in viel älteren schamanistischen Traditionen. Schamanen waren dafür bekannt, dass sie zur Heilung und zum Erlangen von Weisheit in Trancezustände versetzt wurden, in denen sie oft mit den Geistern von Krafttieren verschmolzen – eine Praxis, die noch heute in den fünf Tierübungen zum Ausdruck kommt. Nach dem Weisen Konfuzius ausdem 5. Jahrhundert v. Chr. erforderte es jahrelange Kultivierung konzentrierter und ruhiger Zustände, um Schamane zu werden.

Im Laufe ihrer Entwicklung griffen diese Praktiken auf daoistische, buddhistische, konfuzianische und volkstümliche Traditionen sowie auf die Medizin und die Kampfkünste – insbesondere die inneren Stile – zurück.

Entsprechend dieser Vielfalt an Praktiken wurden eine Vielzahl unterschiedlicher Bezeichnungen verwendet, darunter *Daoyin* (Führen und Ziehen), *Neidan* (innere Alchemie), *Neigong* (innere Fertigkeit), *Xingqi* (Qi zirkulieren lassen), *Zhan Zhuang* (stehende Meditation), *Tuna* (Ausatmen und Einatmen), *Tugu Naxing* (alte Energie ausstoßen und neue Energie aufnehmen) und *Lianyang* (verfeinern und nähren). Viele wurden geheim weitergegeben, nur an Schüler oder innerhalb von Familien, und kamen erst im 20. Jahrhundert ans Licht. Seit den 1950er Jahren dient der Begriff *Qigong* als Oberbegriff für viele dieser unterschiedlichen Traditionen. Das bedeutet, dass wir beim Lernen und Praktizieren die Philosophie und Achtsamkeit der Transzendenzschulen, das ausgefeilte Verständnis der Körperstruktur und der integrierten Bewegung der Kampfkünstler sowie die Atemarbeit der Gesundheitspfleger integrieren können.

Das Nei Ye (Inneres Training) – 4. Jahrhundert v. Chr.

»Nur wenn du ausgerichtet und ruhig bist, kannst du stabil sein. Mit einem stabilen Geist im Zentrum, mit scharfen und klaren Augen und Ohren und mit festen und ruhigen Gliedmaßen kannst du einen Ort schaffen, an dem die Lebensessenz wohnen kann.«

Nei Ye (Inward Training), 4. Jahrhundert v. Chr.[177]

Das *Nei Ye*, eine Sammlung von 26 wunderschönen Versen, wird in erster Linie als Kerntext der frühen daoistischen Meditation gelesen, doch alle Praktizierenden von *Qigong* oder inneren Kampfkünsten werden sich mit vielen seiner Passagen identifizieren können.

Harold D. Roth ist Professor für Religionswissenschaft und Übersetzer einer der beliebtesten Versionen. Er bezeichnet es als den ältesten daoistischen Text und beschreibt es als »ein Handbuch über die Theorie und Praxis der Meditation, das die frühesten Hinweise auf Atemkontrolle und die früheste Diskussion über die physiologischen Grundlagen der Selbstkultivierung in der chinesischen Tradition enthält«.

Der zwölfeckige Jadeblock (xingqi yupei ming)

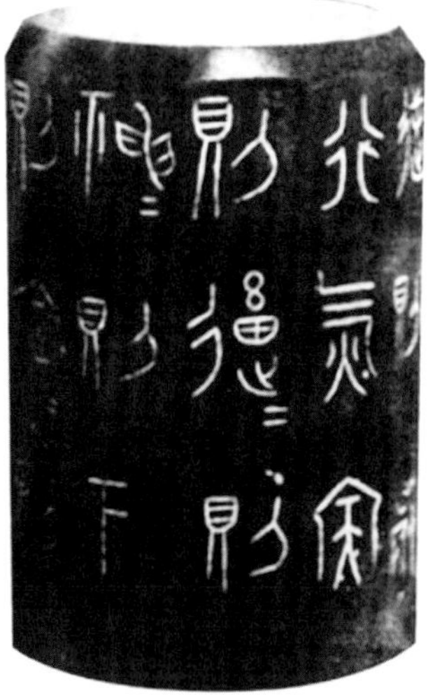

Die Inschrift »Breath Circulation Jade Pendant« (Anhänger aus Jade zur Atemzirkulation) befindet sich auf einem zwölfeckigen Jade-Block, der vermutlich als Anhänger oder Knauf für einen Stab diente und auf die Zeit zwischen dem 6. und 3. Jahrhundert v. Chr. datiert wird. Die 45 Zeichen umfassende Beschreibung der Atemübungen (*xingqi*) ist die früheste chinesische Erwähnung dieser Praxis. Sie wurde von Professor Donald Harper wie folgt übersetzt.

»Um das Qi zu lenken, lass es tief einströmen [durch Einatmen] und sammle es [im Mund]. Während es sich sammelt, dehnt es sich aus. Sobald es sich ausgedehnt hat, sinkt es nach unten. Wenn es nach unten sinkt, kommt es zur Ruhe. Wenn es zur Ruhe gekommen ist, wird es stabil. Wenn das Qi stabil ist, beginnt es zu sprießen. Aus dem Sprießen beginnt es zu wachsen. Während es wächst, kann es nach oben gezogen werden. Wenn es nach oben gezogen wird, erreicht es die Krone des Kopfes. Dann berührt es oben die Krone des Kopfes und unten die Basis der Wirbelsäule. Wer so übt, wird ein langes Leben erreichen. Wer dagegen handelt, wird sterben.«[178]

Dies spiegelt den Grundsatz wider, dass Qi, wenn wir es zunächst in den unteren Teil des Körpers (in diesem Fall die Basis der Wirbelsäule) sinken lassen, von dort aus auf natürliche Weise wieder aufsteigt. Das gleichzeitige Halten von oben und unten – Yang und Yin – verleiht ein langes Leben.

Das Daodejing – 4. Jahrhundert v. Chr.

Das *Daodejing* (Klassiker des Weges der Kraft) ist der grundlegende Text des philosophischen Daoismus – bevor dieser die Form einer Religion mit Tempeln und Priestern annahm. Der Legende nach wurde es von Laozi (dem Alten Meister) geschrieben, obwohl moderne Wissenschaftler seine Existenz anzweifeln. Heute wird es als Werk mehrerer Autoren angesehen, da im Laufe der Jahre etwas unterschiedliche Versionen entdeckt wurden. Eine Legende erzählt, wie Laozi, entsetzt über den moralischen Verfall des Stadtlebens, beschloss, Einsiedler zu werden. Als er das Stadttor verlassen wollte, bat ihn der Wächter, eine Aufzeichnung seiner Weisheit zu hinterlassen, und er schrieb in einer Sitzung das 81 Kapitel und 5000 Zeichen umfassende *Daodejing*.

Der Text hatte einen nachhaltigen Einfluss auf die chinesische Philosophie, Medizin, *Qigong* und die inneren Kampfkünste.

»Das Tao, das man erklären kann, ist nicht das ewige Tao. Der Name, den man benennen kann, ist nicht der ewige Name.«

Daodejing, 5. Jahrhundert v. Chr.[179]

Das Zhuangzi – 3./4. Jahrhundert v. Chr.

»Zhuang Zhou träumte einmal, er sei ein Schmetterling, der frei und unbeschwert durch die Welt flatterte. Als er aufwachte, wusste er nicht, ob er Zhuang Zhou war, der träumte, er sei ein Schmetterling, oder ein Schmetterling, der träumte, er sei Zhuang Zhou.«

Zhuangzi, 3./4. Jahrhundert v. Chr.[180]

Der *Zhuangzi* ist ein weiterer daoistischer Text, dessen erster Teil ziemlich zuverlässig von einer historischen Persönlichkeit – Meister Zhuang – verfasst wurde. Es ist ein außergewöhnliches Buch voller tiefer Weisheit, verrückter Geschichten und Fabeln. Zwei der bekanntesten sind »Der Koch des Prinzen Wen Hui« und »Der Schmetterlingstraum«. Die Geschichte vom Koch des Prinzen Wen Hui findet sich auf Seite 30.

Der *Zhuangzi* hat eine schlechte Meinung von *Daoyin*-Praktizierenden (*Qigong*). Er schreibt: *»Schnaufen und keuchen, ausatmen und einatmen, das Alte ausstoßen und das Neue einatmen, den »Bärenhang« und die »Vogeldehnung« machen, nur an einem langen Leben interessiert – das ist der Geschmack der Daoyin-Praktizierenden, der Körperpfleger.«*[164]

Diese Passage zeigt jedoch, dass Atemübungen und Tierübungen bereits vor fast zweieinhalbtausend Jahren verbreitet waren.

Im Gegensatz dazu sagt *Zhuangzi*: *»[Das Tao ist] in tiefster Dunkelheit; sein höchster Bereich liegt in der Finsternis und Stille. Nichts ist zu sehen, nichts ist zu hören. Halte den Geist in Stille, dann wird die Körperform richtig. Du hältst inne, hörst auf, bleibst rein und wühlst deine Lebensenergie nicht auf, dann kannst du Langlebigkeit erlangen.*

Wenn deine Augen nichts sehen, deine Ohren nichts hören und dein Geist nichts weiß, wird dein Geist deinen Körper erhalten und der Körper wird lange leben.«[182]

Diese Spannung zwischen aktiver Praxis, die Körper, Atem und Absicht willentlich lenkt, und passiver, loslassender Praxis zieht sich durch die traditionelle chinesische Gesundheits- und Langlebigkeitspflege. Beides findet sich – und kann genossen werden – in der modernen Praxis des *Qigong*.

Die Annalen von Lu Buwei – 239 v. Chr.

»Einmal, unter der Herrschaft von Kaiser Yao [legendärer Kaiser, traditionell datiert auf 2356–2255 v. Chr.], war die Kraft des Yin im Überfluss vorhanden, es gab zahlreiche Stagnationen und vielfältige Anhäufungen. Die Wege des Wassers waren unterbrochen und versperrt, sodass der Fluss schon an den Quellen schlecht war. Aus dem gleichen Grund sind die Muskeln und Knochen verspannt und lassen sich nicht gut beugen, wenn der Atem oder die Energie des Einzelnen verstopft und stagniert. Man schreibt daher bestimmte Tänze vor, die den Atem führen und dafür sorgen, dass er sich in harmonischer Weise durch den Körper bewegt.«

The Annals of Lu Buwei, 239 v. Chr.[181]

Die Annalen von Lu Buwei (*Lüshi chunqiu*) sind ein hunderttausend Zeichen umfassender Text, der unter der Schirmherrschaft des Kanzlers Lü Buwei aus der Qin-Dynastie zusammengestellt wurde. Zu den Themen gehören Regierung, Politik, Bildung, Kriegsführung, Musik und Landwirtschaft sowie mehrere Passagen, die sich mit Gesundheit und Selbstkultivierung befassen. Eine Passage (links) deutet auf einen Zusammenhang zwischen alten Heilungstänzen und *Qigong* hin, während eine andere eine der frühesten Erklärungen für die Vorteile körperlicher Bewegung liefert.

»Fließendes Wasser stagniert nicht und Türscharniere werden nicht von Maulwurfsgrillen befallen, weil sie sich bewegen. Das Qi und der Körper sind auch so. Wenn sich der Körper nicht bewegt, zirkuliert die Lebensessenz nicht; und wenn sie nicht zirkuliert, stockt das Qi.«[184]

Der Text legt auch nahe, dass Menschen, die ihren Geist und ihre Emotionen ebenso wie ihren Körper regulieren, weder von äußeren noch von inneren Krankheiten befallen werden können.

»Man möchte, dass die Haut straff ist [d. h. widerstandsfähig gegen äußere Krankheitserreger], dass die Blutgefäße ungehindert funktionieren, dass die Sehnen fest und die Knochen hart sind, dass Herz, Geist und Wille im Einklang sind und dass die Lebensenergien fließen. Wenn dies der Fall ist, haben Störfaktoren keinen Platz und Krankheiten können nicht entstehen.«[185]

Funde in Grabstätten aus dem 2. Jahrhundert v. Chr.

Im Jahr 1972 wurde während des Baus eines Krankenhauses in Mawangdui im Süden Zentralchinas eine zuvor unberührte Stätte entdeckt. Dort befanden sich die Gräber des Marquis von Dai, seiner Frau Lady Dai und ihres Sohnes. Zu den Funden gehörten einige der ältesten Versionen chinesischer Klassiker, darunter das *Daodejing* und das *Yijing (Buch der Wandlungen)*, medizinische Texte, Seidenkleider und Wandteppiche, Musikinstrumente, Tongefäße und viele Arten von Lebensmitteln, darunter *Sojabohnen-Jiang* (ein Vorläufer von Miso).

Unter den vielen Schätzen befand sich auch das *Daoyin Tu,* eine Seidenrolle, auf der 44 männliche und weibliche Figuren bei Dehnungs- und Beugeübungen dargestellt sind. Einige davon waren mit Bildunterschriften versehen, wie »Ziehen bei Taubheit«, »Ziehen bei Knieschmerzen« und »Ziehen bei Wärmeleiden«, was darauf hindeutet, dass diese Übungen bereits im 2. Jahrhundert v. Chr. zur Behandlung bestimmter Beschwerden empfohlen wurden.

Da nur 28 Illustrationen unbeschädigt waren, wurde von einem Team aus Archäologen, Historikern und *Qigong*-Praktikern eine restaurierte Version der Rolle erstellt. 25 Anmerkungen zu den Illustrationen sind ebenfalls erhalten geblieben und beschreiben verschiedene Tierbewegungen, darunter Bären, Kraniche, Affen und Gottesanbeterinnen.

Andere Schriftrollen, die in Mawangdui gefunden wurden, befassten sich mit Fasten und Atemübungen, und zwei – »Yin und Yang vereinen« (*he yinyang*) und »Das perfekte Dao in der Welt« (*tianxia zhidao tan*) – mit sexueller Kultivierung.

Zehn Jahre später wurde in Zhangjiashan in der Provinz Hubei ein weiteres Grab entdeckt. Es stammt aus dem Jahr 186 v. Chr. und enthielt medizinische und Akupunkturtexte sowie das *Yinshu* (Stretch Book). Auf Bambusstreifen beschrieben, enthielten sie vierzig verschiedene Übungen zur Erhaltung der Gesundheit und zur Behandlung von Krankheiten. Dazu gehörten Übungen für die Beine und Füße (z. B. das dreißigmalige Strecken und Beugen der Zehen) sowie für den Rücken und Nacken (z. B. »die Finger hinter dem Rücken verschränken und nach vorne beugen, dann den Kopf drehen, um auf die Fersen zu schauen«). Weitere Abschnitte befassten sich mit Ausfallschritten, Vorbeugen und Übungen zur Öffnung der Schultern.

Ein wunderschönes Poster der restaurierten Schriftrolle ist erhältlich unter www.jcm.co.uk/mawangdui-poster.html

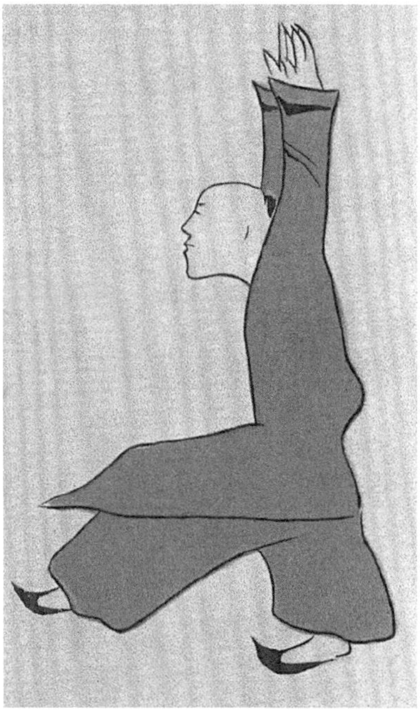

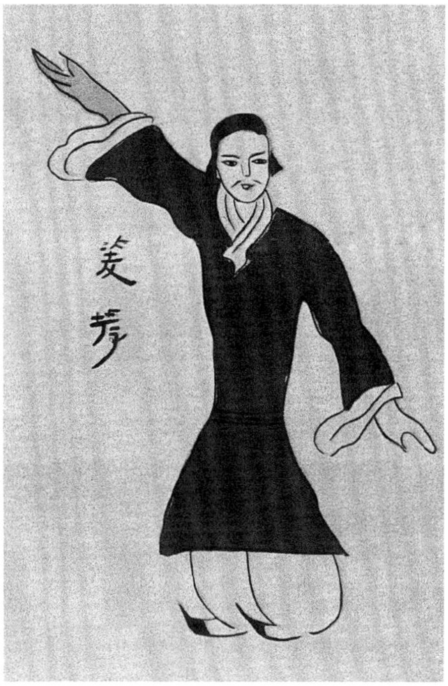

»Zusammengenommen bieten die vierzig Yinshu-Übungen ein ganzheitliches und umfassendes Training für den Körper, bei dem verschiedene Körperteile gebeugt, gestreckt und gedreht werden und alle Gelenke und Muskeln aktiviert werden.«

Livia Kohn in *Chinese Healing Exercises*[186]

Der Innere Klassiker des Gelben Kaisers – 2. Jahrhundert v. Chr.–1. Jahrhundert n. Chr.

»Die Weisen behandelten nicht diejenigen, die bereits krank waren, sondern diejenigen, die noch nicht krank waren. Sie versuchten nicht, das, was bereits in Unordnung war, in Ordnung zu bringen, sondern versuchten, Unordnung gar nicht erst entstehen zu lassen. Eine Krankheit zu behandeln, nachdem sie ausgebrochen ist, ist wie mit dem Graben eines Brunnens zu beginnen, wenn man bereits Durst hat, oder erst dann mit dem Schmieden von Waffen zu beginnen, wenn die Schlacht bereits begonnen hat. Wäre das nicht auch zu spät?«

The Yellow Emperor's Inner Classic (of Medicine), 200 v. Chr.–200 n. Chr.[187]

Das *Huangdi Neijing*, manchmal auch als »Bibel« der chinesischen Medizin bezeichnet, wurde irgendwann zwischen dem 1. Jahrhundert v. Chr. und dem 1. Jahrhundert n. Chr. verfasst. Der Text besteht aus zwei Büchern mit jeweils 81 Kapiteln (Grundlegende Fragen und Geistiger Drehpunkt) und hat die Form einer Diskussion zwischen dem legendären Gelben Kaiser und seinem Minister Qi Bo. Obwohl ein Großteil des Textes aus medizinischen Diskussionen besteht, wird das Kernthema bereits auf der ersten Seite dargelegt. Der Kaiser fragt, warum die Menschen in »alten Zeiten« über hundert Jahre alt wurden und noch immer kräftig waren, während sie heute schon mit fünfzig Jahren altersschwach sind. Qi Bo könnte genauso gut heute sprechen, wenn er antwortet, dass die Menschen früher wussten, wie man richtig lebt. Sie aßen und tranken in Maßen, führten ein geregeltes Leben und richteten ihr Verhalten nach dem Wechselspiel von Yin und Yang (d. h. sie folgten der natürlichen Ordnung der Dinge). Im Gegensatz dazu, sagt er, trinken die Menschen heutzutage Alkohol »wie Wasser«, geben sich hemmungsloser Sexualität hin und »haben keine Ahnung, was es bedeutet, sich mit Genüssen zurückzuhalten … Sie sind nur auf schnelle Befriedigung aus … Ihr gesamtes Leben, ihr Rhythmus von Schlafen und Wachen ist völlig ohne Mäßigung und Regelmäßigkeit. So erreichen sie nicht einmal das Alter von fünfzig Jahren, ohne zu verfallen.«

»Als Nächstes kamen die Weisen. Sie lebten in Harmonie mit Himmel und Erde. Sie gaben ihren Begierden und Wünschen nach, und ihr Herz kannte keinen Zorn. Sie bemühten sich nach Kräften um friedliche Entspannung und betrachteten Selbstverwirklichung als Erfolg.«

The Yellow Emperor's Inner Classic, 2. Jahrhundert v. Chr.–1. Jahrhundert n. Chr.[117]

Das war seiner Zeit weit voraus. Krankheit und kurzes Leben, so wurde behauptet, seien nicht auf Götter und Dämonen, Flüche und den bösen Blick zurückzuführen – Vorstellungen, die in Europa bis ins späte Mittelalter hinein Bestand hatten, als Krankheit als himmlische Strafe für Sünden galt. Vielmehr seien sie auf erkennbare Gewohnheiten und Verhaltensweisen zurückzuführen.

Darüber hinaus betrachtete es die Vorbeugung von Krankheiten als die höchste (und wirksamste) Form der Medizin.

Hua Tuo – 3. Jahrhundert

Hua Tuo ist einer der berühmtesten Ärzte der chinesischen Medizingeschichte. Er soll als Erster bei Operationen Betäubungsmittel eingesetzt und ein Pulver namens *Mafeisan* (betäubendes Kochpulver) erfunden haben, dessen Rezept verloren gegangen ist. In *»Die Geschichte der Drei Reiche«*, einem Roman aus dem 14. Jahrhundert, wird er berühmt dargestellt, wie er den Arm des Generals Guan Yu operiert, nachdem dieser von einem vergifteten Pfeil getroffen wurde. Guan Yu soll jede Betäubung abgelehnt haben, und während Hua Tuo das Fleisch aufschnitt und das Gift aus dem Knochen kratzte, spielte der General das alte Spiel *Weiqi* (Go), um sich abzulenken. Hua Tuo geriet später in Konflikt mit einem anderen General, Cao Cao, der unter qualvollen Kopfschmerzen litt. Da Hua Tuo der einzige Arzt war, der sie lindern konnte, verlangte der General, dass er als sein

Leibarzt an ihn gebunden blieb. Als Hua Tuo sich weigerte, weil er zu seinem Gelehrtenleben zurückkehren wollte, ordnete Cao Cao seine Hinrichtung an. Vor seinem Tod soll Hua Tuo eine Schriftrolle mit seinem gesamten medizinischen Wissen verfasst und sie seinem Kerkermeister übergeben haben, doch aus Angst um sein Leben weigerte sich dieser, sie anzunehmen, woraufhin Hua Tuo die Schriftrolle verbrannte.

Zu seinen zahlreichen Errungenschaften zählt, dass Hua Tuo alte Praktiken, die auf Tierbewegungen basierten, weiterentwickelte und zu den sogenannten fünf Tierübungen (*wuqinxi*) machte, die noch heute praktiziert werden.

Ge Hong – 4. Jahrhundert

Ge Hong war ein Alchemist, Philosoph und Arzt, der sein Leben der Suche nach Unsterblichkeit durch Atemübungen, sexuelle Kultivierung, *Qigong*-ähnliche Praktiken, Ernährungsmedizin und die Einnahme von Kräutern und alchemistischen Präparaten widmete. Sein Name wurde 2015 bekannt, als Professorin Youyou Tou für die Entwicklung des Malariamedikaments Artemisinin den Nobelpreis für Physiologie und Medizin erhielt. Sie hatte sich intensiv mit alten chinesischen Medizinbüchern beschäftigt und in Ge Hongs *Handbuch der Notfallrezepte* auf die Verwendung des Krauts *Qinghao* (Artemisia annua) zur Behandlung von Malaria gestoßen.

Der Daoyin-Klassiker – 4. Jahrhundert

Das *Daoyin Jing* oder *Daoyin Classic* aus dem 4. Jahrhundert, auch bekannt als *Schrift der vollkommenen Klarheit über Heilübungen und Lebenspflege*, widmete sich ausschließlich Praktiken, die Bewegung, Atmung, Meditation und Visualisierung integrieren. Es unterschied zwischen achtsamen Übungen zur Heilung des Inneren des Körpers und Bewegungsübungen zur Heilung der Gliedmaßen.

»Die Praxis der Heilübungen beseitigt alles ungesunde Qi aus den Gliedmaßen, dem Skelett, den Knochen und den Gelenken. So bleibt nur gesundes Qi im Körper, es wird immer reiner und essenzieller. Üben Sie die Übungen fleißig und sorgfältig, wann immer Sie Zeit haben. Wenn Sie sie morgens und abends durchführen, werden Ihre Knochen und Gelenke allmählich fest und stark, wodurch die hundert Krankheiten geheilt werden … Durch die Lenkung des Qi können Sie das innere Qi der Organe ergänzen; durch das Üben der Übungen können Sie die vier Gliedmaßen heilen. Indem Sie dem Dao der natürlichen Spontaneität so fleißig wie möglich folgen, erreichen Sie einen Zustand des gegenseitigen Schutzes mit Himmel und Erde«[190]

»Unter den Unsterblichen des Altertums, bis hin zur Han-Zeit gab es daoistische Meister, Herren und Gefährten, die die Künste des Daoyin ausübten, sich kopfüber hängen, führten den rückwärtsgewandt Blick des Falken aus, zogen und dehnten Rücken und Hüfte, bewegten alle Gelenke, um den Alterungsprozess zu verzögern. Ich beherrsche eine Kunst, die Fünf Tiere genannt wird: Das erste Tier ist der Tiger, das zweite der Hirsch, das dritte der Bär, das vierte der Gibbon und das fünfte der Vogel. Diese Tiere heilen auch Krankheiten und sind sowohl für die Hände als auch für die Füße von Nutzen. Diese sollte man häufig zum Üben von Daoyin verwenden. Wenn sich der Körperkern nicht beschwingt anfühlt, sollte man aufstehen und eine der Tierübungen ausführen. Sobald man leicht ins Schwitzen kommt, sollte man aufhören und den Körper mit Puder einreiben, dann wird der Körper leicht und beweglich und der Magen Appetit haben.«

Hua Tuo, 3. Jahrhundert[188]

»Der Körper sollte immer trainiert werden; die Nahrungsaufnahme sollte immer minimal sein. Doch auch beim Training sollte man nicht übertreiben; bei der Reduzierung der Nahrung nicht bis zur Auszehrung gehen.«

Ge Hong, 283–343[189]

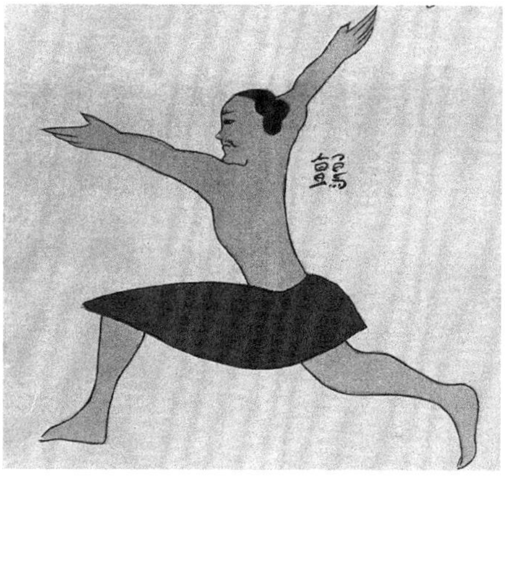

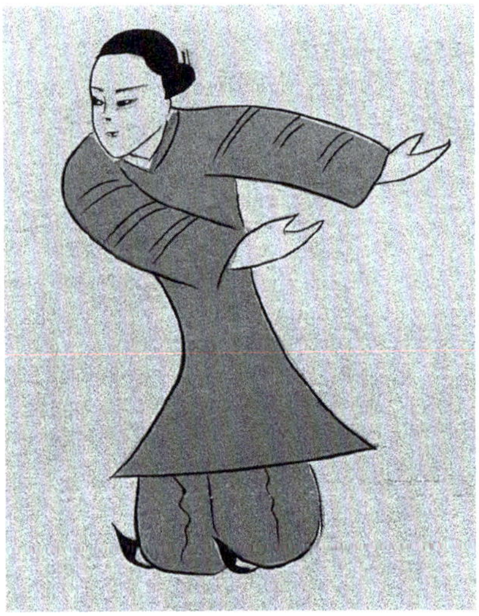

Daoyin als Staatsmedizin – 6./7. Jahrhundert

Die kurze, aber dynamische Sui-Dynastie (581–618) brachte die Gründung einer neuen Hauptstadt in Xian (Heimat der Terrakotta-Krieger), den Bau von Kanälen, die Nord- und Südchina verbanden, und die Einrichtung einer kaiserlichen Heilkunde. Dort waren 120 Meister des *Anmo* beschäftigt – wörtlich »Drücken und Kneten« –, einer wirkungsvollen Form der Heilmassage, die heute besser als *Tuina* bekannt ist. Die Masseure fungierten auch als Lehrer für *Daoyin* und Atemtechniken, was sich heute in chinesischen Krankenhäusern widerspiegelt, wo die fleißigen Tuina-Masseure oft die engagiertesten *Qigong*-Praktizierenden sind.

Gegen Ende der Sui-Dynastie erschien das *Zhubing Yuanhou Lun* (Abhandlung über die Ursachen und Symptome von Krankheiten). Dieser Text beschreibt 213 spezifische Daoyin-Übungen für verschiedene Erkrankungen.

»Die Übung besteht darin, alle schlechten, pathogenen und bösartigen Formen des Qi im Körper zusammenzuführen, ihnen dann zu folgen, sie anzuziehen und für immer aus dem Körper zu vertreiben. Deshalb wird diese Übung Daoyin genannt, was so viel bedeutet wie leiten und ziehen«.[191]

Es richtete sich vor allem an gebildete und wohlhabende Menschen, warnte vor Faulheit und empfahl körperliche Bewegung. Gleichzeitig mahnte es angesichts der vorzeitigen Alterung der Landarbeiter zur Vorsicht vor Überanstrengung des Körpers.

»Menschen sollten nicht danach streben, sich den Genüssen hinzugeben. Hedonisten leben nicht lange. Sie sollten sich jedoch auch nicht zu Anstrengungen zwingen, die ihre Kräfte übersteigen, wie z. B. schwere Dinge zu mögen und mit Gewalt zu ziehen, Erde zu graben und andere harte Arbeit zu verrichten, sowie nicht zu ruhen, wenn sie müde sind. Diese Dinge erschöpfen sie nur bis auf die Knochen. Tatsächlich ist harte Arbeit besser als Genusssucht und Hedonismus. Es ist gut, wenn sie von morgens bis abends etwas zu tun haben, aber wenn sie das Gefühl haben, dass sie an ihre Grenzen stoßen und sich ausruhen müssen, sollten sie sich ausruhen und dann wieder an die Arbeit gehen. Daoyin unterscheidet sich davon nicht. Fließendes Wasser stagniert nie und Türscharniere rosten nie, weil sie so viel arbeiten.«

Sun Simiao 581–682

Sun Simiao ist Chinas berühmtester Arzt der Antike und im Volksmund als Gott (oder Buddha) der Medizin bekannt. Er war Daoist und Buddhist und legte wie Hippokrates ethische Richtlinien für die medizinische Praxis fest.

Eine Schriftrolle seines medizinischen Klassikers »*Essenzielle Rezepte für jeden Notfall – tausend Gold wert*« widmete er der Lebenspflege (*Yang Sheng*) mit Ratschlägen zu Bewegung, Selbstmassage, Qi-Kultivierung und Atemübungen. In Bezug auf körperliche Aktivität wiederholte er den althergebrachten Ratschlag, auf Ausgewogenheit und Mäßigung zu achten und von der Natur zu lernen. Er schrieb: »Der Weg, das Leben zu pflegen, besteht darin, … niemals lange zu sitzen oder zu liegen … langes Liegen schadet dem Qi … langes Sitzen schadet dem Körper.«

»Das Qi schädigen« bedeutet, dass der Körper geschwächt wird, während »das Fleisch schädigen« bedeutet, dass die Muskeln schlaff werden. Diese akuten Beobachtungen stimmen mit modernen Erkenntnissen überein, dass gleichmäßige Bewegung über den Tag verteilt sogar vorteilhafter sein kann als das intensivste Training, wenn darauf viele Stunden Sitzen folgen. Aber um erneut die trügerisch einfache Weisheit des Mittelwegs zu demonstrieren, fügte er hinzu: »Der Weg, das Leben zu pflegen, besteht darin, sich nie lange zu bewegen oder zu stehen (d. h. übermäßige körperliche Aktivität) … langes Stehen schädigt die Knochen.«

Stehendes *Qigong* bietet zahlreiche Vorteile für den Körper, darunter die Stärkung der Knochen, während die Vorteile des Arbeitens an einem erhöhten Schreibtisch anstelle des ganztägigen Sitzens durch die aktuelle Bewegungswissenschaft hervorgehoben werden. Es ist jedoch seit langem bekannt, dass zu langes Stehen schädlich ist. In den letzten Jahren haben verschiedene Studien gezeigt, dass das Stehen während des größten Teils des Arbeitstages zu Erkrankungen der unteren Gliedmaßen, Schmerzen im unteren Rückenbereich, Nacken- und Schulterverspannungen, Bluthochdruck, Herz- und Kreislaufproblemen sowie einem erhöhten Risiko für Fehlgeburten und Frühgeburten führen kann.

»Wenn die Menschen ihren Körper trainieren, können die hundert Krankheiten nicht entstehen.«

Sun Simiao, 7. Jahrhundert[192]

Die Verbindung zu Indien

Sun Simiao beschrieb in seinem bahnbrechenden Werk »*Essential Prescriptions for Every Emergency worth a Thousand in* Gold« (*Unverzichtbare Rezepte für jeden Notfall, die tausend Goldstücke wert sind*) eine Reihe von achtzehn »Massagetechniken aus Indien« (auch Brahmanische Techniken genannt). Das Buch enthält auch eine Vielzahl von indisch beeinflussten Kräutern, Behandlungsmethoden und medizinischen Theorien.

Zu den 18 Praktiken gehören Selbstmassagen und »yogaähnliche« Bewegungen, z. B. »mit beiden Händen vom Boden abstoßen und nach hinten schauen«. Einige beschreiben jedoch Bewegungen, die wir heute als *Qigong*-Bewegungen kennen.

»Verwenden Sie die Hände, als würden Sie einen 400-Kilogramm-Bogen spannen«, »drücken Sie mit beiden Händen fest auf die Oberschenkel und drehen Sie den Körper sanft« und »ballen Sie die Fäuste und schlagen Sie nach vorne« beschreiben die zweite, fünfte und siebte Bewegung der *Baduanjin*-Form.

»Wenn kranke Patienten zu ihm kommen, um Hilfe zu suchen, darf er nicht fragen, ob sie adlig oder niedrig, arm oder reich sind, noch darf er ihr Alter oder ihre Jugend, ihre Schönheit oder Hässlichkeit berücksichtigen, noch darf er sie verabscheuen oder mögen, noch darf er darauf achten, ob sie seine Freunde sind, ob sie Chinesen oder Barbaren, ein Narr oder ein Weiser ist. Er muss alle genau so behandeln, als wären sie seine nächsten Verwandten … Wenn er das Leiden und die Trauer anderer sieht, muss er so handeln, als wäre es sein eigenes wäre, und sein Herz tief für ihr Elend öffnen. Er darf gefährliche Berge mit schroffen Klippen zu keiner Zeit meiden. Tag und Nacht, winterliche Kälte oder sommerliche Hitze, Hunger oder Durst, Müdigkeit und Erschöpfung. Er muss sich unermüdlich um ihre Rettung kümmern, ohne an Anstrengungen oder sein Äußeres zu denken. Wenn er so handelt, kann er als großartiger Arzt für die Massen dienen.«

Sun Simiao, 7. Jahrhundert[193]

Liu Guizhen und die Erfindung des modernen Qigong

Erst Mitte des 20. Jahrhunderts wurde der Begriff »*Qigong*« – das *Gong* (Arbeit oder Fertigkeit) des Qi – als Oberbegriff für eine Vielzahl alter Traditionen aus dem Daoismus, Buddhismus, Konfuzianismus, den Kampfkünsten und der Medizin verwendet. Diese Tatsache erklärt auch die enorme Vielfalt der *Qigong*-Stile. Sie reichen von ruhig und still bis kraftvoll und anstrengend.

Qigong in seiner modernen Form entstand am 3. März 1949. Seine Entstehung wurde von Huang Yueting, einem Kader der Kommunistischen Partei in der befreiten Region Huabei in Nordchina, bekannt gegeben. Angesichts hartnäckiger Gesundheitsprobleme und mangelnder medizinischer Versorgung war die lokale kommunistische Verwaltung fasziniert von der Geschichte des jungen Parteimitglieds Liu Guizhen. Nachdem er jahrelang unter Schwäche, Schlaflosigkeit und Magengeschwüren gelitten hatte, kehrte er wie verwandelt aus seinem Heimatdorf zurück. Er berichtete, dass er von einem alten Meister innere Kultivierungsübungen (*neiyanggong*) gelernt habe. Er praktizierte 102 Tage lang, stand in stiller Meditation, regulierte seinen Atem und konzentrierte seinen Geist auf den Akupunkturpunkt *Yongquan* (sprudelnde Quelle) an den Fußsohlen. Währenddessen rezitierte er ein einfaches Mantra (»Meine Organe bewegen sich, mein Geist ist still«). Die Ergebnisse waren so beeindruckend, dass Liu mit Unterstützung der örtlichen Kommunistischen Partei begann, eine Heilmethode zu lehren, die auf dem basierte, was er gelernt hatte.

1953 veröffentlichte er »*Die Praxis der Qigong-Therapie*«, das sich schließlich zwei Millionen Mal verkaufte, und eröffnete Kliniken in Tangshan und Beidahe. Indem er *Qigong* als medizinische Praxis ohne religiösen Hintergrund propagierte und dessen wissenschaftliche Grundlagen hervorhob, machte Liu *Qigong* für die Kommunistische Partei akzeptabel. Innerhalb weniger Jahre praktizierten hochrangige Mitglieder der chinesischen Regierung *Qigong*, und Rehabilitationszentren, Krankenhäuser und Universitäten richteten *Qigong*-Abteilungen ein – alle offiziell von der Regierung kontrolliert und genehmigt.[194] *Qigong* wurde eher als Volks- oder proletarische Praxis denn als elitäre Wissenschaft für Experten definiert und profitierte besonders vom Großen Sprung nach vorn (1959–61), als 70 *Qigong*-Kliniken und Sanatorien eingerichtet wurden. Aber wie es damals in China üblich war, wendete sich das Blatt. Anfang der 1960er Jahre wurde *Qigong* als »verrottetes Relikt des Feudalismus« und »Abfall der Geschichte« heftig attackiert. Als die Kulturrevolution (1966 bis 1976) Einzug hielt, wurde Liu Guizhen aus der Kommunistischen Partei ausgeschlossen und zur Umerziehung geschickt, die Mitarbeiter in Tangshan mussten Straßen und öffentliche Toiletten reinigen, und das Sanatorium in Beidahe wurde geschlossen. Einige der anderen frühen Pioniere des *Qigong* litten unter Haft und unerträglichen Misshandlungen und starben.[195]

Guo Lins Anti-Krebs-Qigong

Während der Kulturrevolution (1966 bis 1976) wurde *Qigong* vom Staat offiziell verboten. Doch eine mutige Frau – Guo Lin, eine Lehrerin für chinesische Malerei – begann, unter Umgehung staatlicher Institutionen Kurse in öffentlichen Parks abzuhalten. Im Alter von 59 Jahren und nach sieben Operationen wegen Gebärmutter- und Blasenkrebs hatte sie nur noch sechs Monate zu leben. Sie weigerte sich jedoch aufzugeben, studierte traditionelle Heilmethoden und entwickelte eine Form des Geh-*Qigong*, das sie täglich mehrere Stunden lang praktizierte. Innerhalb weniger Monate war ihr Krebs in Remission und sie begann, ihre neue *Qigong*-Therapie zu unterrichten.

Von der Polizei schikaniert, zog sie von Park zu Park, wobei ihre Methoden schließlich Tausende von Studenten anzogen, zunächst in ganz China und schließlich sogar weltweit. Nach dem Ende der Kulturrevolution wurde sie gebeten, Kurse an der Pädagogischen Universität Peking zu geben. Ihrem Beispiel folgend begannen andere *Qigong*-Lehrer, meist in den frühen Morgenstunden, Kurse in öffentlichen Räumen abzuhalten. Als der staatliche Druck auf *Qigong* nachließ, verbreitete es sich explosionsartig in ganz China.

Als ich 1981 in China Akupunktur studierte, wurde unserer Klasse ein sanftmütiger Mathematikprofessor vorgestellt. Er erzählte uns, dass bei ihm Lungenkrebs im Endstadium diagnostiziert worden war. Obwohl ihm nur noch wenige Monate zu leben gegeben wurden, riet man ihm, Anti-Krebs-*Qigong* zu praktizieren. Er sagte: »Man sagte mir, ich solle an etwas denken, das ich mag, und ich liebe Pfingstrosen«, also ging er jeden Tag um fünf Uhr morgens in den Park und praktizierte vier Stunden lang, während er sich wunderschöne Pfingstrosen vorstellte. Jetzt, fünf Jahre später, ist er krebsfrei.

Qigong-Fieber

In den 1980er Jahren praktizierten schätzungsweise hundert Millionen Menschen – über zwanzig Prozent der städtischen Bevölkerung – regelmäßig *Qigong*. David Palmer beschreibt dies in seinem Buch »*Qigong Fever*« als »die am weitesten verbreitete Form der Volksreligiosität im urbanen China nach Mao. In dieser Zeit verbreiteten sich Atem- und Meditationstechniken in einem Ausmaß, wie es in der chinesischen Geschichte wohl noch nie zuvor gesehen wurde.«[196]

Zu dieser Zeit geriet *Qigong* auch in einen Rausch um paranormale Kräfte. Forschungsinstitute verkündeten, dass sie die Existenz von externem Qi nachgewiesen hätten, das von den Händen und Körpern der Praktizierenden übertragen werde. *Qigong*-»Meister« hielten öffentliche Massenheilungen ab, führten in Fernsehsendungen zur besten Sendezeit Zaubertricks vor und verdienten damit ein Vermögen. Eine ausführlichere Darstellung dieser außergewöhnlichen Ereignisse findet sich in »Die gefährliche Verlockung des magischen Denkens« (Seite 181).

Der Aufstieg und Fall von Falungong

Falungong (Dharma-Rad-Praxis) ist eine sektenähnliche Schule, die Anfang der 1990er Jahre in China entstand. Ihr Anführer Li Hongzhi propagierte sie mit den höchsten spirituellen Zielen der »Reinigung des Herzens und Erlangung der spirituellen Erlösung«, änderte seinen Geburtstag in den Geburtstag Buddhas und verbot seinen Anhängern, andere spirituelle, philosophische oder religiöse Bücher als seine eigenen zu lesen. Er wetterte gegen die Vermischung verschiedener Rassen, behauptete, Außerirdische würden die menschliche Gesellschaft infiltrieren, und erklärte sich selbst zum Retter der Menschheit und zum Reformer aller Lebensformen und Materie im Universum. Als er 1997 bereits 100 Millionen Anhänger hatte, begann *Falungong*, sich von der offiziellen *Qigong*-Organisation des Staates zu distanzieren.

Obwohl es bereits eine wachsende Gegenbewegung gegen die Macht der *Qigong*-Meister und ihrer Anhänger gab, waren die Angriffe auf *Falun Gong* zunächst recht zurückhaltend, da die Organisation Freunde in hohen Positionen hatte. Journalisten, die es wagten, Kritik zu üben, wurden bald aus ihrem Beruf vertrieben. Schließlich fassten die Medien mit zeitweiliger Unterstützung des Staates Mut. Die Zeitung *Guangming Daily* kritisierte Li Hongzhis Buch *Zhuan Falun* als »pseudowissenschaftlich … und feudalistischen Aberglauben verbreitend«, der Pekinger Fernsehsender strahlte eine Sendung aus, in der *Falun Gong* als »böse Sekte« bezeichnet wurde, Chinas wichtigste buddhistische Zeitschrift brachte *Falun Gong* mit rebellischen Sektenbewegungen aus Chinas Vergangenheit in Verbindung, und andere Kritiker verglichen die Bewegung mit dem Boxeraufstand. Als Reaktion auf diese Angriffe mobilisierte Li Hongzhi, der inzwischen in New York lebt, seine Anhänger zu Massendemonstrationen vor Zeitungsredaktionen und Fernsehsendern. Trotz der außergewöhnlichen Sensibilität der chinesischen Regierung gegenüber öffentlichen Demonstrationen reagierte sie nur zögerlich. Zu den Anhängern *von Falungong* gehörten einflussreiche Wissenschaftler, Universitätsprofessoren und pensionierte Beamte. Eine Untersuchung der staatlichen Sportkommission zu *Falungong* ergab, dass 97,9 % der Anhänger von einer Verbesserung ihres Gesundheitszustands berichteten, wodurch dem Staat schätzungsweise 1700 Yuan pro Person und Jahr eingespart wurden.

Die Lage spitzte sich zu, als 10 000 *Falun* Gong-Anhänger in Peking gegen die chinesische Regierung demonstrierten. Der Vorsitzende der Kommunistischen Partei, Jiang Zemin, schrieb an die Parteiführung, dass es »der größte Witz der Welt« wäre, wenn die Partei *Falun Gong* nicht besiegen könnte. Innerhalb weniger Wochen wurden alle Mittel eines repressiven Staates eingesetzt, um die Bewegung zu zerschlagen. In den chinesischen Medien wurde eine massive Anti-Falun-Gong-Kampagne gestartet, Demonstranten wurden von der Bereitschaftspolizei geschlagen und verhaftet, die Anführer der Bewegung wurden zusammen mit vielen Tausenden Anhängern inhaftiert, und *Falun Gong* wurde für illegal erklärt.

Innerhalb weniger Jahre war die *Qigong*-Begeisterung vorbei – fast so, als hätte es sie nie gegeben. *Qigong*-Meister verschwanden oder suchten Zuflucht im Ausland, und die staatlichen Sportbehörden erklärten, dass nur vier Traditionen offiziell praktiziert werden dürften: die Acht Brokatübungen (*Baduanjin*), das Spiel der fünf Tiere (*Wuqinxi*), die Umwandlung von Muskeln und Sehnen (*Yijinjin*) und die sechs Heilklänge (*Liuzijue*). Staatliche Unterstützung und Förderung erhielten zunehmend *Tai Chi* und andere Kampfkünste, insbesondere Wettkampf- und Vorführversionen. Innere Entwicklung wurde missbilligt.

In den letzten Jahren haben sich diese Einschränkungen gelockert. Das morgendliche Training in Parks und öffentlichen Räumen wird weiterhin fortgesetzt, aber obwohl *Tai Chi*, *Qigong* und Kampfsportarten immer noch zu sehen sind, wurden sie häufig durch Aktivitäten wie Gesellschaftstanz oder traditionellen Tanz, Rückwärtsgehen, Barfußlaufen auf speziell angelegten Kopfsteinpflasterwegen und die Nutzung von Trainingsgeräten ersetzt.

Kapitel 7
Qigong-Stile und -Formen

»Die Hände mit den Handflächen nach oben hoch halten, um die inneren Organe zu regulieren, und die Haltung eines Bogenschützen einnehmen, der mit beiden Händen schießt. Einen Arm seitlich halten, um die Funktionen von Milz und Magen zu regulieren, und nach hinten schauen, um Krankheiten und Anstrengung zu vermeiden. Den Kopf und den unteren Teil des Körpers drehen Körper, um Stress abzubauen, und die Hände über den Rücken und die Beine zu bewegen und die Füße zu berühren, um die Nieren zu stärken. Die Fäuste ballen und die Augen zusammenkneifen, um die Kraft zu steigern, und die Fersen heben und senken, um verschiedene Krankheiten zu heilen.«

Neu veröffentlichte Illustrationen zu Gesundheit und Fitness: *Ba Duan Jin*, 2017[197]

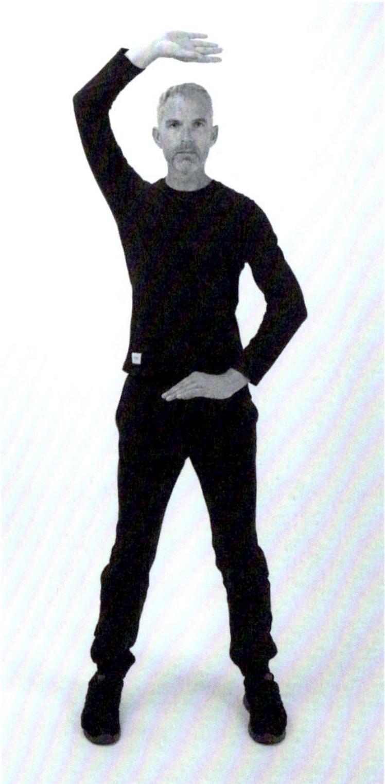

Baduanjin 3: Himmel und Erde trennen

Angesichts seiner langen Geschichte und des Einflusses so vieler verschiedener Traditionen der Selbstkultivierung ist es nicht verwunderlich, dass es Dutzende – wenn nicht Hunderte – von *Qigong*-Übungen gibt. Das bedeutet, dass die Auswahl eines Kurses, eines Lehrers und einer Form eine Herausforderung sein kann. Diese kurze Beschreibung einiger der bekanntesten und beliebtesten Stile kann daher hilfreich sein.

Baduanjin – Acht Brokatübungen

Das Baduanjin stammt aus der Song-Dynastie (960–1279) und ist heute weit verbreitet und sehr beliebt. Der Legende nach wurde es von General Yue Fei erfunden, der es als Übung für seine Soldaten entwickelte.

Der Name bedeutet »acht Brokatstücke« oder »acht Seidenstücke«. Brokat ist ein reich verzierter Stoff, der oft aus farbiger Seide und Gold- und Silberfäden hergestellt wird. Diese beiden Namen passen zu einer Form, die sowohl stark als auch schön ist, wie Seide.

Baduanjin entwickelte sich zu einem nördlichen Kampfstil und einem weicheren südlichen literarischen Stil, der wiederum in sitzende und stehende Formen unterteilt wurde. Der stehende literarische Stil ist heute am weitesten verbreitet, und wie bei vielen chinesischen Praktiken gibt es oft große Unterschiede in der Art und Weise, wie er unterrichtet wird.

Wie alle echten inneren *Qigong*-Methoden vereint *Baduanjin* die drei Fähigkeiten Körper, Atem und Geist – aufeinander abgestimmte und integrierte elastische Bewegungen, tiefe Bauchatmung und mentale Konzentration. Durch regelmäßiges Üben wird körperliche Kraft entwickelt, die jedoch fließend und geschmeidig bleibt. Kraft wird durch Weichheit ausgeglichen, und die Bewegungen fließen ohne Spannung sanft ineinander über. Dies gilt insbesondere für die eher martialischen Bewegungen der zweiten (Bogen spannen, um den Adler zu schießen) und siebten (Fäuste ballen und wütend starren) Übung.

Wuqinxi – Das Spiel der fünf Tiere

Die schwebende Eleganz des Kranichs, die sehnige Entschlossenheit des Tigers, die bodenständige Kraft des Bären, die grazile Fußarbeit der Hirschkuh kombiniert mit dem stolzen Brunftverhalten des Hirsches, der verspielte, temperamentvolle Affe – das sind die Tierübungen, eine der ältesten und dennoch beliebtesten *Qigong*-Formen, die heute praktiziert werden. Wir wissen, dass sie alt sind, da sie bereits in frühen daoistischen Texten (abwertend) erwähnt wurden, in denen argumentiert wurde, dass das Sitzen in der Leere eine sinnvollere Praxis sei.

Das Tragen von Pelz- und Federkostümen und Masken, das Nachahmen von Tierbewegungen und das Eintauchen in den Geist von Krafttieren war eine der ältesten transformativen und heilenden Praktiken unserer schamanischen Vorfahren. Beim alten chinesischen *Nuo*-Fest wurde ein Dämonendarsteller mit Maske und Bärenfell von zwölf tanzenden Beamten in Tierkostümen umringt. Ziel der Zeremonie war es, böse Einflüsse zu vertreiben, ähnlich wie die *Wuqinxi*-Praxis die Gesundheit fördern und Krankheiten aus dem Körper vertreiben soll.

In frühen Texten wurden viele verschiedene Tierformen erwähnt – die Gottesanbeterin, der Kranich, der Drache, der Habicht, der Hahn, der Sperber, die Ente, der Affe und die Schildkröte. Die heute am häufigsten praktizierte Form geht jedoch auf den berühmten Arzt Hua Tuo aus dem 3. Jahrhundert zurück.

Wie andere traditionelle chinesische Praktiken können auch die Ausführung der fünf Tierübungen und ihre Verbindung zu verschiedenen Organen des Körpers stark variieren. Zusätzlich zu den vielfältigen Vorteilen des inneren *Qigong* bietet die Tradition, die ich studiert habe, Folgendes:

Der Kranich ist leicht und verbindet den Himmel, die Luft und die Lunge – das höchste *Zang* im Körper. Wenn er seine Flügel ausbreitet, öffnet sich der Lungenmeridian vom Schultergelenk bis zum Daumen und Zeigefinger. Seine psychologische Wirkung ist aufmunternd und kann besonders Menschen helfen, die zu sehr an der Erde hängen.

Der Tiger wird mit der Leber und der Gallenblase in Verbindung gebracht und fördert die Sehnenkraft und einen entschlossenen Kampfgeist. Die Leistenbeuge und die unteren Rippen, Sitz des Lebermeridians und der Leber, werden gestreckt und geöffnet, und die Hände verwandeln sich in Tigerpfoten und Krallen.

Der Bär stärkt den Magen und die Milz, die im Fünf-Elemente-System zur Erde gehören. Durch wiederholtes Drehen der Hüfte drückt der Bär den Bauch zusammen und entspannt ihn wieder, was den Verdauungsorganen zugutekommt. Mit seiner tief liegenden, schweren, kraftvollen und verwurzelten Haltung ist er gut für Menschen, denen es an Bodenhaftung mangelt.

Der Hirsch wirkt auf den unteren Rücken – den Bereich der Nieren. Seine Beinbewegungen sind präzise und zart wie die einer Hirschkuh, während die Arme und Hände das Geweih des stolzen Hirsches imitieren.

Der Affe greift die Geschichte und den Charakter des Affen aus dem in China sehr beliebten Roman »*Die Reise nach Westen*« auf. Verspielt, agil, ungezogen (er stiehlt die Pfirsiche der Unsterblichkeit aus Laozis Obstgarten) – der Affe steht in Verbindung mit dem Herzen. Es gibt fünf aufeinanderfolgende Bewegungen für jedes Tier, und in der letzten (25.) der gesamten Form gibt der Affe den gestohlenen Pfirsich von Herzen zurück. Dies spiegelt die buddhistische Praxis wider, die durch Meditation erworbenen Verdienste weiterzugeben, und erinnert uns daran, dass Selbstkultivierung leicht zu Selbstbezogenheit werden kann, wenn wir ihre Vorteile nicht nutzen, um besser in der Welt zu handeln.

Video 35: Baduanjin ganze Form

»Deshalb lassen sich die authentischen Männer auf ihren Wanderungen nicht durch Atmen und Ausatmen, Einatmen und Ausatmen, Ausstoßen des Alten und Aufnehmen des Neuen aus der Ruhe bringen; sie ertragen das Tragen von Holz, das Strecken wie ein Vogel, die Waschungen einer Ente, das Springen eines Affen, das Starren einer Eule und das Anstarren eines Tigers – all das dient den Männern zur Pflege ihres Körpers.«

Huainanzi, 2. Jahrhundert v. Chr.[198]

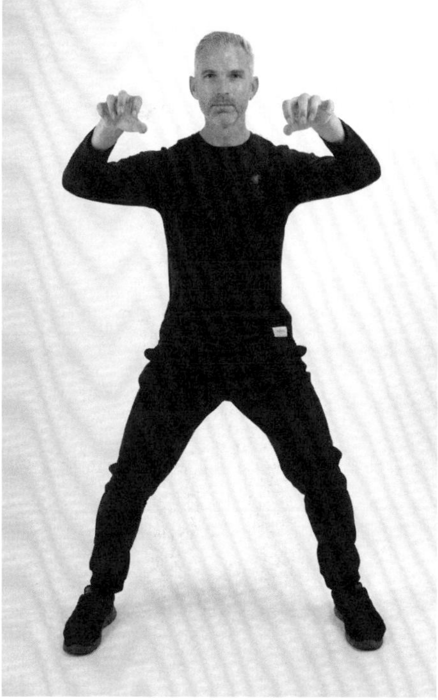

Spiel der fünf Tiere: Tigerform

Tai Chi-Shibashi-Qigong

Video 36: Tai Chi-Shibashi, ganze Form

Diese äußerst beliebte Praxis wurde in der zweiten Hälfte des 20. Jahrhunderts von Professor Lin Hou *Sheng* entwickelt. Obwohl es sich nicht um *Tai Chi* handelt, ist es in dreierlei Hinsicht davon beeinflusst. Erstens stammen mehrere Bewegungen aus dem Yang-Stil des *Tai Chi*. Zweitens legt es Wert auf die inneren Kampfkunstqualitäten Ausrichtung, Loslassen, Gleichgewicht, Gewichtsverlagerung und sanfte Kraft. Drittens ist sie vom fließenden Wasser inspiriert – sowohl innerhalb jeder Bewegung als auch beim Übergang von einer Bewegung zur nächsten. Der Körper kommt nie zum Stillstand und keine Position wird statisch gehalten.

Lin Hou *Sheng* sagte, dass diese Form alle Akupunkturleitbahnen öffnet. Mit anderen Worten kann man auch sagen, dass wir am Ende der achtzehn Bewegungen alle Gelenke, Muskeln und Faszienzüge im Körper mobilisiert und gedehnt haben.

Yijin – Sehnenumwandlung

»Bevor die Sehnen und Bänder gestärkt werden können, müssen zuerst die Membranen gestärkt werden; die Stärkung derMembranen müssen sich auf die Förderung des Qi konzentrieren.«

Klassische Sehnenumewandlung, 1624[199]

Wie so vieles in der Geschichte der chinesischen Selbstkultivierungstechniken, gründet auch der Ursprung der Sehnenumwandlungspraxis in einer Legende. Es heißt, dass der buddhistische Mönch Bodhidharma, der im 6. Jahrhundert den Buddhismus nach China brachte, das Shaolin-Kloster besuchte. Als er die Mönche in schlechter körperlicher Verfassung vorfand, lehrte er ihnen eine Reihe kraftvoller Übungen und hinterließ bei seiner Abreise das Werk »Klassische Sehnenumwandlung« (*yijinjing*).

Der Klassiker wurde jedoch tatsächlich um 1624 vom daoistischen Priester Zining verfasst. Die Kapitel behandelten die Theorie und Praxis der Bewegungen (z. B. Kraftgleichgewicht, Tiefe der inneren Kraft, inneres und äußeres Training des Brustkorbs) unter Verwendung von Massage, Klatschen und inneren und äußeren Kräuterrezepten.

»Sehnen und Membranen befinden sich außerhalb der Knochen. Die Sehnen halten das Skelett zusammen; die Membranen befinden sich neben dem Skelett. Die Membranen sind dünner als die Sehnen; die Membranen sind stärker als das Fleisch [die Muskeln]. Die Membranen befinden sich innerhalb des Fleisches, aber außerhalb der Knochen. Sie bedecken die Knochen und haften am Fleisch.«

Klassische Sehnenumewandlung, 1624[200]

Seine Grundprinzipien bilden den Kern der meisten internen Methoden. Während der Name vermuten lässt, dass die Stärkung *der Jin* (Sehnen) das Hauptziel ist, erklärt der Text, dass zuerst das Qi kultiviert werden muss, dann die *Huang* (oder Membranen) und schließlich die Sehnen. Die *Huang* umfassen das weiche, biegsame Gewebe, das die Oberflächen im Körperinneren sowie die Nerven und Blutgefäße bedeckt. In der modernen Anatomie scheint dies der lockeren Faszie zu entsprechen.

Die *Huang* werden im ersten chinesischen Text erwähnt, in dem jemals ein Arzt erwähnt wird. Nach der Untersuchung des kranken Herzogs von *Jing* verkündete der Arzt Yihuan: *»Bei dieser Krankheit kann nichts getan werden. Sie befindet sich oberhalb der Huang und unterhalb der Gao [in den tiefen Schichten des Körpers]; sie kann nicht angegriffen werden; sie kann nicht erreicht werden; Medizin kann nicht zu ihr gelangen; es kann nichts getan werden.«*[202] Obwohl die Übersetzung alter Begriffe oft unklar ist, wird angenommen, dass *gao* das Fettgewebe und *huang* die Faszien bezeichnet.

Die moderne Sehnenumwandlungspraxis zeichnet sich durch Dehnungs-, Dreh-, Spiral- und Beugebewegungen aus, wobei der Schwerpunkt auf der Drehung und

Mobilisierung der Wirbelsäule liegt. Wie immer bei der inneren Methode werden diese von mentaler Konzentration und tiefer Atmung begleitet. Einige Stile des *Yijinjing* erfordern, dass der Körper während der Ausführung der zwölf Bewegungen in einem Zustand der Spannung gehalten wird. Andere legen Wert auf Flüssigkeit und Entspannung, und natürlich arbeiten viele dynamisch sowohl mit Kraft als auch Weichheit.

Der vielleicht wichtigste Ratschlag, den Zining in seinem Text den Praktizierenden von *Qigong* und inneren Kampfkünsten gibt, ist, dass man mit dem inneren Training beginnen und sich dann zum äußeren Training vorarbeiten sollte, von leicht zu anspruchsvoll und von einfach zu herausfordern.

»Damit unsere Schultern Lasten tragen, unsere Hände greifen oder unsere Füße gehen können, ja damit sich jeder Teil unseres Körpers bewegen kann, sind wir auf die ordnungsgemäße Funktion der Jin [Sehnen] angewiesen. Da dies so ist, können wir es uns nicht leisten, dass die Jin schlaff oder eingeschränkt werden.schwach und zerbrechlich.«

Klassische Sehnenumewandlung, 1624[201]

Tai Chi (Taijiquan)

Tai Chi (*Taijiquan*) ist die bekannteste der sogenannten inneren Kampfkünste. Es verfügt auch über die umfangreichste Sammlung historischer Texte, die seine einzigartigen Prinzipien erklären – von denen viele gleichermaßen für *Qigong* gelten.

Quan bedeutet Faust, während *Taiji* (höchste Polarität) der Zustand unendlichen Potenzials ist, aus dem *Yinyang* entstanden ist (Seite 29). *Tai Chi* wird meist mit »höchste Faust« oder manchmal einfach als »chinesisches Boxen« übersetzt. *Yinyang* zieht sich mit seinen Kernprinzipien auf Öffnen und Schließen, Stillstand und Bewegung, Vorwärts und Rückwärts, Weichheit und Stärke, Absenken, um sich zu erheben usw.

»Sei in der Stille wie ein Berg und in der Bewegung Bewegung sei wie ein Fluss.«

The Taiji Art, Song Shuming, 1908[203]

Es gibt im Wesentlichen zwei Arten von *Tai Chi*-Praktizierenden. Die meisten, insbesondere ältere Menschen, praktizieren *Tai Chi* aus Gründen der Gesundheit, des Wohlbefindens und der sozialen Kontakte, ähnlich wie sie *Qigong* praktizieren würden. Mehrere Jahrhunderte Erfahrung und eine ständig wachsende Forschungsbasis bestätigen, wie wirksam *Tai Chi* zur Erreichung dieser Ziele ist (Seiten 190–191).

»Was ist der Zweck dieser Disziplin? Das Leben zu verlängern, die Lebensjahre zu vermehren und einem einen zeitlosen Frühling zu schenken.«

The Taijiquan Classics, Lied der 13 Haltungen, anonym[204]

Die zweite Art von *Tai Chi*-Praktizierenden konzentriert sich mehr auf die Kampfkunst. Dies verkörpert das daoistische Prinzip der Weichheit, die Härte überwindet, so wie biegsame Schilfhalme sich im starken Wind biegen, der riesige Bäume entwurzelt. Die Schüler lernen oft *Qigong* als Teil ihrer *Tai Chi*-Ausbildung und stellen sich dann der Herausforderung, die komplexe Choreografie des *Tai Chi* zu erlernen. Dies ist jedoch nur der Anfang, da das Erlernen der Bewegungen ohne die Entwicklung innerer Fähigkeiten (*Neigong)* als »leere Form« bezeichnet wird. Die Schüler verbringen auch viele Stunden damit, mit einem Partner das »Schieben der Hände« (*Tui Shou)* zu üben, um ihre Fähigkeit zu testen und zu trainieren, entspannt, geerdet, ausgerichtet und zentriert zu bleiben und ihre Kampffähigkeiten zu verfeinern. *Tai Chi*-Praktizierende trainieren auch mit einer Vielzahl von Waffen, insbesondere mit Schwertern.

»Alle Menschen – Männer, Frauen, Alte und Junge – können üben, um Tollkühnheit durch Tapferkeit zu ersetzen … Krankheiten werden beseitigt und das Leben verlängert.«

Sun Lutang, 1924[205]

Geschichte

Wie so viele chinesische Traditionen hat auch *Tai Chi* eine legendäre Geschichte und eine realistischere, viel spätere, die auf bekannten Fakten basiert. Der Legende nach wurde *Tai Chi* im 12. Jahrhundert vom daoistischen Mönch Zhang Sanfeng erfunden. Er soll einen Vogel beobachtet haben, der mit einer Schlange kämpfte, und sich davon inspirieren lassen, wie geschickt die Schlange jedem Angriff aus-

»Der ganze Körper ist mit ununterbrochenem Qi erfüllt. Oben und unten gibt es kein Ungleichgewicht. Stelle die Füße wie bei einer Katze auf und bewege das Qi wie gewundene Seide. In Bewegung bewegt sich alles; in der Stille ist alles still. Über dem Scheitelpunkt des Kopfes schwebt es, und unterhalb sinkt das Qi zum Dantian. Der gesamte Körper ist verbunden, als wäre er durch einen einzigen Faden verbunden. Der Geist führt das Qi und der ganze Körper bewegt sich wie aus einem Guss.«

Lied vom Qi-Kreislauf[206]

»Das Herz und der Geist eines Menschen sind in Unordnung. Die Konzentration auf eine Sache macht den Geist rein. Wer das Dao erreichen will, sollte das Gehen im Kreis üben.«

Daoistischer Kanon[207]

»Gehen ist die beste Medizin für den Menschen.«

Hippokrates, 5./4. Jahrhundert v. Chr.

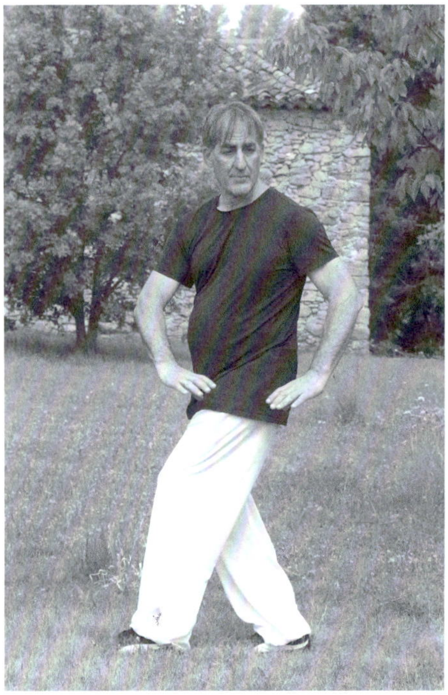

Tom Bisio, Bagua-Lehrer

wich, sich sanft und entspannt zusammenrollte und wieder ausrollte, bevor sie einen schnellen und tödlichen Schlag ausführte. Es ist jedoch unwahrscheinlich, dass Zhang Sanfeng tatsächlich existiert hat. Wahrscheinlicher ist, dass *Tai Chi* zwischen dem 17. und 19. Jahrhundert im Dorf der Familie Chen entstanden ist, aber da es keine schriftlichen Aufzeichnungen gibt, lässt sich dies nicht mit Sicherheit sagen. Im Laufe der Zeit entwickelte sich *Tai Chi* zu verschiedenen Stilen – hauptsächlich *Chen*, *Yang*, *Wu*, *Hao* (manchmal auch als »der andere« Wu-Stil bezeichnet) und Sun –, die jeweils ihre eigenen Merkmale aufweisen.

Kreisgehen und Bagua

Gehen ist möglicherweise die beste Einzelmaßnahme, um Gesundheit aufzubauen und zu erhalten. Es kann fast überall und von fast jedem ausgeübt werden.

In der chinesischen Tradition der Selbstkultivierung wurde das Gehen im Kreis zuerst von Daoisten praktiziert, die es »Rotieren in der Verehrung des Himmels« nannten, da der Himmel als rund und die Erde als quadratisch wahrgenommen wurde. Das Gehen im Kreis wird auch als Spiegelung der Bewegung der Erde um die Sonne beschrieben. Es diente als langsame, bewegte Meditation, die das ruhige Bewusstsein für die Schritte der Füße und den Fluss des Körpers maximierte und eine willkommene Abwechslung zu langen Phasen des meditativen Sitzens darstellte. Es konnten auch verschiedene Bewegungen integriert werden, und mehrere Tierformen, darunter der Kranich, der Tiger, der Bär und der Hirsch, haben eine Praxis des Gehens im Kreis.

Bagua

Viele Jahrhunderte später wurde das stundenlange Gehen im Kreis mit verschiedenen Arm- und Handhaltungen als zentrale Trainingsmethode in der Kampfkunst *Baguazhang* (Acht-Trigramme-Hände) übernommen. Es verbindet viele Eigenschaften des *Qigong* (fließende, integrierte Bewegungen, das Durchdringen des Körpers mit Bewusstsein, Verwurzelung in der Erde und Streckung zum Himmel) mit dynamischen Richtungswechseln und kraftvollen Spiralen durch den gesamten Körper. Es kann aerob schnell oder auch extrem langsam praktiziert werden, um in jedem Moment der unvorhersehbaren Drehungen und Wendungen das Gleichgewicht zu entwickeln und zu testen. *Bagua*-Kreislaufen ist außerordentlich energetisierend und kann ein wichtiges Yang-Gleichgewicht zur Yin-Qualität stiller und ruhiger Übungen schaffen.

Wie *Tai Chi* kann auch *Bagua* ohne Kampftechnik für Gesundheit und Wohlbefinden praktiziert werden. Seine Vorteile und Wirkungen sind zahlreich, und wenn unsere übliche Praxis statisch ist, sorgt es für ein wertvolles Yang-Gleichgewicht. Die Schlüsselelemente des Kreisgehens sind wie folgt.

- Während Anfänger normalerweise einen größeren Kreis laufen, wird der Kreis mit zunehmender Übung kleiner und die Balance und die Beweglichkeit der Füße werden immer mehr gefordert.
- Wir bringen alle Elemente des *Zhan Zhuang* (Stehübungen) in das Kreislaufen ein, d. h. die Knie lockern, sich senken und mit der Erde verbinden, sich in den Himmel strecken, Spannungen loslassen und die Aufmerksamkeit auf den gegenwärtigen Moment richten.

- Wir integrieren auch alle Elemente des bewegten *Qigong* – Ausrichtung, integrierte Ganzkörperbewegung, Gewichtsverlagerung und Gleichgewicht.
- Im Allgemeinen bewegt sich der Fuß, der näher am Mittelpunkt des Kreises steht, in einer geraden Linie nach vorne, während der äußere Fuß nach innen gekrümmt ist, um die Integrität des Kreises zu erhalten.
- Es gibt viele verschiedene Schritttechniken, von denen viele auf der Kernübung »Schlammgehen« basieren, bei der die Fußsohlen (*Yongquan*) den Boden umfassen und die Vorderseiten der Knöchel sich öffnen, während jeder Fuß nach vorne gleitet.
- Unabhängig davon, welche Schritttechnik verwendet wird, achten wir stets genau auf die Position der Füße und Knöchel. Beim schnellen Kreislaufen verbessern geschickte, präzise und schnelle Bein- und Knöchelbewegungen die Kraft der unteren Gliedmaßen und die Beweglichkeit der Füße erheblich. Diese Bewegungen können jedoch auch verlangsamt werden, um zu überprüfen, ob das Gleichgewicht jederzeit gehalten wird.
- Es sind diese schnellen Drehungen und Wendungen, unvorhersehbaren Bewegungen und das ständige Gleichgewicht, die einen Großteil der Kampfkunst des *Baguazhang* ausmachen.
- Es gibt viele verschiedene Hand- und Armpositionen, ja sogar viele *Qigong*-Haltungen und -Bewegungen des Oberkörpers können in das Kreislaufen integriert werden.
- Während die Hüften in Richtung des äußeren Randes des Kreises zeigen, drehen sich die Taille und der Oberkörper zur Mitte.
- Das Drehen und Spiralisieren des gesamten Körpers während der Bewegung ist eines der einzigartigen und lohnenden Merkmale des Kreisgehens.
- Das Kreislaufen bietet die Möglichkeit, das zentrale Gefäß vollständig zu erfahren. Es wird vertikal gehalten (verbindet den Himmel oben mit der Erde unten) und obwohl es sich natürlich mit dem Rest des Körpers mitbewegt, hat man das Gefühl, still zu stehen, da sich alle anderen Körperteile um es herumdrehen und wenden wie die Sterne um den Polarstern.
- Wenn man es mit voller Absicht über einen längeren Zeitraum (z. B. eine halbe Stunde) praktiziert, ist das Kreislaufen eine der effektivsten Methoden, um den Geist zu beruhigen. Nebensächliche Gedanken fallen langsam weg und wir bleiben mit der vollen Erfahrung von Körper, Geist und Atem im gegenwärtigen Moment zurück.

Video 37: Kurze Darstellung Bagua

Video 38: Bagua-Spirale üben

Die sechs Heilklänge

Eine sechsstellige Formel zur Behandlung von Erkrankungen der inneren Organe wurde erstmals in den Aufzeichnungen über die Kultivierung des Charakters und die Verlängerung des Lebens von Tao Hongjing (502–557) erwähnt. Er schrieb, dass der Klang *hu* Hitze beseitigt, *xi* Verstimmungen vertreibt, *he* Engegefühl in der Brust lindert, *xu* durch Lungenerkrankungen verursachte Abgestandenheit/Ausdehnung in der Brust beseitigt, *si* Müdigkeit lindert und *chui* Wind vertreibt.

Später verband »Der weise Meister der Sui-Dynastie« (581–618) *he* mit dem Herzen, *hu* mit der Milz, *si* mit der Lunge, *xu* mit der Leber und *xi* mit dem *Sanjiao* (Dreifacher Erwärmer). Allen gemeinsam ist das Ausatmen gegen Widerstand, das uns stärker in einen entspannten und heilenden parasympathischen Zustand versetzt.

Eisernes Hemd-Qigong

»Die Schwachen werden gestärkt und das Weiche wird hart; das Zusammengezogene wird gedehnt, und die Kranken werden wieder gesund. Ja, einer wird ein großer Held werden. Man wird keine Angst mehr haben vor Verletzungen durch Holz, Stein oder Metallhämmern.«

Klassische Sehnenumwandlung[208]

Ein zuverlässiges Diskussionsthema unter Kampfsportlern ist die Frage, welcher Stil am effektivsten ist und, was noch wichtiger ist, welcher sich in einem Straßenkampf bewähren würde. Viele angesehene Lehrer, insbesondere der inneren Künste wie *Tai Chi*, glauben nach Jahren, in denen sie willige Schüler herumgeschubst haben, dass sie über große Kräfte verfügen, obwohl sie vielleicht noch nie mit echter Absicht angegriffen wurden. Ein Schock ging durch die Welt der chinesischen Kampfkünste, als der Mixed-Martial-Arts-Kämpfer Xu Xiaodong (bekannt als Mad Dog) Wei Lei – einen *Tai Chi*-»Meister« und selbsternannten Besitzer übernatürlicher Kräfte – in den ersten zwanzig Sekunden eines vereinbarten Kampfes vernichtend schlug. Xus Kampagne zur Entlarvung falscher Kampfkünstler löste eine Gegenreaktion aus und er wurde beschuldigt, die chinesische Kultur zu verunglimpfen. Als er den *Tai Chi*-Großmeister Chen Xiaowang als Betrüger bezeichnete, wurde Xu zu einer Schadensersatzzahlung in Höhe von mehreren Zehntausend Dollar und zu einer siebentägigen Entschuldigung in den sozialen Medien verurteilt.

Diese erfahrenen Kämpfer – die Boxer – verbringen Monate oder Jahre damit, zu trainieren und wiederholt Schläge einzustecken, von denen jeder einzelne die meisten von uns ins Krankenhaus befördern würde. Ihr Körper und Geist werden kampferprobt, und ohne dieses Maß an aktivem Kampf könnte selbst ein gut trainierter Kampfsportler von einem Straßenkämpfer besiegt werden.

Eine Möglichkeit, diese Widerstandsfähigkeit zu entwickeln, ist das Training mit dem »Eisernen Hemd« (*Tiebu Shan*) – auch bekannt als »Goldene Glockenrüstung«. Die Praktizierenden trainieren, indem sie über lange Zeiträume hinweg anspruchsvolle niedrige Stellungen einnehmen, durch Atemübungen und andere Techniken Qi aufbauen und dieses in verschiedene Körperteile leiten. Viele üben auch stundenlang, indem sie sich selbst schlagen und mit Ziegelsteinen, Holzstücken und Eisenstücken schlagen, wobei sie mit sanften Schlägen beginnen, die mit der Zeit immer härter werden. Das Ziel ist die Umwandlung des weichen Körpers in einen Körper, der so hart wie Metall und Stein ist, wobei stets betont wird, dass die Lenkung des Qi in die zu verhärtenden Bereiche ein notwendiger Bestandteil der Praxis ist. Aus physiologischer Sicht werden die Faszien und Knochen durch die ständige Stimulation von Fibroblasten und Osteoblasten immer dichter.

Zusätzlich zu Techniken, um den Körper gegen Schläge zu härten, werden die Hände und Fäuste – sogar der Zeigefinger – gestählt und zu Waffen gemacht. Einige Praktizierende gehen sogar so weit, dass sie ihren Penis trainieren, um Schlägen standzuhalten, oder, wie im Fall des Darstellers Tu Jinsheng, einen Lastwagen mit einem an ihren Genitalien befestigten Seil ziehen.

In einer tragischen Demonstration der Kluft zwischen Glauben und Realität wurden Tausende von Kampfkünstlern während des Boxeraufstands an der Wende zum 20. Jahrhundert niedergemäht, obwohl sie fest davon überzeugt waren, dass ihr hartes Training sie immun gegen Kugeln gemacht hatte.

Eine viel mildere, gesundheitsfördernde Version des Eisernen-Hemd-Trainings ist die Praxis, den Körper zu schlagen, insbesondere entlang der Akupunkturmeridiane, um den freien Fluss von Qi und Blut anzuregen.

Yiquan

Yiquan (Boxen mit Geist und Absicht) wird in der Regel neben *Taijiquan* (*Tai Chi*), *Xingyiquan* (Die Faust der Form und des Geistes) und *Baguazhang* (Acht Trigramme) als eine der inneren Kampfkünste klassifiziert. Es wurde von Wang Xiangzhai entwickelt, einem Kampfkunstmeister, der sich gegen formalisierte Bewegungen wandte und stattdessen die Entwicklung einer starken mentalen Präsenz und Absicht förderte. Er sagte: »In der Stille muss Bewegung sein, und in der Bewegung muss Stille sein. Eine kleine Bewegung ist besser als eine große, keine Bewegung ist besser als eine kleine.« Die Kernübung *des Yiquan* ist *das Zhan Zhuang*, das Stehen.

»Das Gewöhnliche ist das Außergewöhnliche.«

Wang Xiangzhai, 1885–1963, Kampfkunst- und *Qigong*-Meister[209]

Spontanes Qigong

Spontanes *Qigong* (*Zifagong*) ist eine formlose Praxis. Basierend auf der Idee, dass Körper und Geist wissen, was sie zur Heilung brauchen, wurden die Praktizierenden dazu ermutigt, in Trancezustände zu versetzen und sich spontan in Form von unkontrollierten Bewegungen, Schreien, Weinen, Lachen, Brüllen, Rülpsen und Gähnen auszudrücken. Besonders beliebt war diese Praxis während der *Qigong*-Begeisterung in den 1980er Jahren, möglicherweise aufgrund der verdrängten Schmerzen und Wut aus der Kulturrevolution sowie der allgemeinen chinesischen Kultur, Emotionen zu unterdrücken.

Dies hatte oft negative Auswirkungen und war mit einem erheblichen Risiko für psychische Probleme verbunden – dem sogenannten *Qigong*-Abweichungssyndrom (*Qigongpiancha*). Ein anderer Begriff war *»zouhuorumo«*, dessen verschiedene Bedeutungen unter anderem »besessen«, »vom Teufel besessen«, »einen Kurzschluss erleiden« und »in Brand geraten« umfassen. Psychiatrische Kliniken richteten Spezialkliniken ein, um die wachsende Zahl von Patienten zu behandeln, die unter psychotischen Zuständen litten, die auf eine unangemessene oder übermäßig intensive *Qigong*-Praxis und ungeschickte Lehrer zurückgeführt wurden. Zu den Symptomen gehörten extreme emotionale und psychische Belastungen, abnormale körperliche Empfindungen, Depressionen, Schlaflosigkeit, Paranoia und Halluzinationen.

Es ist besser und sicherer, Körper und Geist zu stabilisieren, das Nervensystem zu stärken und sich zunächst dem Erlernen strukturierter Formen zu widmen, bevor man mit spontanen Bewegungen experimentiert (außer auf der Tanzfläche).

Selbstmassage

»Das einfache Volk reibt und kneift sich selbst, streckt und beugt Arme und Beine, um Müdigkeit und Ärger zu lindern.«

Kommentar zum »Erdklassiker« des buddhistischen Mönchs Huilin aus der Tang-Dynastie

Manchmal unter dem Namen »Gesundheitserhaltendes *Qigong*« (*baoji-angong*) bekannt, umfasst eine Reihe von Selbstmassagetechniken oft auch die *Qigong*-Praxis. Dazu gehören das Massieren der Kopfhaut, das trockene Waschen des Gesichts, das Klopfen auf Gesicht und Kopf, das Massieren der Augen und Ohren sowie das Streicheln oder Klopfen der Gliedmaßen und des Körpers, wobei der Schwerpunkt auf den Akupunkturmeridianen liegt. Das Ziel ist einfach: den freien Fluss von Qi und Blut zu fördern.

Video 39: Selbstmassage-Routine

Kapitel 8
Über die Praxis
und andere Überlegungen

Regelmäßiges Üben

»Wenn ich Sport treibe, fühle ich mich körperlich fit, bin guter Laune, mein Leben ist glücklicher und gesünder, ich habe mehr Energie und spare Arztkosten … Ich denke, dass jeder Mensch, der auf dieser Welt lebt, Sport treiben sollte, solange er dazu in der Lage ist. Mit Sport muss man auf jeden Fall dranbleiben; wenn man nicht regelmäßig trainiert, bringt es nichts, also braucht man Willenskraft, um dabei zu bleiben. Im Winter kuschele ich mich auch gerne in meine warme Bettdecke, aber sobald ich daran denke, dass es meiner Gesundheit und meinem Körper gut tut, stehe ich auf und mache meine Übungen.«

Li Jianmin, 61 Jahre alt, pensionierter Fabrikarbeiter[210]

»Du musst standhaft sein, du musst diese Praxis regelmäßig ausüben. Halte an dieser hervorragenden Praxis fest, lass sie nicht los.«

Nei Ye (Inward Training), 4. Jahrhundert v. Chr.[211]

»Was wir jemals mit Leichtigkeit tun wollen, müssen wir zuerst mit Fleiß lernen.«

Samuel Johnson, 1709–1784

»Wenn du aufstehst und dich gut fühlst – trainiere. Wenn du aufstehst und dich schlecht fühlst – trainiere.«

Paul Gale, Kampfsportler

»Lernen und mit der Zeit üben, Ist das nicht wirklich eine Freude?«

Konfuzius, 6./5. Jahrhundert v. Chr.[212]

Mitte der 1970er Jahre, als ich im ersten Jahr meiner Ausbildung zum Akupunkteur war, kam ich zum ersten Mal mit *Qigong* in Berührung. Ich machte mich auf den Weg zur *Guanghua*-Buchhandlung im Londoner Stadtteil Soho und suchte nach Büchern über diese spannende und geheimnisvolle Kunst. In einem der billig gedruckten Bücher, die vom chinesischen Verlag Foreign Languages Press herausgegeben wurden, fand ich die Aussage, dass man beim ersten Ausprobieren von *Qigong* 90 Tage lang ohne Unterbrechung üben sollte.

Obwohl mir das Konzept des täglichen Trainings nicht fremd war (ich hatte als Kind Geige gelernt), dauerte es einige Jahre, bis ich wirklich verstand, warum. Tatsache ist, dass *Qigong* zumindest für Westler nicht so offensichtlich ist wie andere Körper-Geist-Übungen, darunter Yoga. Wahrscheinlich wurden wir alle als Kinder aufgefordert, uns zu beugen und unsere Zehen zu berühren, und wenn wir in einem Yoga-Kurs auf etwas Ähnliches stoßen – neben anderen großen Dehnübungen –, ist uns das bereits vertraut. Aber minutenlang still zu stehen, zu versuchen, sich zu entspannen, oder sehr langsame Bewegungen zu machen, die nur etwa 80–90 % unseres Potenzials ausnutzen – das ist ungewohnt und führt wahrscheinlich eher dazu, dass wir uns unwohl fühlen, als dass wir in einen integrierten *Qigong*-Zustand gelangen. Wenn wir jedoch Tag für Tag üben, beginnt es Sinn zu machen und wir beginnen, die Früchte zu ernten.

Sobald sich die Gewohnheit vertieft hat, gleiten wir immer leichter in den *Qigong*-Zustand (diese nahtlose Verschmelzung von Körper, Atem und Geist) hinein, fast sobald wir unsere vertraute Ausgangsposition einnehmen.

Jack Kornfield, buddhistischer Lehrer, spricht davon, in der Meditation »den einen Platz einzunehmen«. Wir praktizieren so, wie wir uns fühlen – glücklich oder traurig, gesund oder krank, wütend oder liebevoll, unruhig oder ruhig. Auf diese Weise bauen wir Widerstandskraft auf und stellen fest, dass wir uns nach der Praxis fast immer besser fühlen als zuvor. Und diese Widerstandskraft ist wichtig. Sie bildet ein Fundament, das uns inmitten der Stürme des Wandels eine innere Stabilität verleiht. Das bedeutet nicht, dass wir immun gegen Krankheit, Unglück, Stress oder Trauer sind, aber tief in unserem Inneren gibt es eine Ebene, die stabil bleibt und uns vor Verzweiflung schützt.

All dies ist jedoch mit einer gewissen Vorsicht zu genießen. Wenn die Praxis eine zähneknirschende Willensanstrengung erfordert, besteht die Gefahr, dass wir uns dagegen auflehnen. Ich habe viele Akupunkturstudenten getroffen, die im Rahmen ihrer Ausbildung *Qigong* lernen mussten, oft auf besonders anspruchsvolle Weise (z. B. endloses Stehen), und es danach nie wieder praktiziert haben.

Sobald wir diese Gewohnheit entwickelt haben, müssen wir sie als das anerkennen, was sie ist – etwas Kostbares, das wir für unser Wohlbefinden geschaffen haben und das wir sorgfältig bewahren müssen. Ich denke, es ist eine weit verbreitete Erfahrung, dass wir Phasen haben, in denen wir unsere Praxis lieben und uns durch sie bereichert fühlen und uns schwören, immer daran zu denken, wie wichtig sie ist. Und dann – vielleicht wenn wir eine große Veränderung in unserem Leben erleben, krank werden, in den Urlaub fahren oder eine Beziehung beginnen oder beenden – lassen wir sie uns wieder entgleiten. Aber wenn wir jahrelange Praxis hinter uns haben, ist es unwahrscheinlich, dass wir sie für lange Zeit verlieren. Es stimmt auch, dass kurze Pausen unsere Begeisterung neu entfachen und uns den Raum geben können, eine neue Perspektive zu gewinnen.

»Motivation ist das, was dich antreibt, Gewohnheit ist das, was dich am Ball bleiben lässt.«

Jim Ryun, Olympionike

Wie lange sollte man üben?

Jede Zeit, die wir für das Üben aufwenden können, ist besser als gar keine, aber regelmäßiges Üben ist entscheidend. Es ist besser, jeden Tag zehn Minuten zu üben als einmal pro Woche eine lange Einheit, obwohl engagierte Praktizierende in der Regel etwa eine Stunde pro Tag üben. Es kann Willenskraft erfordern, sich diese Gewohnheit anzueignen, aber sobald sie sich etabliert hat und wir wirklich Freude daran finden, freuen wir uns auf das Üben und ein Tag ohne Üben kann sich unvollständig anfühlen. Einige Schulen verwenden den Begriff »Training«, aber das ist vielleicht zu zielorientiert. Eine Übung ist eine Erfahrung an sich, und jeder Tag ist einzigartig.

Video 40: Über das Üben

Wann sollte man üben?

Die häufigste Zeit zum Üben ist am frühen Morgen. Die Welt ist ruhiger, die Luft ist frischer und wir schaffen eine Grundlage, die dazu beiträgt, dass im Laufe des Tages alles besser läuft. Wenn wir es auf später verschieben, erfordert es möglicherweise mehr Disziplin, um sicherzustellen, dass die Übungszeit nicht in der Hektik des Tages verloren geht. Für diejenigen, die versuchen, Gewicht zu verlieren, gibt es auch Hinweise darauf, dass das Training vor dem Frühstück den Abbau von Körperfett fördert und es Frühsportlern ermöglicht, mehr Kalorien zu verbrauchen, ohne zuzunehmen.

Aber der frühe Morgen ist nicht die einzige Option. Es gibt vier traditionelle Zeiten, die als besonders vorteilhaft gelten: 5–7 Uhr morgens (aufsteigendes Yang), 11–13 Uhr (maximales Yang), 17–19 Uhr (aufsteigendes Yin) und 23–1 Uhr (maximales Yin). Allerdings kann zu intensives Training vor dem Schlafengehen überstimulierend wirken und den Schlaf beeinträchtigen. In kälteren, dunkleren Jahreszeiten kann das Üben später am Tag statt gleich morgens eine wertvolle Gelegenheit bieten, an Tageslicht (oder mit etwas Glück sogar Sonnenlicht) zu kommen. Letztendlich ist jedoch jede Tageszeit besser als gar keine.

Wo kann man üben?

Eine der größten Freuden des *Qigong* ist es, sich im Freien aufzuhalten. Im Laufe der Jahre habe ich in meinem eigenen Garten und in denen anderer, in Parks, in Wäldern, inmitten von Hügeln und Bergen, an Flüssen und Meeren geübt. Sofern es nicht stark regnet, sehr windig oder extrem kalt ist, können wir mit der richtigen Kleidung fast jedes Wetter genießen. Wenn wir uns aufwärmen und besser mit unserer Umgebung verschmelzen, kann sich der Winter auf magische Weise in Frühling und der Frühling in Sommer verwandeln.

Das Training im Freien ermöglicht es uns, die heilende Kraft der Natur durch Sehen, Hören und Riechen aufzunehmen. Während ich die Kranich- und Fluggans-Formen übe und meine Flügel hebe, schaue ich vielleicht zu den Möwen und Schwalben hinauf, die über meinem Kopf ihre Kreise ziehen, und stimme mich auf die sich ständig verändernde Landschaft des Himmels ein. Wenn ich meine Arme ausbreite oder senke, kann mein Geist zu fernen Landschaften oder tief in die Erde reisen.

Natürlich können wir nicht immer draußen üben. Es ist vielleicht nicht sicher oder ruhig genug, oder wir haben leider keine Grünfläche in der Nähe unseres Wohnortes. Das macht nichts, denn wir brauchen nur ein paar freie Meter – genug, um unsere Arme auszustrecken, idealerweise auf einem harten Boden statt auf Teppich.

Was sollte man anziehen?

Man kann in Alltagskleidung praktizieren, aber es gibt ein paar minimale Anforderungen, die einen großen Unterschied machen können.

Der Kampfsportlehrer Tom Bisio empfiehlt, lockere Kleidung zu tragen, da diese Bewegungsfreiheit gewährt und uns wertvolles propriozeptives Feedback liefert, da wir den Stoff auf unserer Haut spüren, was bei eng anliegender Sportbekleidung nicht der Fall ist. Spezielle *Qigong*-Kleidung verleiht dem Training zudem einen rituellen Charakter. Wenn wir uns angewöhnen, diese Kleidung zum Üben anzuziehen, können wir schneller in den *Qigong*-Zustand gelangen.

Der zweite Punkt ist das Tragen von weichen Schuhen mit flacher Sohle (ohne Absatz). Manche Menschen bevorzugen es, barfuß oder sogar mit Socken zu trainieren, aber die chinesische Tradition bevorzugt aus mehreren Gründen Schuhe. Ein Grund ist die einfache Hygiene, da das Training auf dem Boden oder in einem staubigen *Daochang* (Trainingshalle) schmutzige Füße zur Folge hatte – historisch gesehen eine größere Herausforderung, da es keine modernen Badezimmer gab. Ein weiterer Grund ist die Warnung der chinesischen Medizin, dass das Stehen auf einem kalten oder feuchten Untergrund zu Muskel-Skelett-Schmerzen in den Knöcheln, Füßen und Beinen sowie zu Harnwegserkrankungen, insbesondere bei Frauen, führen kann. Ein weiterer Grund ist, dass selbst Schuhe mit weichen Sohlen das Gleichgewicht erleichtern. Letztendlich ist dies jedoch für Nicht-Traditionalisten eine Frage der Vorliebe.

Verbindung zur Natur

Video 41: Natur und Gesundheit

Eine der Freuden des *Qigong* ist, dass wir draußen praktizieren können. Wenn wir mit beiden Beinen fest auf der Erde stehen und den Himmel über uns sehen, sind wir mit der Natur verbunden. Wir orientieren uns beim Üben an der Weichheit der Wolken, der Stabilität der Berge und der Verwurzelung der Bäume. *Qigong*-Formen ahmen den Flug der Vögel, den wilden und sehnigen Tiger, der seine Krallen ausstreckt, und die Kraft des Bären, der fest in der Erde verwurzelt ist, nach. Sie lassen sich von der Flexibilität lebender Pflanzen, dem Fließen des Wassers und dem langsamen Rollen der Wellen im Meer inspirieren. Es gibt sogar Übungen, um Nährstoffe aus dem Licht der Sonne, des Mondes und der fernen Sterne zu schöpfen. Und in unserem ruhigen und harmonischen *Qigong*-Zustand können wir die

Welt der Natur noch intensiver erleben, indem wir ihre Gerüche, Geräusche und Formen unsere Sinne erfüllen lassen.

Es handelt sich hierbei nicht um die zweckmäßigen, linearen und bewussten Entwürfe der Stadt (so wunderbar sie auch sein mögen), sondern um eine einzigartig vielfältige und komplexe Umgebung, die sich nach natürlichen Gesetzen entwickelt hat – was die Daoisten als »*ziran*« (»selbst so« oder »spontan«) bezeichnen. Und auch wir sind »*ziran*« – jeder von uns ist einzigartig, genauso wie jeder Baum und jedes Blatt einzigartig ist. Während des größten Teils der 300 000-jährigen Geschichte des Homo sapiens lebten wir als untrennbarer Teil von *da ziran* – der »großen Natur«.

Wenn wir von ihrer Schönheit bewegt sind, liegt das vielleicht daran, dass wir selbst das nachahmen, was wir sehen. Der Fluss eines sprudelnden Baches oder eines majestätischen Flusses erinnert an das Fließen von Blut und Flüssigkeiten durch unseren Körper. Die komplexen Verflechtungen von Baumwurzeln, Ästen, Blattadern, Pilzgeflechten und Flussmündungen spiegeln sich in unserem eigenen Netzwerk aus Nerven, Arterien und Venen wider. Die glatten und abgerundeten Formen unserer Organe, Muskeln und Knochen sind, genau wie die Natur um uns herum, nicht in geraden Linien geformt. Es ist daher nicht verwunderlich, dass wir – körperlich, emotional, mental und sozial – davon profitieren, wenn wir uns mit der Natur verbinden.

Vergleichen Sie das daoistische Verständnis mit der Definition von Natur im Cambridge English Dictionary als »alle Tiere, Pflanzen, Steine usw. in der Welt und alle Merkmale, Kräfte und Prozesse, die *unabhängig von* Menschen geschehen oder existieren«, was eine Trennung widerspiegelt, die bis in die Bibel zurückreicht, Genesis 1:28: »Seid fruchtbar und vermehrt euch, und füllt die Erde und macht sie euch untertan; und herrscht über die Fische im Meer und über die Vögel unter dem Himmel und über alles Lebendige, das auf der Erde kriecht.«

Ich war einmal bei einer Lesung von Wendell Berry, einem Schriftsteller, Dichter, Essayisten, Umweltaktivisten, Kulturkritiker und Landwirt. Als er eines seiner Gedichte vorstellte, beschrieb er, wie seine Arbeitswoche als Landwirt aus einer endlosen Abfolge von Aufgaben bestand. Als Christ nahm er sich jedoch immer den Sabbat frei. Wenn er über die Grenzen seines Hofes hinaus in den Wald ging, waren seine Gedanken in den ersten Minuten noch auf seine Aufgaben gerichtet: »Der Haufen Gestrüpp muss weg«, »der Baum muss geschnitten werden«. Aber während er weiterging, verblassten diese Gedanken und er konnte einfach nur sein.

Bäume und Pflanzen »sind« einfach. Ja, sie wachsen und vermehren sich unter dem Einfluss natürlicher Kräfte, aber sie haben keine Ambitionen, keine Gedanken, keine Selbstkritik, keine Eitelkeit. Wenn wir zwischen ihnen spazieren gehen, dürfen wir all das loslassen und gemeinsam mit ihnen den Moment genießen.

Mehrere Jahrzehnte der Forschung haben nun gezeigt, wie tief die Natur uns beeinflusst. Die Heilkraft von Bäumen ist so groß, dass schon der Blick auf sie vom Krankenhausbett aus die Genesung beschleunigt. Der Blick auf Bäume, Gärten und Stadtparks oder Spaziergänge durch diese fördern die körperliche und geistige Gesundheit und das Wohlbefinden und senken die Rate chronischer Erkrankungen. In Japan wird das achtsame Spazierengehen durch den Wald, das Aufnehmen seiner Gerüche, Geräusche und Bilder als »*Shinrin-Yoku*« oder »Waldbaden«

»Der Mensch ist Teil eines Ganzen, das wir »Universum« nennen, ein Teil, der in Zeit und Raum begrenzt ist. Er erlebt sich selbst, seine Gedanken und Gefühle als etwas vom Rest Getrenntes – eine Art optische Täuschung seines Bewusstseins. Diese Täuschung ist für uns eine Art Gefängnis, das uns auf unsere persönlichen Wünsche und die Zuneigung zu einigen wenigen Menschen in unserer Nähe beschränkt. Unsere Aufgabe muss es sein, uns aus diesem Gefängnis zu befreien, indem wir den Kreis unseres Mitgefühls erweitern, bis er alle Lebewesen und die ganze Natur in ihrer Schönheit umfasst.«

Albert Einstein, 1878–1955

»Die Haut ist wie der Himmel, das Fleisch wie die Erde, die Knochen wie die Berge und die Adern wie Flüsse, das Blut im Körper wie das Wasser des Meeres, der Bauch wie der Ozean, die Haare wie Pflanzen. Und der ein- und ausgeatmete Atem ist wie der Wind.«

Bundahishn, zoroastrische Kosmogonie, 1540

*»Du sollst nicht mutwillig Bäume fällen.
Du sollst nicht mutwillig Kräuter
und Blumen pflücken. Du sollst keine
giftigen Substanzen in Seen, Flüsse
und Meere werfen. Du sollst keine
feuchten Sümpfe trockenlegen.
Du sollst Vögel und andere
Tiere nicht stören.«*

One Hundred and Eighty Precepts of Lord Lao, 4. Jahrhundert[213]

»Alles … Berge, Flüsse, geistige Wesen, Vögel, Tiere und Pflanzen sollte man aufrichtig lieben, um meine Menschlichkeit zu verwirklichen, die mit ihnen einen Körper bildet.«

Wang Yangming, 16. Jahrhundert n. Chr.[214]

»Wenn wir versuchen, etwas herauszugreifen, stellen wir fest, dass es mit allem anderen im Universum verbunden ist.«

John Muir, Naturforscher, 1838–1914

»Alles, was sich im Himmel, auf der Erde und unter der Erde befindet, ist von Verbundenheit durchdrungen, ist durchdrungen von Zusammenhängen.«

Hildegard von Bingen, 12. Jahrhundert n. Chr., Schriftstellerin, Komponistin, Philosophin, Heilerin, christliche Mystikerin, Benediktineräbtissin, Visionärin und Universalgelehrte

»Du hättest vorsichtiger sein sollen; besser aus der Vergangenheit lernen sollen. Die alten Bambusbücher mit den Geschichtsaufzeichnungen lagen vor dir, aber du hast sie nicht gesehen.«

Li Qingzhao, 11./12 Jahrhundert[215]

»Man kann nicht zweimal in denselben Fluss steigen, denn das Wasser fließt ständig weiter.«

Heraklit, 540–480 v. Chr.

»Die wahre Magie liegt nicht darin, neue Landschaften zu suchen, sondern mit neuen Augen zu sehen.«

Marcel Proust, 1871–1972

bezeichnet und senkt nachweislich Stress und Blutdruck. Es wird auch vermutet, dass sich beim Bewegen in der Natur unsere Darmflora durch die umgebenden Bakterien, Viren, Archaea und Pilze gesund besiedelt. Und wenn wir in der Natur spazieren gehen oder Sport treiben, profitieren wir von den komplexen visuellen und sensorischen Reizen, die in Innenräumen wie Fitnessstudios mehr oder weniger eliminiert sind.

Schon das Betrachten von Naturbildern wirkt sich positiv auf uns aus, senkt unseren Blutdruck und entspannt unsere Muskeln. In China hingen traditionell Gemälde von Bergen, Wasserfällen, Blumen, Bambushainen, Bäumen, Tieren und Vögeln in den Häusern der Stadtbewohner, um sie an die Erhabenheit und die heilende Wirkung der Natur zu erinnern.

Ein möglicher Nachteil des Strebens nach Gesundheit und Wohlbefinden ist, dass man zu egozentrisch oder sogar narzisstisch wird. Wenn wir jedoch mehr innere Harmonie erreichen, drückt sich dies in einer nach außen gerichteten Freundlichkeit und Verbundenheit gegenüber unserer Familie, unseren Freunden, Nachbarn und Gemeinschaften aus. Darüber hinaus beginnen wir, einige der Grenzen zwischen uns und der Natur, deren untrennbarer Teil wir sind, aufzulösen. Wir lieben die Natur und lernen von ihr, und da wir wissen, wie sehr sie gefährdet ist, können wir uns entschließen, alles in unserer Macht Stehende zu tun, um sie zu schützen und zu pflegen.

Wiederholung

Der erste *Qigong*-Stil, den ich gelernt habe, war die relativ moderne *Tai Chi-Shibashi*-Form. Die meisten der 18 Bewegungen werden jeweils sechsmal wiederholt, und es ist üblich, die gesamte Form zweimal in einer Sitzung durchzuführen. Das war vor über 30 Jahren, und seitdem habe ich sie mindestens einmal pro Woche neben anderen Formen praktiziert. Nach einer groben Berechnung habe ich jede Bewegung bis zu 20 000 Mal wiederholt. Das mag langweilig erscheinen, aber ich finde, dass ich mich Tag für Tag tiefer in die Praxis einfinden kann, wenn ich sie achtsam angehe. Und egal, wie oft ich eine Bewegung ausführe, sie ist nie dieselbe. Ich bin anders, die Umgebung ist anders und das, was mir bewusst wird, ist anders.

Qigong und Gesundheit

Die Erhaltung und Wiederherstellung der Gesundheit – sowohl körperlich als auch emotional – ist wahrscheinlich der Hauptgrund für die Ausübung von *Qigong*. In diesem Abschnitt werden einige der chinesischen medizinischen Denkansätze hinter den Vorteilen für Gesundheit und Wohlbefinden erläutert.

Konstitution

Es gibt drei Hauptfaktoren, die bestimmen, wie gesund oder krank wir sind und wie lange wir leben. Diese sind unsere angeborene Konstitution, das Glück oder Unglück, das uns widerfährt, und unser eigenes Verhalten.

Die Konstitution ist das Erbe, das wir bei der Geburt von unseren Eltern erhalten. Sowohl in der traditionellen chinesischen Medizin als auch in der modernen Medizin ist bekannt, dass sie eine wichtige Rolle dabei spielt, wie lange wir voraussichtlich leben werden und wie robust und gesund wir von Natur aus sind. Wir müssen nur uns selbst und unsere Mitmenschen betrachten, um zu erkennen, dass manche Menschen mit einem starken Körper, Ausdauer und einer schnellen Genesung nach Krankheiten oder übermäßigen Genüssen gesegnet zu sein scheinen. Sie erkälten sich selten und stecken sich auch dann nicht mit Infektionen an, wenn alle anderen krank sind, und sind oft emotional und psychisch widerstandsfähig – sie lassen sich weniger leicht aus der Bahn werfen und sind weniger anfällig für Schocks und Herausforderungen des Lebens.

Andere sind weniger robust, neigen dazu, sich leicht mit Infektionskrankheiten anzustecken, brauchen mehr Ruhe und sind emotional und psychisch anfälliger. Sie sind auch weniger in der Lage, »zu essen, zu trinken und fröhlich zu sein«, ohne sich danach erholen zu müssen. Gerade dieser letzte Faktor birgt die Gefahr, die Gesundheitserziehung zu untergraben. Da manche Menschen mit einer starken Konstitution sich selbst schädigen können, indem sie beispielsweise über viele Jahre hinweg rauchen, trinken, Drogen nehmen, überarbeiten oder zu wenig schlafen, ohne dass dies offensichtliche negative Auswirkungen hat, liegt die Annahme nahe, dass alle anderen das Gleiche tun können.

Manchmal werden diese außergewöhnlich robusten Menschen weit über hundert Jahre alt, und wenn ihr Alter Schlagzeilen macht, werden sie wahrscheinlich interviewt und nach ihrem Geheimnis gefragt. Die Antworten sind zufällig, von vernünftig bis absurd. Zwar mag ihr Lebensstil einen Einfluss auf ihre Langlebigkeit gehabt haben, doch ist es wahrscheinlich, dass der größte Einzelfaktor die vererbte konstitutionelle Stärke war. Sie waren genetisch darauf programmiert, ein hohes Alter zu erreichen.

Jing (Essenz)

Das Verständnis der Konstitution in der Traditionellen Chinesischen Medizin wird durch *Jing* oder Essenz verkörpert – jene tiefe Energieform, die das menschliche Leben erhält und im Laufe des Lebens langsam verbraucht wird. Alter und Tod werden als zunächst als Verfall und schließlich als vollständige Erschöpfung dieser Energie verstanden.

»Die wahre Essenz [Jing] im Körper ist wie der Saft im Holz.«

Yuan Huang, 16. Jahrhundert n. Chr.[216]

Es gibt zwei Arten von *Jing*. Die erste ist vererbt oder »vorgeburtlich«, d. h. vor der Geburt vorhanden. Sie stammt von unseren Eltern, kann jedoch durch Ereignisse während der Zeit im Mutterleib verändert werden. Wenn ein oder beide Elternteile eine starke Konstitution haben (die wiederum von ihren eigenen Eltern und Großeltern vererbt wurde) und die Schwangerschaft der Mutter ohne Komplikationen verläuft, wird ihr Kind diese wahrscheinlich erben. Aus diesem Grund können wir bei der Beurteilung der Konstitutionsstärke einer Person die Langlebigkeit, Vitalität und Gesundheit ihrer unmittelbaren Vorfahren betrachten. Sind hingegen ein oder beide Elternteile zum Zeitpunkt der Empfängnis alt, krank, geschwächt oder unterernährt oder leidet die Mutter während der Schwangerschaft unter Schocks, Krankheiten, Mangelernährung oder anderen Belastungen, kann dies die Qualität und Quantität des vererbten *Jing* ihres Kindes beeinträchtigen.

»Was die Gabe des Lebens angeht, so ist jeder Mensch auf eine unterschiedliche Menge beschränkt.«

Xiangxiu, 3. Jahrhundert n. Chr.[217]

Wenn das vererbte *Jing* ausreichend ist, wachsen und entwickeln wir uns gesund, Pubertät und Fruchtbarkeit treten zum richtigen Zeitpunkt ein und wir genießen eine gesunde Libido. Mit zunehmendem Alter und abnehmendem *Jing* nehmen

»Ein Mensch nimmt die Mutter als Fundament und den Vater als Dachbalken.«

Yellow Emperor's Inner Classic, 2. Jahrhundert v. Chr.– 1. Jahrhundert n. Chr.[218]

auch Fruchtbarkeit und Libido ab. *Jing* wird in den Nieren gespeichert, die nicht nur die frühe körperliche, geistige und sexuelle Entwicklung steuern, sondern auch die Knochen, Zähne, Haare und Ohren (Hören) dominieren. Da *Jing* im Laufe des Lebens verbraucht wird, beginnen auch diese zu schwinden.

Das vorgeburtliche *Jing* kann niemals vermehrt, sondern nur stetig verbraucht werden. Die gute Nachricht ist jedoch, dass es eine zweite Quelle für *Jing* gibt, die als erworbenes oder »nachgeburtliches« *Jing* bezeichnet wird. Diese Quelle entsteht durch unsere Interaktion mit der Umwelt. Unmittelbar nach der Geburt nimmt ein Baby seinen ersten Atemzug und beginnt zu saugen. Durch Atmen und Essen beginnen wir den lebenslangen Prozess, Qi aus unserer Umgebung aufzunehmen und in uns selbst umzuwandeln – in unseren Körper, unsere Energie und unsere geistigen Aktivitäten.

Wenn unsere Lungen und unser Verdauungssystem gut funktionieren, wenn alle unsere Organe gesund sind und wir Zugang zu guter Luft und nahrhaften Lebensmitteln haben, dann können wir all das Qi erzeugen, das wir brauchen. Tatsächlich lehrt uns die chinesische Tradition, dass wir, wenn wir einen regelmäßigen und maßvollen Lebensstil führen und uns nicht ständig erschöpfen und auslaugen, mehr produzieren können, als wir für unser tägliches Überleben und unsere Aktivitäten benötigen. Dieser Überschuss wird in Form von erworbenem *Jing* in den Nieren verdichtet und gespeichert. Die Umwandlung von Qi in *Jing* soll während des Schlafs – was seine wichtige Rolle für unsere Gesundheit unterstreicht – und in ruhigen und nährenden meditativen Zuständen stattfinden.

Die Bedeutung des erworbenen *Jing* kann gar nicht hoch genug eingeschätzt werden. Wir können zwar nichts tun, um unser angeborenes *Jing* zu erhöhen, aber wir können es im Laufe unseres Lebens durch erworbenes *Jing* ergänzen. Das erklärt, warum wir selbst mit einer schlechten Konstitution durch eine gesunde Lebensweise in unterschiedlichem Maße kompensieren können. Wir können einen wesentlichen Beitrag zu unserer lebenslangen Gesundheit, zur Qualität unseres Alterns und zu unserer Lebenserwartung leisten. Wenn wir hingegen unsere Energien durch einen rücksichtslosen Lebensstil verschwenden, zehren wir von unserem angeborenen *Jing*, ohne etwas hinzuzufügen, und riskieren einen früheren Tod oder ein von Krankheit und Gebrechen geprägtes Alter.

Die Lehre der traditionellen chinesischen Wissenschaft des *Yang Sheng* (Lebenspflege) besagt, dass wir unser vorgeburtliches *Jing* nicht verschwenden und unsere Produktion von Nachgeburtliches-*Jing* maximieren sollen. In der Praxis des *Qigong* unterstützen wir diesen Prozess insbesondere durch ruhige, nährende Stille und die Atmung aus dem Unterbauch (*Dantian*).

Die Würfel sind gefallen

Dass manche Menschen von Natur aus stark und andere schwach sind, erscheint ungerecht, doch der Zufall entscheidet über vieles. Wir können in eine wohlhabende Familie in einem friedlichen und komfortablen Teil der Welt hineingeboren werden oder in eine arme Familie in einem von Krieg und Not heimgesuchten Land, und wir können zu Recht zu dem Schluss kommen, dass das Leben einfach ungerecht ist. Was könnte jedoch der Silberstreif am Horizont einer schwächeren Konstitution sein?

Zunächst einmal müssen Menschen mit einer starken Konstitution nicht lernen, ihren Lebensstil und ihren Energieverbrauch zu mäßigen. Da sie sich auf ihre angeborene Gesundheit und Kraft verlassen, haben sie möglicherweise keinen Anreiz, regelmäßig Sport zu treiben, sich vernünftig zu ernähren, ihren Alkohol-, Tabak- und Drogenkonsum zu mäßigen oder sich ausreichend auszuruhen. Abgesehen von den Allerstärksten ist ihr Leben wahrscheinlich verkürzt. Ein chinesisches Sprichwort lautet: »Eine Krankheit schenkt dir ein langes Leben, keine Krankheit ein kurzes Leben.«

Und wenn dann doch einmal eine Krankheit auftritt, sind sie aufgrund ihrer Unerfahrenheit und mangelnden Geduld und Einsicht möglicherweise emotional nicht in der Lage, damit umzugehen. Menschen, die immer stark sind, können auch unsensibel gegenüber den Schwierigkeiten anderer sein, insbesondere gegenüber der körperlichen Krankheit und emotionalen Verletzlichkeit derjenigen, die weniger begünstigt sind (d. h. einem Großteil der Menschheit).

Wenn wir darüber hinaus davon ausgehen, dass die Reifung der Weisheit ein vernünftiges Ziel des menschlichen Lebens ist, dann könnten wir auch akzeptieren, dass ein gewisses Maß an Schwierigkeiten – Krankheit, Schwäche, Leiden und Zweifel – eine der Voraussetzungen für ihre Entwicklung sein kann. Viele der besten *Qigong*-, Kampfkunst- und Yogalehrer kamen ursprünglich aufgrund gesundheitlicher Probleme zu ihrer Praxis.

Warum werden wir krank?

Wenn wir eine ausreichend robuste Konstitution erben und die neun Monate der Schwangerschaft unserer Mutter relativ frei von emotionalem Stress und körperlichen Schäden verlaufen, dann kommen wir gesund zur Welt. Obwohl Babys hilflos und schwach sind, können wir diese angeborene Gesundheit in der Klarheit ihrer Augen und ihrer Haut sehen. Und wenn sie gut ernährt werden und ihr Zuhause und ihre Umgebung förderlich sind, werden sie zu jungen, gesunden Menschen.

Während kleinere Krankheiten und Unfälle unvermeidbar sind, stellt sich die Frage, wie aus gesunden Kindern kranke Kinder und kranke Erwachsene werden. Was ist es, das uns unsere angeborene Gesundheit raubt, und ist dies unvermeidbar?

In der primitiven Medizin wurde die Ursache von Krankheiten häufig übernatürlichen Kräften zugeschrieben – Gottheiten, bösen Geistern, Flüchen und so weiter. Noch im Mittelalter lehrte die christliche Kirche in Europa, dass Krankheiten eine Strafe für sündhaftes Verhalten seien und dass Gebete und Selbstkasteiung, nicht Medizin, das Heilmittel seien.

Im Gegensatz dazu war in der Chinesischen Medizin bereits vor über zweitausend Jahren klar, dass die meisten Krankheiten erkennbare, nicht magische Ursachen hatten. Die grundlegende Beziehung bestand zwischen dem sogenannten »aufrechten« (*zheng*) Qi und dem pathogenen (*xie*) Qi. Aufrechtes Qi bezieht sich auf die gesunde Energie.

Das kommt von unserer angeborenen Konstitution und dem richtigen Funktionieren von Körper und Geist. Es umfasst das, was wir heute als Immunsystem bezeichnen würden, hat aber eine umfassendere Bedeutung. Wenn es stark ist, haben wir eine größere Widerstandsfähigkeit gegenüber einer Vielzahl schädlicher Einflüsse, sei es in Form von Infektionskrankheiten, emotionalem Stress, schlechter Ernährung, Schlafmangel und so weiter. Ist es von Natur aus schwach oder wird es mit der Zeit schwächer, sind wir anfälliger. Die Praxis des *Qigong* baut das aufrechte Qi auf und stärkt es.

»Heutzutage wenden sich die Menschen der Wahrsagerei zu, sprechen Gebete und beten, doch die Krankheiten wüten umso mehr. Es ist wie bei einem Bogenschützen, der bei einem Wettkampf das Ziel verfehlt und dann die Zielscheibe schmückt. Wie soll ihm das helfen, ins Schwarze zu treffen? Wenn man kochendes Wasser hinzugießt, um etwas vom Kochen zu bringen, kocht es umso länger, je mehr man hinzugießt. Wenn man die Hitze darunter wegnimmt, hört es auf zu kochen.«

The Annals of Lu Buwei, 3. Jahrhundert v. Chr.[219]

»In allen Belangen der Lebenspflege muss man viel hören und dann das Wesentliche in sich aufnehmen, weit schauen und dann umsichtig wählen. Die einseitige Kultivierung nur eines Aspekts bietet keine verlässliche Grundlage. Zudem gilt es, sich vor der Tendenz der Fachgelehrten zu hüten, allein das eine zu lehren, worin sie selbst bewandert sind.«

Ge Hong, 283–343 n. Chr.[220]

»Als allgemeiner Grundsatz für die Pflege des Lebens gibt es nichts Besseres, als die die Ursache zu kennen.«

The Annals of Lu Buwei, 3. Jahrhundert v. Chr.[221]

»Verschwende deine Energie nicht törichterweise an sinnliche Vergnügungen, setze dein Wissen nicht dafür ein, Reichtum und Ruhm zu erhaschen, erleide einen Verlust und trage ihn für immer in deiner Brust, hetze herum, sodass du nicht einmal mit dir selbst Schritt halten kannst … oder iss und trink ohne jedes Maß.… wenn du so taumelnd durchs Leben gehst – wie kannst du dann den Leiden und Plagen eines frühen Todes entgehen?«

Aufzeichnungen über die Kultivierung der Natur und die Verlängerung des Lebens, 7./8. Jahrhundert n. Chr.

Pathogenes Qi bezeichnet im weitesten Sinne alle Faktoren, die uns krank machen können. Im 12. Jahrhundert wurden diese Faktoren in drei Hauptkategorien unterteilt: äußere, innere und solche, die weder äußerlich noch innerlich einzuordnen sind. Dieses unschätzbare System wird heute von allen Praktikern der Chinesischen Medizin verwendet.

Externe Faktoren entsprechen in etwa Infektionskrankheiten. Vor der Entdeckung von Bakterien und Viren wurden diese auf Angriffe von Wetter und Klima auf den Körper zurückgeführt – Kälte, Wind, Trockenheit, Hitze und Feuchtigkeit. Da Infektionskrankheiten während des größten Teils der Menschheitsgeschichte die häufigste Ursache für Krankheit und Tod waren, entwickelte die Chinesische Medizin ein ausgefeiltes Verständnis dafür, wie man sie behandelt und wie man das Immunsystem stärken kann, um die Widerstandsfähigkeit zu erhöhen.

Die Gruppe »weder äußerlich noch innerlich« umfasst Faktoren wie schlechte und unausgewogene Ernährung, Überarbeitung, Bewegungsmangel (oder übermäßige Bewegung), schlechter Schlaf, traumatische Verletzungen, ein unausgewogenes Sexualleben sowie Parasiten und Gifte (einschließlich übermäßigen Konsums von Stimulanzien). Wenn wir uns über diese verschiedenen Ursachen von Krankheiten informieren, können wir Maßnahmen ergreifen, um ihren Einfluss auf uns zu verringern und besser zu verstehen, warum wir krank geworden sind. Nirgendwo ist dies wichtiger als in der zweiten Kategorie von Ursachen. Dabei handelt es sich um die »internen« Ursachen von Krankheiten, also unser geistiges und emotionales Leben. Diese wurden in Kapitel 4 »Den Geist und die Emotionen kultivieren« behandelt.

Nicht in diesen drei traditionellen Kategorien enthalten sind soziale und wirtschaftliche Faktoren wie Armut und Benachteiligung. Diese haben bekanntermaßen lebenslange Auswirkungen auf die körperliche und geistige Gesundheit.

Die vier Säulen der Gesundheit

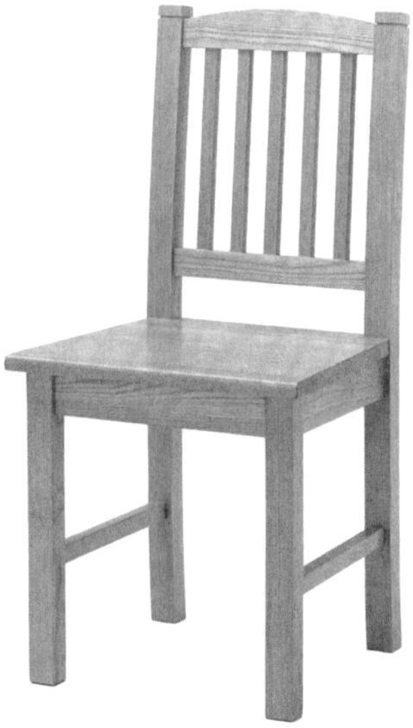

Viele Faktoren beeinflussen unsere Gesundheit – einige davon können wir beeinflussen, viele jedoch nicht.

Es gibt jedoch vier Aspekte des Lebensstils, die entscheidend sind. Man kann sie sich als die vier Beine eines Stuhls vorstellen. Sind alle vier Beine intakt, steht der Stuhl fest und stabil, fehlt jedoch auch nur ein Bein, beginnt der Stuhl zu wackeln. Diese vier Beine sind unser Gefühlsleben, unsere Ernährung, unser Gleichgewicht zwischen Ruhe, Aktivität und Bewegung sowie unser Schlaf.

Unter den Menschen, die aktiv versuchen, ihre Gesundheit und ihr Wohlbefinden durch ihren Lebensstil zu erhalten, ist es nicht ungewöhnlich, dass einer oder mehrere dieser Faktoren vernachlässigt werden. Beispielsweise bemühen wir uns vielleicht sehr, uns gesund zu ernähren und ausreichend zu bewegen, schlafen aber zu wenig oder leiden unter einem chaotischen Gefühlsleben. Und wie der weise Alchemist und Arzt Ge Hong betonte, sollten wir uns vor denen hüten, die allzu einfache Lösungen für Gesundheitsprobleme anbieten.

Selbstheilung

Wenn wir nicht an ein Leben nach dem Tod glauben, ist dies unsere einzige Chance, und die meisten von uns möchten das Beste daraus machen. Da ein ewiges Leben keine Option zu sein scheint, können wir sicherlich danach streben, so gut und so lange wie möglich zu leben.

»Drei Teile Medizin, sieben Teile Gesundheitspflege. Die Kunst des Behandelns ist nicht so wertvoll wie die Kunst der Gesundheitspflege.«

Chinesisches Sprichwort

Jeder von uns wird irgendwann in seinem Leben medizinische Hilfe und Pflege von anderen benötigen. Das kann eine Operation sein, die Versorgung einer traumatischen Verletzung, biomedizinische Medikamente, Kräutermedizin, Massage, Manipulation, Akupunktur oder psychologische Therapie. Wie dankbar können wir sein, dass unsere Mitmenschen diese Fähigkeiten auf so hohem Niveau entwickelt haben. Gleichzeitig gibt es für uns einen großen Spielraum, unsere Krankheitsprävention und Selbstheilungskräfte zu maximieren, und das ist eines der Ziele des *Qigong*.

»Wo der Geist hingeht, dorthin fließt auch das Qi.«

Qigong-Sprichwort

Schon nach kurzer Übung stellen wir fest, dass ein Körperteil (z. B. die Handfläche), auf den wir unsere Aufmerksamkeit richten, unter unserer Wahrnehmung lebendig wird. Es kann ein Gefühl von Fülle oder Wärme auftreten oder andere Empfindungen, die sich nicht leicht in Worte fassen lassen. Dies wird traditionell als »Ankunft des Qi« beschrieben, und das Gefühl kann verstärkt werden, indem man den Bereich bewusst lockert, weicher macht, ausdehnt oder auflöst. Einige Körperteile lassen sich mehr oder weniger leicht für diese Art der Wahrnehmung nutzen, beispielsweise die Fußsohlen im Vergleich zu großen Bereichen des Rückens, die schwerer zugänglich sind.

»Wenn dein Kopf schmerzt, werde dir deines Kopfes bewusst; wenn dein Fuß schmerzt, werde dir deines Fußes bewusst nutze das harmonisierte Qi, um den Schmerz anzugreifen«

Aufzeichnungen über die Kultivierung der Natur und die Verlängerung des Lebens, 7./8. Jahrhundert

Untersuchungen zum Biofeedback, bei dem elektronische Mittel zur Förderung der Konzentration eingesetzt werden, haben gezeigt, dass es bei einer Vielzahl von Symptomen helfen kann. Und wie *»Records of Cultivating Nature and Extending Life«* nahelegt, kann schon das bloße Bewusstmachen von Schmerz- und Beschwerdestellen der erste Schritt zur Heilung sein, noch bevor wir aktiv Maßnahmen wie Wärmezufuhr, Heilungslicht oder freien Fluss ergreifen.

Das moderne *Qigong*, das in den späten 1940er und 1950er Jahren entstand und von Liu Guizhens Genesung von einer unheilbaren Krankheit inspiriert war, konzentrierte sich ausschließlich auf die Heilung. Die Behandlung von Krankheiten mit *Qigong* ist in China nach wie vor beliebt. So enthält beispielsweise das moderne Lehrbuch *»Chinese Medical Qigong«* Dutzende traditioneller und moderner Übungen für Krankheiten, die von Bluthochdruck bis zum Glaukom reichen. Die Methoden umfassen Bewegung, Visualisierungen, Atemübungen und Selbstmassage.

»Wenn er irgendwelche Krankheiten, Müdigkeit oder Unwohlsein in seinem Körper verspürte, praktizierte er Daoyin und schloss sein Qi ab, um das zu bekämpfen, was ihn plagte. Er richtete sein Herz der Reihe nach auf jeden Teil seines Körpers: auf sein Gesicht und seinen Kopf, auf die neun Körperöffnungen und fünf Zang Organe, seine vier Gliedmaßen, sogar auf sein Haare. Er ließ sein Herz an jedem Ort verweilen und spürte, wie sein Qi durch seinen Körper zirkulierte, beginnend an seiner Nase und seinem Mund bis hinunter zu den Zehenspitzen.«

Ge Hongs Beschreibung von Peng Zu[222]

Über die spezifischen Wirkungen hinaus gibt es drei starke Kräfte, die in dieser Form der Selbstheilung genutzt werden können. Die erste ist, dass wir zu Akteuren unserer eigenen Gesundheit werden und nicht mehr passive Empfänger von Behandlungen sind. Unsere angeborene Fähigkeit, uns selbst zu heilen, wird aktiviert, und wir profitieren von den psychologischen Vorteilen einer aktiven Beteiligung. Dies kann dazu beitragen, dem Risiko einer Katastrophisierung von Krankheiten und Schmerzen entgegenzuwirken.

Der zweite Grund ergibt sich aus Beobachtungen, die ich in meiner Praxis für Chinesische Medizin gemacht habe, sowie aus meinen eigenen Erfahrungen mit Verletzungen. Wenn ein Teil des Körpers Schmerzen und Beschwerden verursacht, ist es normal, sich davon zu distanzieren, um sich selbst zu schützen. Diese natürliche Reaktion kann uns zwar helfen, damit umzugehen, aber ich glaube, dass das

»Ausgrenzen« des Problembereichs den Heilungsprozess verzögern kann. Wenn wir ihn annehmen, pflegen, halten oder massieren und ihn generell wieder in den Körper aufnehmen, erhöhen wir unsere Chancen auf Genesung.

Der dritte Punkt ist der, an dem unser Schmerz und Leiden die Ebene des *Shen* erreicht hat. Er wird zu einem tiefen Teil unseres Wesens – wir sind ein Mensch, der Schmerzen hat. Wir katastrophisieren und sind im Gegensatz zum vorherigen Muster nicht in der Lage, das »Andere« ausreichend zu akzeptieren. In Anerkennung dieser Tatsache wenden sich Schmerzkliniken zunehmend der Meditation und anderen psycho-emotionalen Interventionen zu.

Ein Wort der Vorsicht

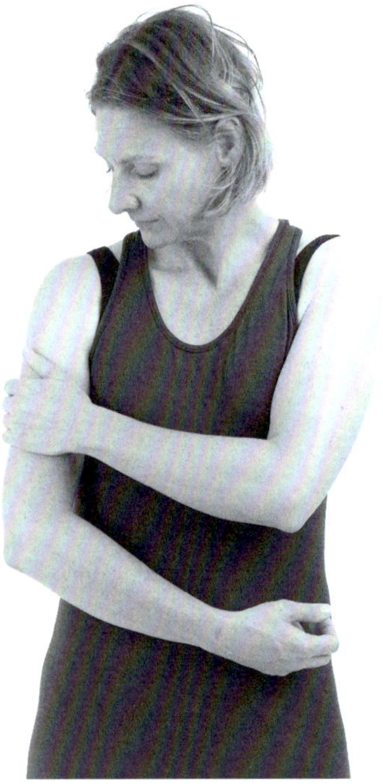

Es ist wichtig, bei der Selbstheilungsarbeit einen Realitätsbezug zu wahren. Es versteht sich von selbst, dass nicht alle Schmerzen und Krankheiten gelindert oder geheilt werden können und dass Schmerzen und Leiden ein unvermeidlicher Teil des Menschseins sind. Und wenn wir glauben, dass wir die Kraft haben, uns selbst zu helfen, laufen wir Gefahr, auch zu glauben, dass es unsere Schuld ist, wenn wir uns nicht selbst lindern oder heilen können, und dass wir in irgendeiner Weise unzulänglich sind. Dies zu verstehen und zu vermeiden, ist ebenfalls Teil der Selbstachtung. Mit den Worten des berühmten Yogalehrers BKS Iyengar, die ebenso auf *Qigong* zutreffen könnten: »Yoga lehrt uns, das zu heilen, was nicht ertragen werden muss, und das zu ertragen, was nicht geheilt werden kann.«

Durch Körper- und Atemwahrnehmung, die Fähigkeit, im gegenwärtigen Moment zu bleiben, strukturelle Stabilität und Verwurzelung können wir Ruhe und Widerstandsfähigkeit aufbauen. Diese Werkzeuge helfen uns, wenn wir krank sind und leiden. Wie Iyengar sagt, sind wir besser in der Lage, zu akzeptieren und zu ertragen und uns nicht von unseren Ängsten, Schmerzen und Leiden überwältigen zu lassen. Krankheit und Leiden mögen unvermeidbar sein, aber durch eine tiefe und reichhaltige Praxis wie *Qigong* können wir ihr Risiko und ihre Schwere verringern und angesichts dieser Herausforderungen mehr Gelassenheit und Weisheit entwickeln.

Prävention – die höchste Form der Medizin

»Medizin kann nur heilbare Krankheiten heilen, und das auch nicht immer.«

Chinesisches Sprichwort

Schmerz und Krankheit sind seit jeher unvermeidliche Begleiter des menschlichen Lebens. Allerdings hat sich das Krankheitsbild im Laufe der Zeit verändert. Während des größten Teils unserer Geschichte starben mehr Menschen an Infektionskrankheiten als an allen anderen Ursachen zusammen. Die jüngste Covid-Pandemie hat gezeigt, dass diese Gefahr nach wie vor besteht, und nationale wie internationale Gesundheitsbehörden sind ständig auf der Hut vor noch tödlicheren Infektionskrankheiten.

Dennoch leben wir heute hauptsächlich in einer Zeit chronischer nichtübertragbarer Krankheiten. Krebs, Diabetes, Demenz, Herz-Kreislauf-Erkrankungen, Depressionen und der gemeinsame Risikofaktor Adipositas nehmen weltweit in allen Ländern zu und werden sich in den nächsten zwei bis drei Jahrzehnten voraussichtlich verdoppeln. Dies stellt bereits heute eine untragbare Belastung für die Gesundheitssysteme dar und führt uns unaufhaltsam in eine Krise.

Zwar spielen viele Faktoren eine Rolle, doch der größte Übeltäter ist die Übernahme des modernen Lebensstils westlicher Prägung, der diese Krankheiten überallhin mit sich gebracht hat, wo er sich verbreitet hat. Und Tatsache ist, dass diese chronischen Krankheiten im Großen und Ganzen nicht heilbar sind. Sind sie einmal ausgebrochen, können wir in der Regel höchstens auf eine jahrelange teure Behandlung hoffen.

Der gesunde Menschenverstand (und ein genauer Blick auf die Daten) sagen uns, dass der beste Ansatz darin besteht, zu versuchen, diese Krankheiten gar nicht erst entstehen zu lassen. Natürlich ist dies nicht immer möglich. Genetische Veranlagung, Armut, familiäre und politische Belastungen, Umweltverschmutzung und Klimawandel spielen alle eine Rolle, aber oft gibt es einen erheblichen Spielraum, um durch eine Änderung unseres Lebensstils etwas zu bewirken.

Qigong und ähnliche Praktiken spielen hier eine wichtige Rolle. Wir fördern nicht nur bewusst unsere körperliche und geistige Gesundheit, sondern die Tatsache, dass wir uns bewusst dafür entschieden haben, auf uns selbst zu achten, wird sich nach und nach auch auf andere Bereiche unseres Lebens auswirken. Wir werden vielleicht dazu neigen, uns gesünder zu ernähren, mehr zu schlafen, unseren Konsum von Alkohol, anderen Drogen und sozialen Medien zu reduzieren und gleichzeitig mehr Zeit in der Natur und mit Freunden und Familie zu verbringen, um uns mit dem zu verbinden, was uns wirklich nährt.

Wie bereits an anderer Stelle erläutert, ist es fast unmöglich, das Wort »*Qi*« zu übersetzen, da es sich dabei eher um einen Prozess als um eine Sache handelt. Ein Wort, das jedoch in etwa passen könnte, ist »Lebendigkeit«. Und da der Begriff »*Gong*« in der Regel mit »Fähigkeit« übersetzt wird, könnte man sagen, dass *Qigong* die Kultivierung der Lebendigkeit oder des Lebens ist. Die Kultivierung der Fähigkeit, lebendig zu sein, das Leben anzunehmen und Selbstverletzung zu vermeiden, endet nicht mit dem Abschluss unserer täglichen Übungen.

Schönheit aufnehmen

Wenn wir abgelenkt sind, mit unseren wirbelnden Gedanken beschäftigt, können wir durch die Welt gehen und nichts sehen. Aber wenn unser Geist still ist und wir uns bewusst dafür entscheiden, wirklich hinzuschauen, öffnen wir uns für die Schönheit. Sie ist da, in Tälern und Bächen, in Bäumen und Blumen, im sich endlos verändernden Himmel und Meer und in allen Lebewesen. Wir können Kunstgalerien und Ausstellungen besuchen und vor Dingen innehalten, an denen wir vielleicht jeden Tag vorbeigehen, und uns von dieser Erfahrung erfüllen und nähren lassen. Wir könnten es beschreiben als das Empfangen von Qi aus der Außenwelt, so wie wir es aus der Luft und der Nahrung, aus Freundschaft, Liebe, liebevoller Berührung und Musik tun.

Sich müde fühlen

Viele von uns fühlen sich zeitweise oder ständig müde, und dies ist das Hauptsymptom bei fünf bis zehn Prozent aller Arztbesuche. Leider gibt es für über die Hälfte dieser Patienten keine eindeutige Diagnose und daher – zumindest in der Schulmedizin – keine Behandlung. Es gibt offensichtlich zahlreiche mögliche Ursachen – Überarbeitung, Stress, Überreizung, Unterforderung und Langeweile, Schlafmangel, Depressionen. Einige davon sind Merkmale des modernen Lebens, andere gibt es schon seit jeher. Als Reaktion darauf bot die traditionelle und Volksmedizin überall auf der Welt eine Vielzahl von Stärkungsmitteln an – spezielle Kräuter, Lebensmittel oder Getränke zur Steigerung der Energie. Obwohl die moderne Medizin ihnen weitgehend den Rücken gekehrt hat, gibt es heute Hunderte von Nahrungsergänzungsmitteln und Superfoods, die Gesundheit und Vitalität versprechen.

In der Chinesischen Medizin lässt sich Müdigkeit vereinfacht als Qi-Mangel beschreiben. Neben Behandlungen mit Akupunktur, Kräutern oder Massagen werden in der Regel auch Empfehlungen zum Lebensstil gegeben, insbesondere zur Erhaltung und Stärkung der Energie, wie z. B. weniger Stress und Überarbeitung, mehr Schlaf, eine bessere Ernährung und so weiter. Darüber hinaus können wir die dreifache Kultivierung von Körper, Atem und Geist praktizieren, um uns zu nähren und zu stärken.

Alles, was wir tun, kann Qigong sein

Wir haben eine Praxis. Wenn wir engagiert sind, trainieren wir mehr oder weniger jeden Tag, vielleicht eine Stunde oder länger am Stück. Dann hört das Training auf und das normale Leben geht weiter. Aber was wäre, wenn wir anfangen würden, alles als *Qigong* zu betrachten? Wir können versuchen, ein grundlegendes Bewusstsein aufrechtzuerhalten – für unseren Körper, unsere Haltung, unsere Bewegung, das Gefühl in unseren Füßen beim Gehen, unsere Atmung, unsere Emotionen und Reaktionen auf das, was um uns herum geschieht, unsere Beziehungen. Das ist weder konstant noch streng eingehalten, sondern sickert wie eine Unterströmung in unser tägliches Leben ein.

Qigong-Training steigert unsere Fähigkeit, viele verschiedene Dinge gleichzeitig bewusst wahrzunehmen – unseren Körper und unseren Atem, die Art und Weise, wie wir genug Kraft für das, was wir tun, aufbringen können, ohne zu übertreiben, die Fähigkeit, inmitten von Aktivitäten einen ruhigen Kern zu bewahren, die Wertschätzung dessen, was wir sehen, hören, schmecken, fühlen und riechen, sowie die Offenheit gegenüber anderen Menschen und unserer Umgebung. Es wirkt wie ein Gegenmittel gegen den träumerischen Zustand, in dem wir sonst vielleicht den größten Teil unseres Lebens verbringen würden.

Qigong und Yoga

Qigong und Yoga haben viel gemeinsam. Sie basieren auf der Erkenntnis, dass die Arbeit mit Körper, Atem und Geist eine der lohnendsten täglichen Übungen ist, die sich auf alle Bereiche unseres Lebens auswirkt. Tatsächlich wurden einige historische *Qigong*-Übungen eindeutig von der frühen indischen Yogatradition beeinflusst, die als »Brahmanen-*Qigong*« bezeichnet wurde.

Auffällig ist jedoch, dass Yoga im Vergleich zu *Qigong* einen weitaus höheren Bekanntheitsgrad hat. Dazu tragen unter anderem die koloniale Vergangenheit Großbritanniens und Indiens, die frühe Förderung von Yoga durch Prominente wie den Geiger Yehudi Menuhin in den 1950er Jahren und Madonna in den 1990er Jahren, die immer stärkere Verbindung von Yoga mit einem guten Aussehen in Lycra-Kleidung sowie die zahlreichen Artikel über Yoga in Zeitungen und Zeitschriften bei. Einfach gesagt: Yoga ist in Mode und *Qigong* – bislang – nicht.

Und fast jeder »versteht« Yoga. Die großen Dehnungen, die man in der ersten Yogastunde erlebt, sorgen für ein kraftvolles und befriedigendes Erlebnis, das irgendwie vertraut ist. Diese Vertrautheit könnte auch daran liegen, dass laut Yogalehrer Pete Blackaby viele Yoga-Asanas (Körperhaltungen) »aus einer eklektischen Mischung von Körperhaltungen bestehen, die aus verschiedenen Quellen stammen, darunter westliche Gymnastik, Bodybuilding und indisches Ringen«. Dass vieles davon längst nicht so alt ist, wie man glaubt, zeigt sich auch in der chinesischen Tradition, Texte und Praktiken legendären Figuren zuzuschreiben. Allerdings sind die meisten chinesischen inneren Künste länger erprobt als viele moderne Yoga-Asanas, was ein Grund für die relativ hohe Verletzungsrate beim Yoga sein könnte.

Im Vergleich zu Yoga ist *Qigong* eher wenig bekannt. Schon die Aussprache des Namens ist eine Herausforderung, da die Chinesen beschlossen haben, den Laut »chee« mit »qi« wiederzugeben. Und im Vergleich zu Yoga dauert es möglicherweise länger, bis sich die Vorzüge dieser Praxis zeigen.

Yoga hat das Leben von Millionen von Menschen verbessert, und der Autor hofft, dass *Qigong* in einigen Jahren dasselbe von sich behaupten kann.

»Diese achtzehn Übungen sind so beschaffen, dass selbst ein alter Mensch, wenn er sich die außergewöhnliche Anstrengung macht, sie dreimal täglich auszuführen, nach einem Monat von verschiedenen Krankheiten befreit ist und wie ein galoppierendes Pferd laufen kann. Sie stärken und wirken wohltuend, verlängern das Leben, verbessern die Verdauung, lassen die Augen strahlen und machen den Körper leicht und kräftig, sodass man nicht mehr müde ist.«

»Indische Massage« aus Sun Simiaos Rezepten, die tausend Goldstücke wert sind[223]

Wie fühlen wir uns?

In ihrem Buch »*Move Your DNA*« fragt Katy Bowman im Zusammenhang mit Gesundheit, was wichtiger ist: wie wir aussehen, wie wir auf dem Papier aussehen (z. B. bei Labortests) oder wie wir uns fühlen.

Unser Aussehen scheint einen Großteil der Diskussion über »Wohlbefinden« eingenommen zu haben. Zuerst gab es eine Zeit ohne Spiegel – nur klare Wasserflächen, dann gab es neblige Stücke aus poliertem Metall, dann Ganzkörperspiegel, dann Fotos, dann Videos und jetzt unzählige Selfies. Es ist für uns alle eine Herausforderung, der Verlockung der Eitelkeit zu entkommen.

Diese Besessenheit vom Aussehen trägt zur Verbreitung emotionaler Störungen bei Kindern und Jugendlichen bei, während immer mehr Menschen aller Altersgruppen mit ihrem Körper unzufrieden sind. Abgesehen davon, dass sie echtes Unglück verursacht, wird Unzufriedenheit mit dem eigenen Körperbild mit Essstörungen,

Depressionen, selbstverletzendem Verhalten, Angstzuständen und Selbstmordgedanken in Verbindung gebracht. Eine Hauptursache ist die Objektivierung und Selbstobjektivierung – sich selbst als Objekt zu behandeln, das dem kritischen Blick einer Kultur unterworfen ist, die von idealisierten Körperbildern geprägt ist. Während der Wunsch, das Aussehen zu verändern, bei Frauen seit langem etabliert ist, betrifft er zunehmend auch junge Männer, wobei es ihnen hier vor allem darum geht, Muskeln aufzubauen und die Muskeldefinition zu verbessern. Männergesundheitsmagazine bringen regelmäßig Models mit beeindruckenden Sixpacks auf ihren Titelseiten, und nur wenige Hollywoodstars wagen es, ihr Hemd auszuziehen, ohne zuvor monatelang im Fitnessstudio geschuftet zu haben. Jungen mit einem starken Wunsch nach Muskeln haben tendenziell ein geringeres Selbstwertgefühl und mehr depressive Symptome als andere Jungen, und die Fixierung auf Muskeln wird mit psychischen Belastungen, sozialen Funktionsstörungen und Drogenmissbrauch, einschließlich der Einnahme von Anabolika, in Verbindung gebracht.

Ein gesunder Körper ist ein Körper, der gut funktioniert und sich innerlich gut anfühlt, während es sicherlich lohnender ist, neugierig und aufmerksam nach außen zu schauen, als davon besessen zu sein, selbst angesehen zu werden.

»Wer Medizin nimmt und die Ernährung vernachlässigt, verschwendet die Fähigkeiten des Arztes.«

Chinesisches Sprichwort

Ernährungsprinzipien

Dies ist ein Buch über *Qigong*, nicht über Ernährung, aber da wir davon ausgehen, dass diejenigen, die *Qigong* praktizieren, dies tun, um ihre Gesundheit und ihr Wohlbefinden zu erhalten oder zu verbessern, lohnt sich eine kurze Diskussion.

Video 42: Wie man isst

Ernährung ist ein enorm wichtiges (und beliebtes) Thema in der chinesischen Kultur, Lebensweise und Medizin. Es gibt ein umfangreiches Volks- und medizinisches Wissen über die genauen Auswirkungen verschiedener Lebensmittel und Zubereitungsarten. Doch obwohl die Frage, was wir für eine gute Gesundheit essen sollten, von entscheidender Bedeutung ist, wird dabei oft das ebenso wichtige Thema »Wie essen wir?« außer Acht gelassen. Hier sind daher einige der wichtigsten Lehren aus der chinesischen *Yang Sheng*-Tradition (Ernährung für ein gesundes Leben).

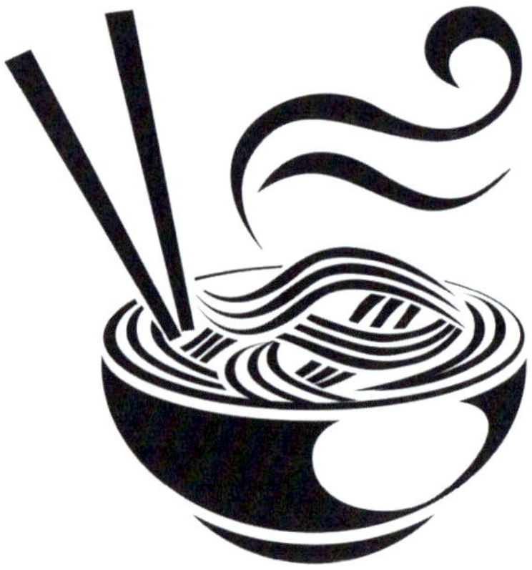

Regelmäßige Mahlzeiten

Das Verdauungssystem bevorzugt Regelmäßigkeit. Da es alles, was wir zu uns nehmen, verarbeiten muss, tun wir ihm etwas Gutes, wenn wir regelmäßig essen (in der Regel drei Mahlzeiten am Tag) und Zwischenmahlzeiten vermeiden. So hat unser Körper Zeit, die Nahrung zu verdauen. Regelmäßigkeit hat auch eine umfassendere Bedeutung und beinhaltet, sich beim Essen hinzusetzen (anstatt unterwegs zu naschen), sich vor dem Essen ein paar Momente zu entspannen, das Essen gut zu kauen, sich das Esserlebnis zu gönnen und nicht zu essen, wenn man verärgert, gestresst oder wütend ist.

Zeitpunkt

»Iss dein Frühstück allein, teile dein Mittagessen mit einem Freund und gib dein Abendessen deinem Feind.«

Jüdisches Sprichwort

Da der Mikrokosmos des menschlichen Körpers das makrokosmische Universum widerspiegelt, spiegelt sich der 24-Stunden-Zyklus in unseren Körperrhythmen wider. In der kühlen, dunklen Stille der Nacht – der Zeit des maximalen Yin – ruht auch der Stoffwechsel des Körpers, während sich das Aufsteigen des Yang in der Morgendämmerung bis zu seinem Höhepunkt am hellen, warmen und aktiven

Mittag in einer erhöhten Stoffwechselaktivität widerspiegelt. Der Magen und die Milz – die für die Verdauung zuständigen Organe – sind auf reichlich Qi und Yang angewiesen, um ihre Aufgabe des »Transports und der Umwandlung« erfüllen zu können. Sie sind daher morgens bis mittags am stärksten und beginnen mit dem Nachlassen des Yang und dem Wachsen des Yin am Nachmittag und Abend nachzulassen. Die meisten traditionellen Kulturen respektieren dies, indem sie betonen, wie wichtig ein reichhaltiges Frühstück ist und dass wir unseren Verzehr gegen Nachmittag und Abend reduzieren sollten. Vor allem sollten wir vermeiden, spät zu essen und mit vollem Magen ins Bett zu gehen. Die Nacht, die Zeit des maximalen Yin, ist die Zeit, in der der Körper ruht. Im Liegen, passiv und inaktiv, verlangsamt sich auch unsere Verdauung, und die im Magen befindliche Nahrung wird während der Nacht nur schlecht verdaut. Wir spüren dies möglicherweise als Völlegefühl und Unwohlsein am Morgen und als Appetitlosigkeit beim Frühstück. Wenn dies nur gelegentlich vorkommt, beispielsweise nach einem Festmahl oder einer Feier, ist es nur vorübergehend, aber wenn es sich Tag für Tag wiederholt, wird das Verdauungssystem geschädigt. Dies wird als Nahrungsstagnation bezeichnet – das Gegenteil von freiem Fluss. Mit der Zeit erzeugt die Nahrungsstagnation Wärme, die zu Entzündungen beiträgt, von denen wir heute wissen, dass sie vielen chronischen Krankheiten und insbesondere Verdauungsstörungen zugrunde liegen. Da Appetitlosigkeit und eine nachlassende Verdauungskraft Vorboten eines früheren Todes sind, wünschen wir uns ein Verdauungssystem, das bis ins hohe Alter gut funktioniert. Das bedeutet, dass wir es genauso pflegen müssen wie den Rest unseres Körpers.

»Mit Magen-Qi gibt es Leben, ohne Magen-Qi gibt es Tod.«

Chinesisches Sprichwort

Menge

Sofern wir keine Kinder, Teenager, Arbeiter, Sportler, Schwangere, ältere Menschen oder Menschen mit einer Essstörung sind, würden die meisten von uns davon profitieren, weniger zu essen. Dies wird durch zahlreiche Studien bestätigt, die zeigen, dass eine ernährungsphysiologisch vollständige, aber kalorienreduzierte Ernährung bei den meisten bisher untersuchten Tierarten Krankheiten (insbesondere Alterskrankheiten) reduziert und das Leben verlängert. Das bedeutet nicht, dass wir pedantisch Kalorien zählen müssen, sondern vielmehr, dass wir uns von unserem natürlichen Appetit leiten lassen sollten. Ein gesunder Appetit bedeutet, dass wir hungrig genug sind, um relativ einfache Speisen zu genießen (denken Sie daran, wann Sie das letzte Mal ein Stück gutes Brot oder eine einfache Karotte als absolut köstlich empfunden haben), und dass wir keine Reize durch viel Fett, Salz und Zucker benötigen, um unsere Mahlzeiten zu genießen. Es bedeutet, vom Tisch aufzustehen, wenn wir noch etwas essen könnten, und diesen Hunger bis zur nächsten Mahlzeit mitzunehmen. Aber Vorsicht! Echter Appetit lässt das Essen noch besser schmecken, da unser Körper weiß, dass wir es wirklich brauchen, und es kann Entschlossenheit erfordern, sich in der Menge zurückzuhalten.

»Steh immer mit Appetit vom Tisch auf, dann wirst du dich nie ohne Appetit hinsetzen.«

William Penn, 1644–1718

Genuss

Es kann vorkommen, dass wir aus gesundheitlichen Gründen unsere Ernährung einschränken müssen, und dafür gibt es verschiedene Möglichkeiten. Es ist jedoch wichtig, sich daran zu erinnern, dass eine wirklich gesunde Ernährung bedeutet, dass wir unsere Mahlzeiten aktiv genießen und gerne mit Freunden und Familie zusammen essen, anstatt Angst, Schuldgefühle, Konflikte oder Isolation zu empfinden.

»Wir haben ein altes Sprichwort: ›Reiche Menschen sind meist von schwacher Gesundheit‹. Das liegt daran, dass sie zu viel von diesen reichhaltigen (wei) Speisen essen und den gegenteiligen Effekt erzielen. Sie dienen nur dem Zweck, ›bu‹ [tonisierend, nährend] zu sein, wenn man sie gelegentlich zu sich nimmt.«

Kantonesische Frau, zitiert in »*Nourishment of Life*«[225]

Was sollte man essen?

Über die Zusammensetzung einer gesunden Ernährung gibt es wahrscheinlich mehr Meinungsverschiedenheiten als über jeden anderen Aspekt der Gesundheitspflege. Es ist daher sinnvoll, einen Schritt zurückzutreten und einen Blick auf einen der allgemeinen Grundsätze der chinesischen Ernährungspraxis zu werfen. Dabei geht es um das Gleichgewicht zwischen sogenannten *Qing-Dan*-Lebensmitteln und *Wei*-Lebensmitteln. *Qing Dan* bedeutet mild im Geschmack und typische Beispiele sind Reis und andere Getreidearten, Gemüse, Bohnen und Hülsenfrüchte. Sie sind leicht verdaulich, gelten als reich an Qi und sollten die Grundlage unserer Mahlzeiten bilden. *Wei*-Lebensmittel sind reichhaltig, aromatisch und nährstoffreich. Dazu gehören Fleisch, Fisch, Milchprodukte, Fett, Zucker und alle stark aromatisierten Lebensmittel. Sie ergänzen *Qing-Dan*-Lebensmittel, und sofern wir nicht für einen begrenzten Zeitraum eine Diät einhalten müssen, benötigen wir alle ausreichend Wei-Lebensmittel in unserer Ernährung. Die angemessene Menge variiert jedoch je nach Lebensumständen. Kinder und Jugendliche, Menschen, die körperlich arbeiten oder trainieren, schwangere und stillende Frauen, Untergewichtige und Menschen, die in kalten oder sehr trockenen Klimazonen leben, benötigen mehr davon, ebenso wie die meisten von uns im Winter.

»Der wahre Mensch der alten Zeit schlief ohne zu träumen und wachte ohne Angst auf. Seine Nahrung war einfach und sein Atem tief.«

Zhuangzi, 3. Jahrhundert v. Chr.[145]

Eine der Ernährungskatastrophen, die sich langsam über den ganzen Globus ausgebreitet hat, ist die Abkehr von einer Ernährung auf Basis von *Qing Dan* und deren Ersatz durch Mahlzeiten, die fast ausschließlich aus großen Mengen *Wei* und stark verarbeiteten Lebensmitteln bestehen. Und viele von uns ernähren sich immer noch so wie unsere Vorfahren, die körperlich hart arbeiteten, obwohl wir heute bequem vom Bett ins Büro, zum Sofa und wieder zurück ins Bett pendeln.

Tee trinken aus Genuss und für die Gesundheit

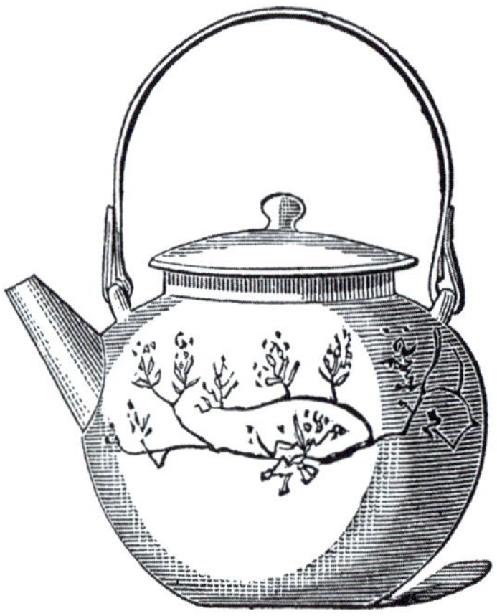

Tee – die Blätter und Knospen der Pflanze Camellia sinensis – gilt als eines der sieben Grundnahrungsmittel der Chinesen (neben Brennholz, Reis, Öl, Salz, Sojasauce und Essig). Seit der Entdeckung des Tees in China vor Jahrtausenden haben wir alle diese Ansicht übernommen. Nach Wasser ist Tee das meistgetrunkene Getränk der Welt.

Die Geschichte des Teetrinkens in China geht auf den legendären Kaiser *Shen Nong* zurück. *Shen Nong*, bekannt als der göttliche Bauer oder göttliche Landwirt, lebte im dritten Jahrtausend v. Chr. Er gilt als Vater sowohl der Landwirtschaft (Erfindung des Pflugs und der Harke, Aussaat der fünf Getreidesorten) als auch der Chinesischen Medizin und Pharmakologie. Er ist dafür bekannt, Hunderte verschiedener Kräuter persönlich getestet zu haben, bevor er schließlich an einer toxischen Überdosis starb. *Shen Nong* kochte sein Wasser immer ab, bevor er es trank, und als Blätter eines wilden Teestrauchs in den kochenden Topf fielen, entdeckte er den Genuss und die Vorzüge des Tees.

Eine weitere beliebte Legende schreibt die Entdeckung des Tees dem buddhistischen Mönch Bodhidharma (auf Chinesisch Damo) zu, dem angeblichen Begründer der Sehnen-Verwandlungs-Übungen und Knochenmark-Reinigung. Im siebten Jahr seiner ununterbrochenen Meditation im Shaolin-Kloster soll er eingeschlafen sein. Er war so wütend über diesen Fehltritt, dass er sich die Augenlider abschnitt, und dort, wo sie auf den Boden fielen, spross der anregende, Schlaf unterdrückende Teestrauch. Bodhidharma lebte jedoch im 5. und 6. Jahrhundert, und historische Aufzeichnungen über den Teekonsum in China reichen zuverlässig mehrere hundert Jahre weiter zurück.

Die früheste Verwendung von Tee in der chinesischen Kultur war als Medizin. In der Tang-Dynastie (618–906 n. Chr.) wurde er jedoch bereits weit verbreitet zum Genuss getrunken und war zu dieser Zeit sogar das Nationalgetränk Chinas. In der Tang-Dynastie schrieb Lu Yu (der vielleicht einzige Mensch in der Geschichte, der aus einem buddhistischen Kloster floh, um sich einem Zirkus anzuschließen) »*The Tea Classic*«, das berühmteste Buch über Tee, das je geschrieben wurde. Es beschreibt die Geschichte des Tees, die für die Ernte und Zubereitung erforderlichen Werkzeuge, die 28 Utensilien, die zum Aufbrühen benötigt werden, die verschiedenen Wassersorten, mit denen Tee zubereitet werden kann, und natürlich auch, wie man ihn trinkt – wobei der Schwerpunkt auf der mentalen Vorbereitung und der Kultivierung der Ruhe liegt. Seit Lu Yus Zeiten wird das Teetrinken in China und Japan als Kunstform, als eine Art aktive Meditation, praktiziert.

»Wer täglich eine Tasse Tee trinkt, macht den Apotheker arm.«

Chinesisches Sprichwort

Alle echten Teesorten (die Hauptsorten sind grüner Tees, schwarzer Tee, Oolong-Tee, weißer Tee und Pu-Erh-Tee) stammen von der Teepflanze Camellia sinensis. Diese wird unterteilt in Camellia sinensis sinensis, die aus China stammt, und Camellia sinensis assamica, die in Nordostindien beheimatet ist. Wie bei Wein unterscheiden sich auch verschiedene Teesorten stark in Aussehen und Geschmack, was sich in ihrem Preis widerspiegelt (im Allgemeinen gilt: je besser der Tee, desto höher der Preis). Leider verlieren viele Menschen, die aufgrund der angeblichen gesundheitlichen Vorteile auf Grüntee umsteigen, schnell das Interesse, da sie nicht wissen, dass der billige, geschmacklose Tee, den sie trinken, in etwa so ist, als würde man versuchen, Wein zu genießen, indem man den billigsten kauft.

»Lieber drei Tage ohne Essen als einen Tag ohne Tee.«

Chinesisches Sprichwort

In den letzten zehn bis zwanzig Jahren haben zahlreiche Forschungsarbeiten die Vorteile des Teetrinkens so eindeutig nachgewiesen, dass man Tee wohl zu Recht als das gesündeste Getränk der Welt bezeichnen kann. Er senkt das Risiko für eine Vielzahl von Krankheiten, und es gibt fundierte Belege dafür, dass überzeugte Teetrinker länger leben.

»Tee ist ein Wundermittel für die Erhaltung der Gesundheit. Tee hat eine außergewöhnliche Kraft, das Leben zu verlängern. Wo immer Menschen Tee anbauen, werden sie ein langes Leben führen.«

Wie man durch Teetrinken gesund bleibt, Zen-Mönch Eisai 1211[226]

Überall, wo Tee getrunken wurde, war dies mit einer Art Ritual verbunden. Es konnte im britischen Stil sein, mit dem singenden Wasserkocher, dem Vorwärmen der Kanne, dem Warten auf den Tee und dem Teeservice – schlicht und einfach oder elegant aus Silber und Porzellan, vielleicht mit ein paar ordentlich geschnittenen Sandwiches und ein oder zwei Kuchen dazu. Er konnte auf einem Messing-Tablett unter einem Baum im Nahen Osten oder an einem Lagerfeuer in der Wüstennacht, an einem schlichten Bauernhaustisch, in einem mit Kronleuchtern geschmückten Salon oder in einem einfachen japanischen Teehaus serviert werden. Tee bedeutete eine Pause im geschäftigen Alltag, ein Zusammenkommen und eine Gelegenheit zum Gespräch. Und immer im Mittelpunkt stand das Symbol des Teegenusses, die Kanne mit den sich langsam entfaltenden Blättern.

Das änderte sich mit der Verbreitung des Teebeutels. Individuell statt gemeinsam, hastig, unterwegs, ohne Rücksicht darauf, dass der Tee richtig ziehen muss. Wie weit entfernt ist das von der fast unvorstellbar raffinierten Teekultur des alten China in der *Gongfu*-Teezeremonie. Die Teeliebhaber, die scheinbar über reichlich Zeit verfügten, diskutierten über die Vorzüge der verschiedenen Wassersorten, die verwendet werden konnten. Dazu gehörten Himmelswasser (Regen, Schnee, Hagel, Frost und Tau), Erdwasser (Quellwasser, Flusswasser, Höhlenwasser und Brunnenwasser) und vieles mehr. All dies geschah, bevor sie sich Gedanken über die besten Materialien für das Feuer, die hunderten Sorten und Qualitäten von Tee und das aufwendige Ritual der Zubereitung und des Trinkens machten. (Lu Yu listete 28 wesentliche Utensilien auf).

Das mag selbstgefällig erscheinen, aber das Wesentliche daran – uns in unserem geschäftigen Leben Momente der Ruhe gönnen, kleine alltägliche Zeremonien pflegen und dem Augenblick Aufmerksamkeit schenken – ist eine einfache Praxis, die das Leben bereichert.

Kritisches Denken, Lehrer und Gurus

»Lernen ohne nachzudenken ist verdummend, nachdenken ohne zu lernen ist gefährlich.«

Konfuzius, 6./5. Jahrhundert v. Chr.[227]

In den Bereichen *Qigong*, Kampfkunst, Yoga, spirituelle Praxis und Religion wird oft ausdrücklich oder implizit erwartet, dass wir alles glauben, was ein Lehrer oder Guru sagt, und alles akzeptieren, was er tut. Das kann ein schwieriger Weg sein. Einerseits wenden wir uns an einen Lehrer, weil wir etwas lernen wollen oder müssen, und wir müssen demütig genug sein, unsere Meinungen und Vorurteile beiseitezulassen – oder zumindest vorläufig zurückzustellen. Andererseits riskieren wir, uns für unnütze, gefährliche oder missbräuchliche Verhaltensweisen zu öffnen, wenn wir blind alles glauben, was ein Lehrer sagt oder tut.

Einen wahren Lehrer zu finden, ist ein Geschenk – ebenso wie es für jeden Lehrer ein Geschenk ist, einen willigen und engagierten Schüler zu finden. Als Lernende müssen wir jedoch unser kritisches Urteilsvermögen einsetzen, insbesondere wenn uns etwas nicht richtig erscheint. Unabhängig davon, wie viele unserer Mitstudierenden bedingungslose Anhänger sind, müssen wir uns selbst treu bleiben. Gleichzeitig müssen wir möglicherweise tief in uns gehen, um herauszufinden, ob unsere Vorbehalte oder Einwände berechtigt sind oder ob wir einfach nur Schwierigkeiten mit dem Lernstoff haben oder Autorität in jeglicher Form ablehnen.

Ein guter Lehrer will das Beste für seine Schüler, und das ist nicht blinde Verehrung. Aber es gibt Lehrer, die – aufgrund ihrer eigenen Verletzlichkeit, sozialen Unfähigkeit oder mangelnden emotionalen Intelligenz – eine Welt schaffen, in der sie allein auf ihrem kleinen Hügel stehen und keine Gleichgesinnten haben, die sie ein wenig herunterholen, niemand, der ihnen hilft, über sich selbst zu lachen, niemand, der die Einsamkeit ihres erhöhten Status lindert.

Ein guter Lehrer fördert Unabhängigkeit und Hinterfragen, sogar Herausforderungen bei seinen Schülern. Tatsächlich ist ein Schüler, der keine Fragen stellt, kein guter Schüler.

Ich habe von vielen Lehrern unendlich viel gelernt und bin ihnen zu großem Dank verpflichtet, aber ich mache mir keine Illusionen darüber, dass sie nichts anderes als Menschen mit verschiedenen Schwächen sind. Diejenigen, die ich am meisten schätze, stehen dazu, lassen sich nie auf ein Podest stellen und bleiben aufrichtig und authentisch. Ich respektiere sie dann sowohl für das, was sie lehren, als auch für das, was sie sind.

Ein weiterer Aspekt des kritischen Denkens ist die Art und Weise, wie wir an unsere eigene Praxis herangehen. Tun wir weiterhin genau das, was uns beigebracht wurde, oder nehmen wir das Gelernte auf, wenden es aufrichtig an und reflektieren und bewerten es dabei kontinuierlich?

Die (gefährliche) Verlockung des magischen Denkens

»Viele begehen den Fehler, das Nahe aufzugeben, um das Ferne zu suchen.«

The Taijiquan Classics, zugeschrieben Wang Ziongyue[228]

Im August 2013 floh Wang Lin, Geschäftsmann und *Qigong*-»Meister«, aus seiner Heimat in der chinesischen Provinz Jiangxi nach Hongkong. Der selbsternannte Milliardär Wang war berühmt für seine »übernatürlichen Kräfte«, darunter die Materialisierung lebender Schlangen, das Fahren eines Autos ohne Berührung des Lenkrads, das Schneiden von Stahl mit bloßen Händen und die Heilung von Krebs. Wang war ein Freund der Reichen und Mächtigen und stand unter deren Schutz. Der chinesische Eisenbahnminister beispielsweise besaß einen Stein, der mit Wangs »besonderen Kräften« versehen war und ihn vor Misserfolgen schützen sollte – was sich jedoch als erfolglos erwies, als er wegen Bestechung und Machtmissbrauchs zu einer Bewährungsstrafe verurteilt wurde. Wang Lins Sturz begann mit einer Enthüllung des Journalisten Sima Nan – einem bekannten Aufdecker von Scharlatanen –, der Wang Lin zehn Millionen Yuan anbot, wenn er beweisen könne, dass er über übernatürliche Kräfte verfüge. Daraufhin drohte Wang, ihn mit der Kraft des Fern-*Qigong* zu töten, obwohl Sima Nan zum Zeitpunkt der Abfassung dieses Artikels noch am Leben ist.

So bunt und seltsam diese Geschichte auch ist, Wang Lin ist nur der jüngste in einer Reihe von *Qigong*-»Meistern«, die behauptet haben, über außergewöhnliche Kräfte zu verfügen – und denen diese auch weithin zugeschrieben wurden. Einige gaben *Qigong*-Heilungen an Hunderttausende von Menschen weiter, die nicht einmal anwesend sein mussten (viele sahen nur im Fernsehen zu) oder üben mussten, sondern denen gesagt wurde, sie könnten einfach das Qi des Meisters absorbieren. Dabei fielen viele zu Boden, gerieten in spontane unkontrollierte Bewegungen und erlebten intensive Visionen und wundersame Heilungen.

Die Vorstellung, dass *Qigong*-Praktizierende Qi aus ihrem Körper übertragen und die materielle Welt verändern können, scheint 1979 entstanden zu sein. Frau Gu Hansen, eine Forscherin am Shanghai Institute of Nuclear Research, gab bekannt, dass sie eine Maschine entwickelt habe, mit der die Existenz von »äußerem Qi« nachgewiesen werden könne, das von einem *Qigong*-Meister ausgestrahlt werde. Etwa zur gleichen Zeit berichtete Dr. Feng Lida, dass die Abgabe von externem Qi real sei und dass sie nachgewiesen habe, dass es verschiedene Viren sowie Kolibakterien, Typhus- und Ruhrbakterien schwächen oder sogar abtöten könne. Für *Qigong*-Praktizierende und -Befürworter waren diese Ankündigungen weltbewegend. *Qigong* war nun nicht mehr die seltsame Praxis alter religiöser und mystischer Sekten, sondern eine echte Wissenschaft, die sich nahtlos in die moderne Medizin und den dialektischen Materialismus der kommunistischen Theorie einfügte. Infolgedessen gewann *Qigong* schnell hohe Unterstützung sowohl in der Politik als auch in der Wissenschaft. Tan Gaosheng von der Chinesischen Akademie der Wissenschaften verglich die Entdeckung des äußeren Qi mit den Entdeckungen Galileos. Es wurde als die Geburt einer neuen Wissenschaft gefeiert – und zwar einer chinesischen –, die das Potenzial hatte, die Welt zu verändern. Die Begeisterung in der Wissenschaftsgemeinde wurde noch übertroffen von der Begeisterung in der Öffentlichkeit, die durch ein tangential verwandtes Phänomen ausgelöst wurde – das Auftreten von Kindern mit scheinbar paranormalen Kräften.

Die Geschichte begann mit Tang Yu, einem 12-jährigen Schüler, der eines Tages entdeckte, dass er mit seinem Ohr »lesen« konnte. Tangs Lehrer hörte, dass der Junge seinen Freunden seine Fähigkeiten vorführte, testete ihn und stellte fest, dass Tang ganze Sätze lesen konnte, die auf zerknüllten Zetteln geschrieben und ihm ins Ohr gesteckt wurden. Als ein Reporter der Sichuan Daily ihn ebenfalls erfolgreich testete und einen Artikel in der Zeitung schrieb, verbreitete sich die Nachricht.

Innerhalb kurzer Zeit wurden in ganz China Kinder entdeckt, die mit ihren Ohren, Händen, Achselhohlen und Fußen »lesen« konnten. Selbst als ein Team des Sichuan Medical Institute bekannt gab, dass Tang Yus Fähigkeiten ein ausgeklügelter Schwindel seien, hielt die Begeisterung für paranormale Kräfte unvermindert an und löste heftige Konflikte zwischen Gläubigen und Skeptikern aus.

Fragen Sie sich, ob diese paranormalen Fähigkeiten erlernt werden können? Forscher der Universität Peking behaupteten, Zehnjährige in grundlegenden *Qigong*-Techniken (Entspannung, Atmung und Wiederholung bestimmter Phrasen) geschult zu haben, und gaben bekannt, dass innerhalb weniger Wochen mehr als die Hälfte der Kinder in der Lage waren, Wörter oder Bilder zu erkennen, die in Stoffbeuteln oder Tintenflaschen versteckt waren. 1980 berichteten Wissenschaftler der Yunnan-Universität, dass sie Kindern beigebracht hatten, hinter einer Wand versteckte Seiten zu lesen, versteckte Gegenstände zu finden, telepathisch zu kommunizieren, Gegenstände zu zerbrechen, ohne sie zu berühren, und Gegenstände wie Zigaretten, Schlüssel und Messer allein durch Gedankenkraft zu bewegen. Auf einer nationalen Konferenz in Shanghai wurde vereinbart, dass außergewöhnliche Kräfte »ein physiologisches Potenzial, universell und dem Menschen angeboren« seien und durch *Qigong*-Training sowohl bei Erwachsenen als auch – idealerweise – bei Kindern im Alter von sechs bis fünfzehn Jahren entwickelt werden könnten. An anderen Orten wurden Maschinen erfunden (und zu Behandlungszwecken eingesetzt), die Qi wie *Qigong*-Meister ausstrahlen konnten, und in einer der dramatischsten Demonstrationen der »*Qigong*-Kraft« wurden Patienten unter *Qigong*-Anästhesie (*Qigong*, das durch die Finger eines Praktizierenden auf Akupunkturpunkte ausgestrahlt wurde) Schilddrüsen- und Magenoperationen unterzogen.

Ein weiterer bedeutender Impuls für die Anhänger kam, als sie die Unterstützung von Qian Xuesen erhielten, einem der bedeutendsten Wissenschaftler Chinas und Konstrukteur des chinesischen Atomwaffenprogramms. Er sprach 1986 bei der Gründung der China *Qigong* Research Society und schlug eine neue Definition von *Qigong* vor, die weit über die gesundheitsfördernden Wirkungen hinausging und übernatürliche Kräfte wie die »Überwindung der Grenzen des Raums« (d. h. Telekinese) umfasste.

Trotz der Ablehnung durch eine Reihe skeptischer Stimmen fanden außergewöhnliche Kräfte in wissenschaftlichen und politischen Kreisen breite Akzeptanz und wurden intensiv erforscht. Es wurden Verbindungen zur westlichen Paranormalforschung hergestellt und Gerüchten über sowjetische und amerikanische Experimente zu deren militärischer Anwendung große Aufmerksamkeit geschenkt. Das Buch (und der Film) »*Männer, die auf Ziegen starren*« erzählt auf humorvolle Weise von den Versuchen des amerikanischen Militärs, durch Wände zu gehen und Ziegen durch starren zu töten.

Währenddessen demonstrierten *Qigong*-Meister in ihrer Heimat China immer beeindruckendere Kräfte – sie zündeten Glühbirnen an und grillten Fleisch am Spieß allein mit der Kraft ihres Qi, spürten unterirdische Goldvorkommen auf, sagten Erdbeben voraus, lösten Kriminalfälle und sahen in den menschlichen Körper hinein. Viele glaubten, dass die neue Wissenschaft des *Qigong* es den Menschen ermöglichen würde, ohne Hilfe zu fliegen oder an zwei Orten gleichzeitig zu sein. Ein *Qigong*-Meister namens Zhang Bao*Sheng* wurde berühmt, weil er mit bloßen Händen Kleidung in Brand setzte und vor den Augen von Beamten und Journalisten Schokolade verschwinden ließ. Ein Krankenhaus stellte ihn als lebenden Röntgenapparat ein, und als Marschall Ye Jianying, der den Sturz der Viererbande angezettelt hatte, erkrankte, entfernte Zhang auf magische Weise Klumpen von »Schleim« aus seiner Kehle, ohne ihn zu berühren.

Ein weiterer *Qigong*-Meister, der wie ein Gott verehrt wurde, war Yan Xin, ein junger Kampfkunstpraktiker und Arzt für Traditionelle Chinesische Medizin. Nachdem sich die Geschichte verbreitete, dass er einem Patienten in einer einzigen Sitzung die zertrümmerten Wirbel geheilt hatte, wurde Yan Xin schlagartig berühmt. Er zog von Stadt zu Stadt, um Kranke zu heilen, lehnte jede Bezahlung für seine Arbeit ab und behandelte bald hochrangige Regierungsbeamte. Bei einem Besuch in Japan soll er mehrere Spitzenkämpfer besiegt haben, ohne sich auch nur zu bewegen (geschweige denn ins Schwitzen zu kommen). In Experimenten der Qinghua-Universität übertrug er sein »*Gong*« auf Anweisung per Telefon und veränderte Wasser- und Zellproben in einem sieben Kilometer entfernten Labor. Als in der Provinz Liaoning ein gewaltiger Waldbrand ausbrach, soll Yan Xin einen Sturm herbeigeführt haben, der das Feuer löschte. Er begann, bis zu vierzehn Stunden dauernde »kraftinduzierende« Vorträge zu halten, bei denen die Teilnehmer in Trance fielen, von verschiedenen Krankheiten geheilt wurden und spontan paranormale Kräfte entwickelten.

Während einer Sonderausgabe zum chinesischen Neujahrsfest – der meistgesehenen Fernsehsendung in China – briet ein anderer *Qigong*-Meister, Zhang Hongbao, mit »elektrischem *Qigong*« einen Fisch mit bloßen Händen, und ein Kollege, Zhang Jialing, ein Meister des »Licht-*Qigong*«, stand zuerst auf einem Ballon und dann auf einem zwischen zwei Stühlen aufgehängten Blatt Papier. 1988 fastete Meister Zhang Rongtang unter Aufsicht neun Tage lang und bestieg anschließend den Berg Yuhuang. Die Nachricht von dieser Leistung löste eine Welle von Nachahmungen aus, doch als Menschen aufgrund von obsessivem Fasten (*bigu*) starben oder von Gebäuden sprangen, weil sie glaubten, fliegen zu können, wurde einer wachsenden Anti-*Qigong*-Bewegung Munition geliefert.

Die Gegenreaktion auf das Phänomen der paranormalen Kräfte

Die Gegenreaktion wurde durch die Profitgier berühmter *Qigong*-Meister ausgelöst, die immer höhere Preise für Heilungen oder für den Verkauf von Produkten wie mit Qi angereichertem Tee verlangten. 1990 wurde Zhang Xiangyu, eine *Qigong*-Meisterin, wegen Quacksalberei verhaftet, nachdem sie Massenheilungen durchgeführt hatte, mit denen sie über eine Million Yuan verdient hatte. Und Yan Xin floh aus China in die Vereinigten Staaten, nachdem ein Mann während einer seiner Vorträge, in denen er Energieübertragungen durchführte, gestorben war –

»Es gibt keine wundersamen Methoden auf der Welt, nur einfache, und die Perfektion des Einfachen ist wundersam.«

Der Arzt Fei Boxiong aus dem 19. Jahrhundert[229]

er war in eine tranceähnliche spontane Bewegung verfallen und zusammengebrochen, wobei ihm Schaum aus dem Mund lief, während die Umstehenden ihn ignorierten, weil sie glaubten, er sei lediglich in einen veränderten Bewusstseinszustand versetzt worden.

1989 verfasste Zhang Honglin, Direktor des *Qigong*-Forschungslabors der Chinesischen Akademie für Traditionelle Medizin, eine Reihe von Artikeln, in denen er die Idee des externen Qi verurteilte. Er erklärte, dass dieser Begriff in den klassischen Texten der Chinesischen Medizin nie erwähnt worden sei und dass es in den Traditionen, aus denen das *Qigong* hervorgegangen sei, keine Meister des externen Qi gebe. Experimente, die die Existenz von externem Qi zu belegen schienen, wurden von Zhang als methodisch mangelhaft und nicht reproduzierbar bezeichnet – beides allgemein anerkannte Kriterien für valide Forschung. So weigerte sich beispielsweise Gu Hansen, die Erfinderin des Qi-Messgeräts, das den Boom um externes Qi ausgelöst hatte, die Natur des Experiments oder die Konstruktion ihres Geräts offenzulegen, um anderen Forschern eine Wiederholung zu ermöglichen.

In Bezug auf die angebliche Kraft charismatischer *Qigong*-Heiler meinte Zhang, dass sie nur durch eine Kombination aus psychologischer Suggestion, Sprache, Körperbewegungen, Mimik und anderen Einflüssen Erfolg hätten. Jeder könne ein berühmter Qi-Heiler werden, sagte er. »Gehen Sie in eine Gegend, wo Sie niemand kennt, behaupten Sie, aus einer mächtigen Linie zu stammen, und geben Sie Äußerungen von sich, die für normale Menschen halb unverständlich sind, und schon werden Sie im Handumdrehen außerordentlicher Qi Meister.

In diesem Moment müssen Sie nur noch Ihre Arme ausstrecken, damit die Menschen Ihr Qi spüren können.«

Zusammen mit fünf weiteren Autoren verfasste Zhang das Buch »*Qigong: Chinese Medicine or Pseudoscience*« in dem verschiedene Forschungsarbeiten, die die Existenz von externem Qi zu beweisen behaupteten, detailliert widerlegt wurden. In einigen Fällen bestritten die Universitäten und anderen Institutionen, die die Studien angeblich durchgeführt hatten, jegliche Kenntnis davon, und in den Fällen, in denen die Methodik eine Wiederholung der Studien ermöglichte, konnten keine positiven Ergebnisse erzielt werden. Das Buch entlarvte auch die Vorführungen außergewöhnlicher Kräfte durch *Qigong*-Meister als eine Mischung aus gewöhnlichen Zaubertricks und Massensuggestion.

Als James Randi, der amerikanische Bühnenmagier und professionelle Skeptiker, im Auftrag des Komitees zur wissenschaftlichen Untersuchung paranormaler Behauptungen China besuchte, wurde das völlige Scheitern aller getesteten *Qigong*-Meister auf Randis eigene »magische« Kräfte zurückgeführt, die offenbar stark genug waren, um die Experimente zu stören. Dies wiederholte das Argument der Enthusiasten, dass der »Sarkasmus« der Skeptiker ein »Informationsfeld« schaffe, das stark genug sei, um diese besonderen Kräfte zu stören.

Übrigens hat die James Randi Education Foundation seit 1964 eine Million US-Dollar für jeden ausgesetzt, der paranormale Kräfte nach gemeinsam vereinbarten wissenschaftlichen Kriterien nachweisen kann. Das Geld ist noch immer nicht abgeholt worden.

Ein ehemaliger *Qigong*-Meister, der von den Behauptungen über die magischen Kräfte des *Qigong* enttäuscht war, drehte ein Video, in dem er – als Bauer verkleidet – Glas schluckte, Ziegelsteine zerbrach, Feuer spuckte, Motorräder mit den

Zähnen festhielt und Qi auf einen Fernseher strahlte. Anschließend zog er einen Anzug und eine Krawatte an und erklärte, wie er diese scheinbar magischen Kunststücke vollbracht hatte.

Ich halte es für wichtig, Chinas Forschung im Bereich der außergewöhnlichen Kräfte in einen Kontext zu stellen. Es handelte sich um eine Gesellschaft, die während des Großen Sprungs nach vorn regelmäßig Getreideerträge meldete, die zehnmal höher waren als normal, und chinesische Medizinzeitschriften mit Studien füllte, in denen nie von Verbesserungen und Heilungsraten unter 90 Prozent berichtet wurde. In allen Bereichen neigten Hierarchien dazu, Ergebnisse zu liefern, die ihre Vorgesetzten und/oder politischen Herren wünschten. Was die Heilungen und Verwandlungen angeht, die während der Massensitzungen der »*Qigong*-Meister« stattfanden, so scheinen sie sich nicht wesentlich von der Hysterie um Mao Zedong während der Kulturrevolution oder von den Heilungen durch christliche Evangelisten zu unterscheiden. Tatsächlich wiesen die äußerst populären (und oft extrem wohlhabenden) *Qigong*-Meister eine verblüffende Ähnlichkeit mit diesen Evangelisten sowie mit betrügerischen indischen Gurus wie Sai Baba auf.

Ein weiterer Faktor könnte die Verbreitung von Geschichten über Superkräfte in der gesamten chinesischen Kultur sein, beispielsweise im Roman »*Die Reise nach Westen*« (»Monkey«) aus dem 16. Jahrhundert, in unzähligen Volksmärchen und Märchen, in chinesischen Opern und in Hunderten von Kung-Fu-Filmen, die in den letzten Jahrzehnten gedreht wurden. Tatsächlich reichen diese Geschichten mindestens bis in das 4. Jahrhundert v. Chr. zurück, als Zhuangzi fragte: »Wie kann der Mann des *Tao* ungehindert durch Wände gehen und im Feuer stehen, ohne verbrannt zu werden?«

Persönliche Erfahrung

Qigong und der damit verbundene Glaube an übernatürliche Kräfte gelangten in den 1980er Jahren, als die *Qigong*-Begeisterung ihren Höhepunkt erreichte, in den Westen. Als ich Anfang der 1990er Jahre begann, mich ernsthaft damit zu beschäftigen, las ich über chinesische Forschungen zum äußeren Qi und darüber, wie es zur Heilung, zur Veränderung von Bakterien in Reagenzgläsern und zur Einleitung einer Narkose eingesetzt werden kann. Obwohl ich von Natur aus eher skeptisch bin und die wildesten Behauptungen über *Qigong* natürlich nicht für bare Münze nahm, dachte ich, dass an diesen vielleicht etwas Wahres dran sein könnte. Und obwohl ich nicht wirklich an Telekinese glaubte, gefiel mir natürlich die Vorstellung, dass ich lernen könnte, Gegner außer Gefecht zu setzen, ohne sie zu berühren.

Im Laufe der Jahre habe ich bei einer Vielzahl von Lehrern, darunter auch einigen bekannten, studiert und fleißig geübt. Gelegentlich habe ich in meiner Praxis externe Qi-Heilungen an Patienten ausprobiert und hatte das Gefühl, dass ich wirklich etwas bewirkte. Diese Überzeugung wurde manchmal durch die Empfindungen bestätigt, die die Patienten berichteten, wenn ich meine Hände über einen Teil ihres Körpers hielt, meine Absicht fokussierte und versuchte, Qi aus meinen Handflächen zu übertragen. Im Laufe der Jahre sah ich jedoch keine echten Anzeichen für die Entwicklung äußerer Qi-/paranormaler Kräfte bei mir selbst, noch beobachtete ich sie bei einem meiner Lehrer. Was ich jedoch feststellte, war ein weit verbreiteter (und oft nicht hinterfragter) Glaube an außergewöhnliche Kräfte unter *Qigong*-Schülern, in der New-Age-Bewegung und natürlich unter Anhängern vieler verschiedener Religionen.

Qigong-Schüler schienen Freude daran zu haben, von den unheimlichen Kräften ihrer Lehrer zu erzählen, und interpretierten deren (in meinen Augen) oft prosaische und manchmal ungeschickte Interaktionen als von tiefgründigen und sogar paranormalen Inhalten durchdrungen. Ihr Verlangen, ihre Lehrer auf eine höhere Ebene zu stellen, wurde durch das Bedürfnis einiger Lehrer, sie dazu zu ermutigen, noch verstärkt.

Es scheint tatsächlich etwas an *Qigong* und den Kampfkünsten zu geben – vielleicht aufgrund des Gefühls persönlicher Kraft und Besonderheit, das sie vermitteln –, das emotional unterentwickelte Lehrer dazu verleitet, ihre Schüler auf grobe und subtile Weise auszubeuten und zu manipulieren. Diese Beziehung steht im Widerspruch zu dem, was meiner Meinung nach ein guter Lehrer fördern sollte: echte Autonomie seiner Schüler. Und obwohl *Qigong* durch einen guten Lehrer unermesslich unterstützt wird, ist es letztlich eine selbständige Praxis, bei der wir uns im Schmelztiegel unserer eigenen engagierten Arbeit verwandeln und verfeinern, anstatt passiv das äußere Qi oder die Weisheit anderer zu empfangen.

»Der vollständige Geist kann nicht im Körper verborgen bleiben. Vielmehr nimmt er Gestalt an und zeigt sich nach außen. Er lässt sich an der Gesichtsfarbe erkennen. Wenn Menschen jemandem begegnen, dessen Aussehen und Geist voller positiver Energie sind, fühlen sie sich glücklicher, als wenn sie ihren eigenen Bruder getroffen hätten. Wenn Menschen hingegen jemandem mit negativer Energie begegnen, fühlen sie sich mehr verletzt, als wenn sie mit Waffen konfrontiert worden wären. Seine Worte ohne Worte [seine Ausstrahlung] klingen besser und weiter als die Schwingungen einer achtseitigen Trommel. Wenn der vollständige Geist nach außen tritt, strahlt er heller als die Sonne, und die Menschen erkennen einen solchen Menschen leichter als ihre eigenen Kinder.

Guanzi, 4. Jahrhundert v. Chr.[230]

Was die Komplementärmedizin und New-Age-Gemeinschaften betrifft, bin ich oft auf den Glauben an die Existenz von externem Qi und/oder außergewöhnlichen Kräften gestoßen. Viele glauben an die Kraft der Fernheilung (obwohl sie wenig über deren logische Konsequenz – die Kraft von Flüchen und dem bösen Blick – sagen). Es ist weit verbreitet, dass Menschen sagen, dass mit Liebe und Achtsamkeit zubereitete Speisen das Qi des Kochs aufnehmen und dass dieses heilende Qi auf diejenigen übertragen werden kann, die es essen, selbst wenn die Speisen an einen anderen Ort gebracht werden – eine Variante der Segnung mit Weihwasser, die von einigen *Qigong*-»Meistern« und vielen Religionen praktiziert wird.

Für mich ist klar, dass *Qigong* – wie seine Vorläufer in der langen Geschichte der *Yang Sheng*-Tradition – eine Form der Selbstkultivierung ist. Wo Heilung oder Transzendenz auftreten, ist dies das Ergebnis unserer eigenen Anwendung und unseres eigenen Verständnisses, und dies kann nicht in Form von externem Qi von anderen gegeben oder empfangen werden. Das bedeutet nicht, dass wir Inseln des Selbst sind, die keinen Einfluss aufeinander haben. Ganz im Gegenteil. Durch unsere Präsenz, unsere Körperhaltung, unsere Bewegungen, unseren Gesichtsausdruck, unsere Augen und unsere Worte, die Geräusche, die wir machen, die Qualität unserer Berührungen, unsere Aufmerksamkeit und sogar unseren Geruch beeinflussen wir uns gegenseitig und können uns gegenseitig tiefgreifend zum Guten oder zum Schlechten lehren und inspirieren.

Wenn wir *Qigong* und die inneren Kampfkünste aufrichtig praktizieren, helfen sie uns in erster Linie, gesund, glücklich und menschlich zu sein, und dann – wenn wir Glück haben – »den großen Kreis [des Himmels] zu halten und fest auf dem großen Quadrat [der Erde] zu stehen«, verbunden mit beiden. Wenn unsere Praxis von dieser Einfachheit abweicht, kann dies leicht zu Gefühlen von Übermacht und Größenwahn führen.

Meiner Meinung nach verdeckt die Sehnsucht nach dem Außergewöhnlichen oft das Wunderbare im Alltäglichen – die gewöhnlichen Wunder des Daseins, die uns jeden Augenblick unseres Lebens umgeben und die wir durch *Qigong* und ähnliche Praktiken noch intensiver erleben können. Es ist schade, durch diesen Garten, der unser Planet ist, zu spazieren, umgeben von diesen alltäglichen Wundern, und nur Augen für die lästigen Feen am Ende des Gartens zu haben.

Kapitel 9
Besprochene Akupunkturpunkte

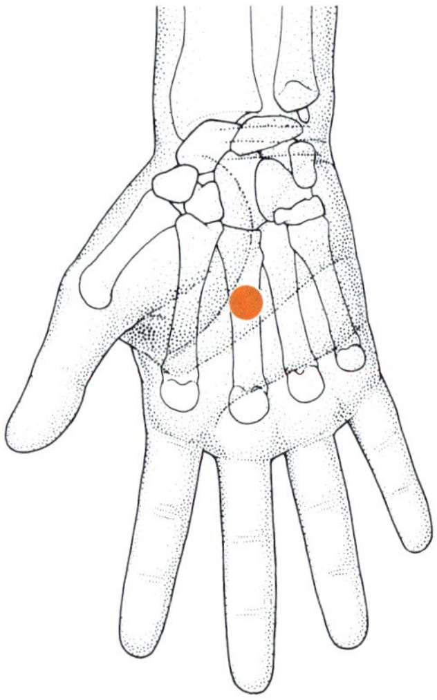

Laogong Perikard 8

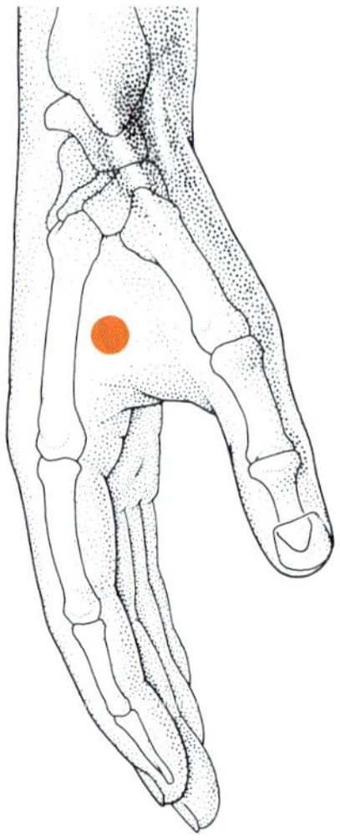

Hegu Dickdarm 4

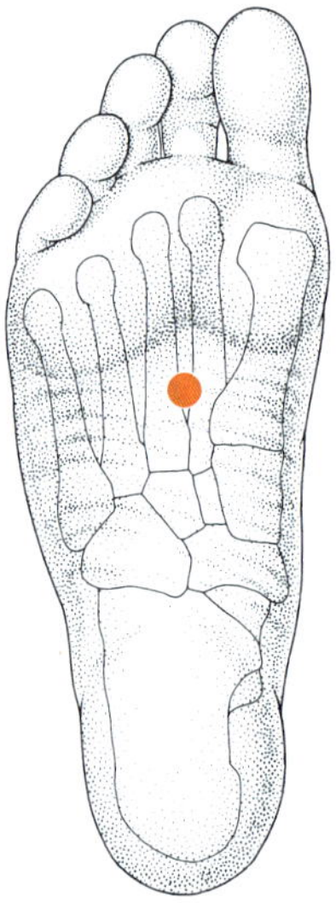

Yongquan Niere 1

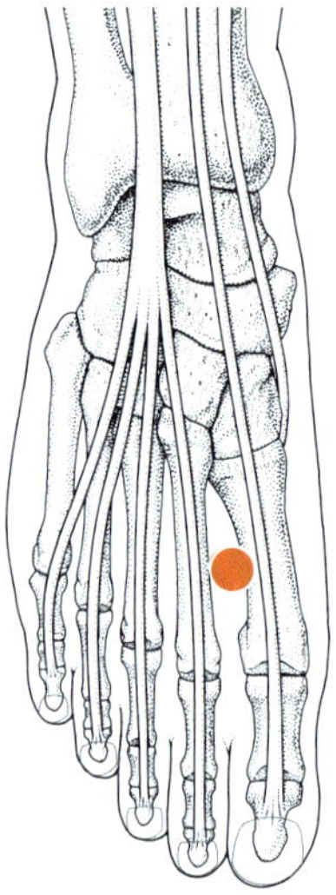

Taichong Leber 3

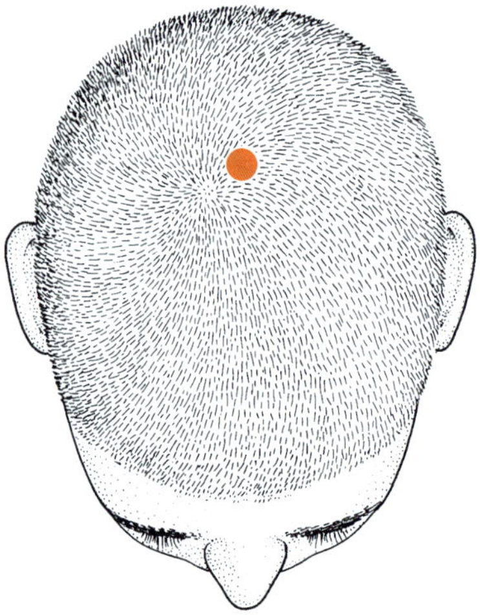

Baihui Leitbahn 20

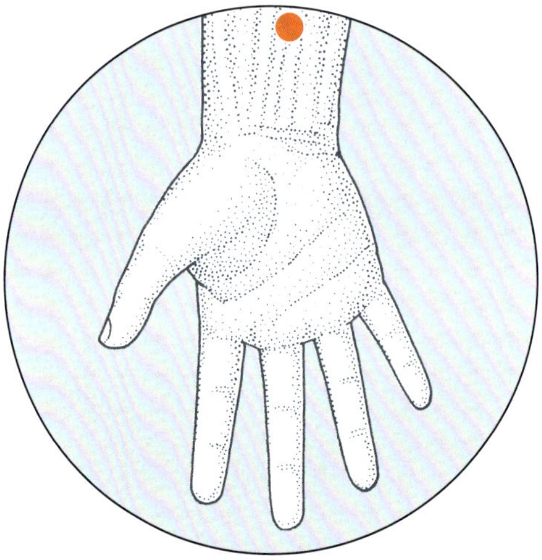

Neiguan Perikard 8

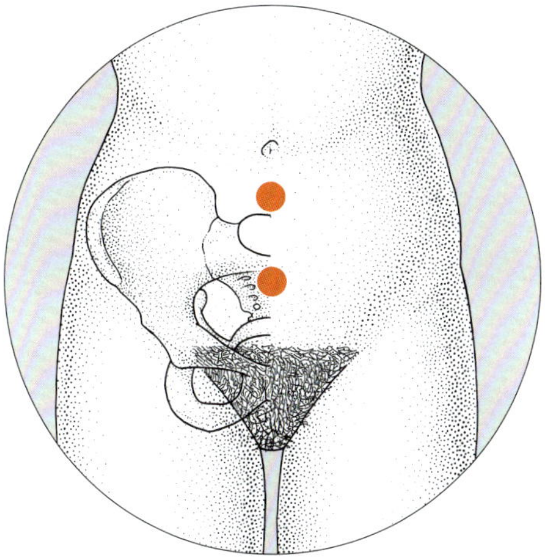

Qihai (oben) und Guanyuan (unten)
Konzeptionsgefäß 6 und 4

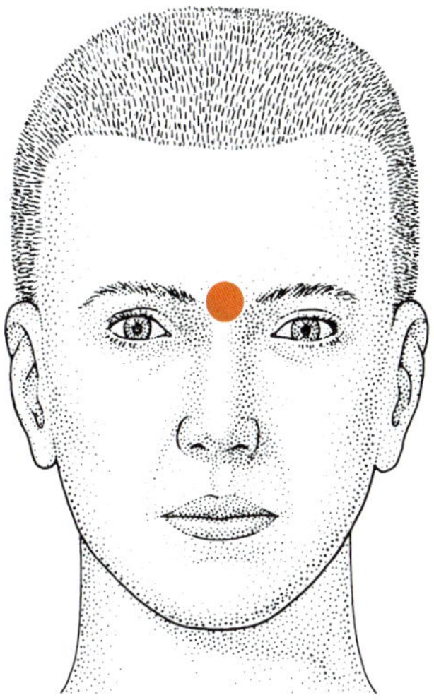

Yintang Extra-Punkt

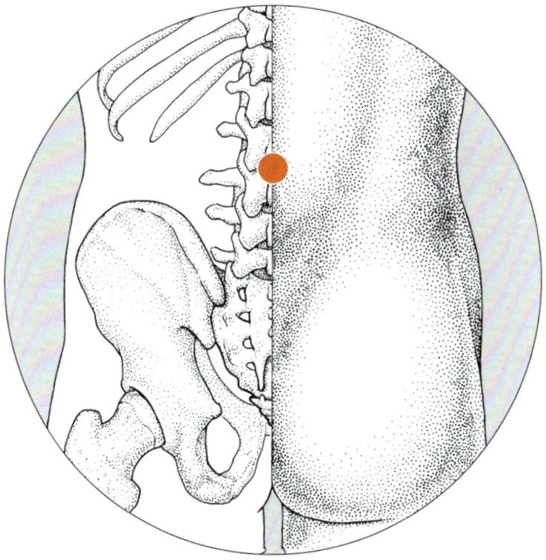

Mingmen-Gouverneur-Gefäß 4

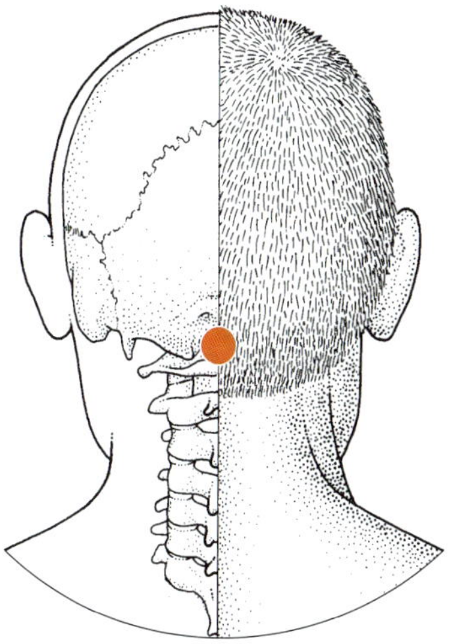

Fengfu-Gouverneursgefäß 16

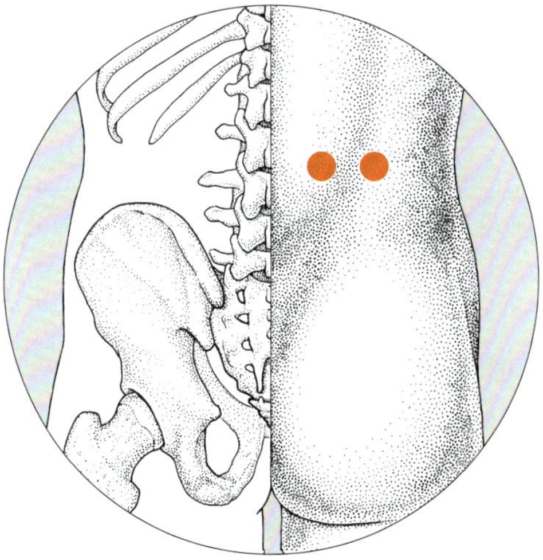

Shenshu (innere) Blase 23 – Zhishi (äußere) Blase 52

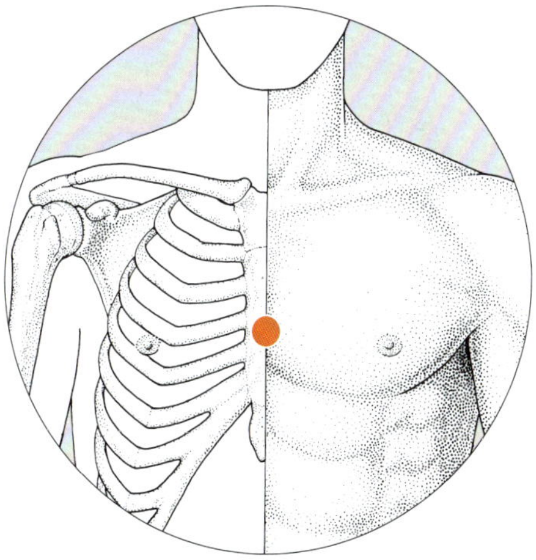

Shanzhong, Konzeptionsgefäß 17

Qigong und Tai Chi

Fördert die Knochengesundheit

Verbessert die Herz- und Lungenfunktion

Verbessert die Lebensqualität

Stärkt das Immunsystem

Verbessert Kognition und Gedächtnis und steigert die Gehirnleistung

Senkt Gesamtcholesterin und LDL-Cholesterin

Verbessert die Flexibilität der Arterien

Gewichtsreduktion und Stärkung der Beinmuskulatur

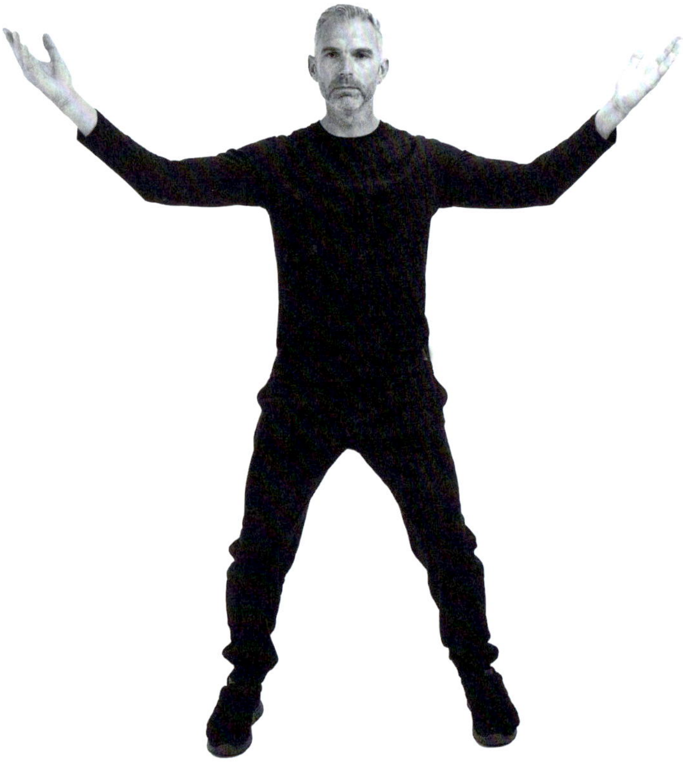

Unterstützung bei der Suchtbehandlung

Linderung der Symptome chronischer Müdigkeit

Beruhigung der Aktivität des sympathischen Nervensystems (»Kampf oder Flucht«)

Verringerung des Schweregrads von COPD (chronisch obstruktive Lungenerkrankung)

Steigerung der Lebensqualität, Reduzierung von Müdigkeit und Verbesserung der Stimmung sowie anderer Begleitsymptome bei Krebspatienten

Qigong und Tai Chi

Senkung des Blutdrucks

Linderung der Symptome von Herzinsuffizienz

Verringerung des Risikos für Schlaganfall und Herzinfarkt

Verbesserung des Gleichgewichts und Vorbeugung von Stürzen

Reduzierung der Schwere der Symptome von Multipler Sklerose

Senkung des Blutzuckerspiegels, der Schwere der Neuropathie und anderer Symptome bei Diabetes

Erhöhung der Knochendichte, -festigkeit und des allgemeinen Gesundheitszustands bei Frauen in den Wechseljahren

Linderung chronischer Schmerzen bei Arthrose, Rückenschmerzen und Osteoporose

Reduzierung von Schmerzen und Verbesserung der Schlafqualität bei Fibromyalgie

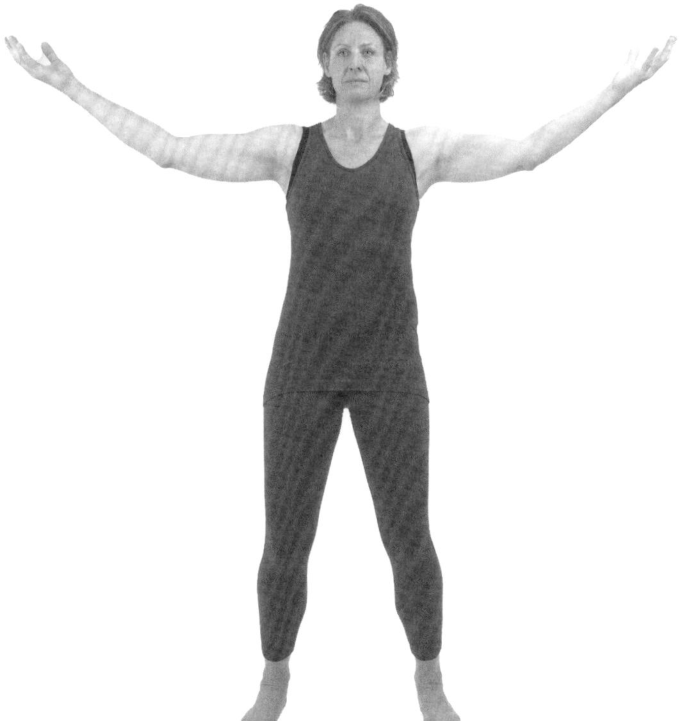

Verbesserung der Schlafqualität

Reduzierung der Anzahl von Krankenhausbesuchen

Reduzierung der Schwere der Parkinson-Krankheit

Verbesserung der Symptome einer vergrößerten Prostata (benigne Prostatahypertrophie)

Referenzen unter peterdeadman.com/qigong/qigong-and-tai-chi-research/

Die schwarze Perle und die weiße Perle – ein Märchen

»Kommt, Kinder, euer Großvater möchte mit euch sprechen.«

Kun und ihr Bruder Tian folgten ihrer Mutter in das Zimmer des alten Li. Sie liebten ihren Großvater, aber es war immer etwas Einschüchterndes, durch seine rot lackierten Türen zu gehen.

Großvater Li saß mit gekreuzten Beinen auf der erhöhten Plattform, wo er nun die meiste Zeit seines Tages verbrachte. Als die Kinder noch jünger waren, durften sie auf die mit Teppich ausgelegte Plattform springen, die gewebten Tiger bestaunen und sich in Großvaters Schoß kuscheln. Aber jetzt fühlten sie sich irgendwie eingeschränkt. Das lag zum einen daran, dass sie nun älter waren, zum anderen aber auch daran, dass Großvater Li heute irgendwie anders war. Er saß ganz still da und wirkte ein wenig streng.

»Setzt euch, meine Kinder«, sagte er und verbrachte dann eine Ewigkeit damit, sie anzusehen und an seinem Tee zu nippen. Schließlich nickte er vor sich hin. »Ja, ihr seid alt genug. Ich habe beschlossen, dass es Zeit ist, dass ihr die Legenden erfahrt.«

Kun, die ältere der beiden Zwillinge, wandte sich ihrem Bruder zu. Ihr Blick warnte ihn, dass sie nichts sagen und stillsitzen sollten. Sie wusste, dass dieser Moment einen Wendepunkt markierte, einen Schritt auf dem Weg zum Erwachsenwerden.

»Ihr habt nur Frieden gekannt, meine Kinder«, begann der Großvater, »und so auch alle, die heute leben, und viele Generationen vor uns. Aber das war nicht immer so. Es gab eine Zeit, vor langer, langer Zeit, als alle Harmonie verloren ging. Es brach Krieg aus zwischen den Provinzen, ja sogar zwischen Dörfern und Familien. Die Liebe zwischen Männern und Frauen verwandelte sich in Bitterkeit, und die Kinder waren verloren und verwirrt. Die Bauern zerstörten die Bewässerungsgräben und Ernten ihrer Nachbarn, und bald kam noch Hunger hinzu, der das Elend der Menschen noch verschlimmerte.

Einige flehten die Götter des Himmels um Gnade an, andere wandten sich an die älteren Geister der Erde. Doch selbst dies wurde zum Grund für Hass und Wut, als die Anhänger der verschiedenen Religionen aufeinander losgingen und sich gegenseitig ihre Tempel niederbrannten. Es war, als hätte eine feurige Finsternis die gesamte zivilisierte Welt überzogen, und viele gaben die Hoffnung auf.

In jenen Tagen war unsere Familie mit einem mächtigen Anführer gesegnet. Aufgrund seines Mutes und seiner großen Stärke war er als Krieger Li bekannt, obwohl er von Natur aus sanftmütig war. Seit eurer Kindheit habt ihr vor seinem Porträt niedergekniet und Weihrauch verbrannt. Aber bis jetzt habt ihr nie gewusst, warum.

Krieger Li beobachtete mit großem Schmerz, wie der Konflikt tobte. Er war ein starker Mann und in der Lage, in den meisten Streitigkeiten physisch einzugreifen, aber jetzt fühlte er sich hilflos und sah, dass seine Kraft wie Staub im Wind war. Er konnte weder essen noch schlafen und lag nur in der Schwere seiner Verzweiflung auf seinem Bett. Dann, eines Nachmittags, schlief er endlich ein und hatte eine Vision. Er stand am Ufer eines breiten Flusses, als sich plötzlich das Wasser teilte und die Große Drachenkönigin, die Herrscherin der Unterwelt, über ihm auftauchte. Ihr riesiger Kopf, der von Wasserpflanzen aus dem Flussbett tropfte, stürzte sich auf Li, als wolle sie ihn verschlingen. Doch im letzten Moment, als er fast vom fischigen Atem des Drachen erstickt wurde, wurde dieser langsamer und etwas Rundes und Schwarzes fiel aus dem Maul des Drachen und landete vor Lis Füßen. Im nächsten Moment war der Drache verschwunden.

Bevor Li sich bücken konnte, um zu untersuchen, was heruntergefallen war, bemerkte er ein Geräusch vom Himmel, und ein Schatten fiel zwischen ihn und die Sonne. Als Li aufblickte, sah er den mächtigsten aller Adler, den Herrn des Himmels, der mit ausgebreiteten Krallen auf ihn herabstürzte, als wolle er ihn durchbohren und vernichten. Doch im letzten Moment bremste der Adler mit einem heftigen Flügelschlag, schwebte über Li und etwas Weißes fiel aus seinem Schnabel auf den Boden. Im nächsten Augenblick war der Adler verschwunden.

Und als Li hinunterblickte, sah er, dass die beiden Objekte, das schwarze und das weiße, zu einer Kugel verschmolzen waren, die weder schwarz noch weiß war, und als sie sich zu drehen begann, verspürte er ein Gefühl des Friedens, wie er es noch nie zuvor erlebt hatte, und eine Stimme aus seinem Innersten sagte: ›Du musst hinabsteigen, um die schwarze Perle zu holen, und du musst aufsteigen, um die weiße Perle zu finden. Nur so kann die Harmonie wiederhergestellt werden und alles seinen richtigen Lauf nehmen.‹

Als er erwachte, stand Li sofort auf und packte eine kleine Reisetasche. Ohne sich zu verabschieden, wanderte er drei Tage lang tief in den Wald hinein, und als am vierten Tag die Sonne aufging, kam er zu der Höhle der Finsternis, die als Tor zur Unterwelt bekannt war. Ohne zu zögern, stürzte er sich in die Höhle und wurde viele Monate lang nicht mehr gesehen. Diejenigen, die Li trafen, als er endlich wieder auftauchte, sagten, er sehe aus, als habe er eine schreckliche Tortur durchgemacht. Sein Gesicht war von Falten durchzogen, sein Haar und sein Bart waren ganz weiß geworden. Der Krieger Li sprach selten über seine Zeit in der Höhle, aber die Menschen verstanden, dass er sich auf der Suche nach der schwarzen Perle in die dunkelsten Reiche gewagt hatte. Tief in den Eingeweiden der Erde hatte er Tod und Verfall und schreckliche Verluste erlebt. Er wurde von Visionen der Hölle heimgesucht und von Dämonen verspottet. Doch etwas in dem Krieger Li blieb unerschütterlich, und schließlich verschwanden die Visionen und die Dämonen. Und da, im Schoß der Erde, erkannte er, dass es der Verfall und die Auflösung aller Dinge waren, die neues Leben hervorbrachten, und diese Weisheit konzentrierte er in Form der schwarzen Perle in seinem Bauch.

Nachdem er sich sieben Tage lang ausgeruht hatte, machte sich Krieger Li wieder auf den Weg. Diesmal durchquerte er die Große Ebene bis zum Fuße der Goldenen Berge. Man sah ihn über die letzte menschliche Behausung hinausklettern, dann verschwand er aus dem Blickfeld. In den Gewölben des Himmels, unter dem unerbittlichen Blick der Sonne, wanderte Li umher, fastete und schrie zum Himmel. Die unbarmherzige Sonne entzog ihm alle Feuchtigkeit, seine Haut wurde wie altes Leder und seine Knochen wie die ausgebleichten Äste eines umgestürzten Baumes. Schließlich, auf dem höchsten Punkt des höchsten Gipfels, beschloss er, sich hinzusetzen und sich nicht zu rühren, bis seine Aufgabe erfüllt war. Und während er so saß, strömte das Licht des Himmels auf seinen Kopf. Er ließ es durch die Kanäle seines Körpers hinabfließen, bis es sich in Form einer weißen Perle in seinem Bauch konzentrierte. Dann umarmten sich die schwarze und die weiße Perle, wirbelten umeinander und vermischten sich, und er wurde von demselben Gefühl des Friedens und der Harmonie überflutet, das er in seiner Vision erlebt hatte.

Und was glaubt ihr, hat Li getan, als er vom Berg herunterkam, Kinder? Glaubt ihr, er ist herumgegangen und hat allen erzählt, was er gelernt hatte, und versucht, ihnen beizubringen, wie man in Frieden lebt?«

Kun und Tian sahen sich an, aber sie wussten, dass sie nicht antworten sollten.

»Nein, meine Kinder, er hat absolut nichts getan. Er kehrte einfach in sein Dorf zurück und lebte sein Leben wie zuvor, bearbeitete seinen Garten, trank abends Tee und saß ruhig mit seinen Freunden zusammen. Aber dann begann etwas Seltsames zu geschehen. Das Dorf wurde friedlich, die Nachbarn vergaßen, warum sie sich gestritten hatten, die MENSCHEN entdeckten ihre Leidenschaft füreinander wieder und die Kinder spielten und lachten wieder. Bald schlossen die Provinzen Frieden, und in den Tempeln tauchte spontan ein neues Bild auf: ein Kreis aus ineinander verschlungenen schwarzen und weißen Halbkugeln, die jeweils einen Punkt der anderen Farbe enthielten.

Krieger Li lebte ein langes Leben und wurde mit Ehren begraben. Er beanspruchte nichts für sich, und es schien, als hätten sich alle Veränderungen von selbst vollzogen. Doch irgendwie wussten die Dorfbewohner, dass Krieger Li eine Rolle gespielt hatte, und von dem Tag an, als er aus den Bergen zurückkehrte, wurde er ›Weiser Li‹ genannt.«

Die Kinder standen auf und verneigten sich vor ihrem Großvater, der ihnen mit seinen geäderten Händen über den Kopf strich. Dann gingen sie durch die rot lackierten Türen hinaus, fühlten sich müde, legten sich hin und schliefen in den Armen des anderen ein.

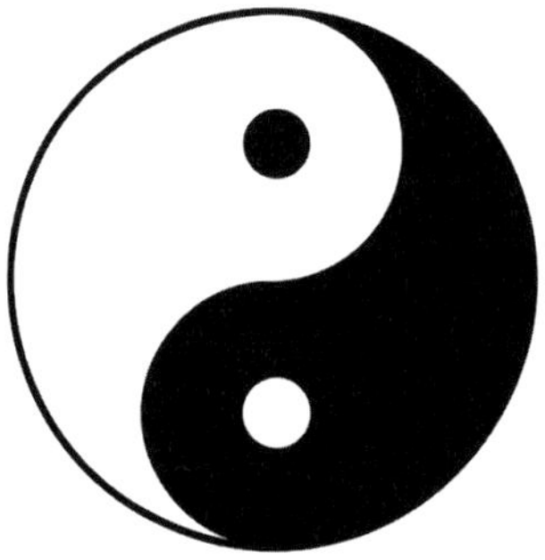

Weiterführende Literatur

Original Tao: Inward Training (Nei-yeh) and the Foundations of Taoist Mysticism Roth, übersetzt von Howard D. Roth.

The Taijiquan Classics: An Annotated Translation, Barbara Davis und Chen Wei-Ming

A Guide to Better Movement: The Science and Practice of Moving With More Skill and Less Pain, Todd Hargrove

Lost T'ai-chi Classics from the Late Ch'ing Dynasty, Douglas Wile

The Way of Qigong, Kenneth S. Cohen

Move Your DNA Restore Your Health Through Natural Movement, Katy Bowman

Daodejing. Es gibt viele Übersetzungen, aber mir hat diese schöne Version mit ihren wunderbaren Naturfotografien immer besonders gut gefallen: *Tao Te Ching*. Übersetzer Gia-fu Feng und Jane English, mit Toinette Lippe

Chinese Medical Qigong, Xiao Mei Qiang und Tianjun Liu

Live Well Live Long: Teachings from the Chinese Nourishment of Life Tradition, Peter Deadman

A Manual of Acupuncture, Peter Deadman und Mazin Al-Khafaji mit Kevin Baker

Qigong Fever: Body, Science, and Utopia in China, David A. Palmer

Who Can Ride the Dragon? An Exploration of the Cultural Roots of Traditional Chinese Medicine, Zhang Yu Huan und Ken Rose

Alle Bücher von Livia Kohn: *Chinese Healing Exercises, A Source Book in Chinese Longevity, Health and Long Life the Chinese Way, Daoist Body Cultivation, Taoist Meditation and Longevity Techniques*

The Way of Energy, Master Lam Kam Chuen. (Meine Einführung in das stehende Qigong.)

The Havard Medical School Guide to Tai Chi, Peter Wayne

Referenzen

1. Lao Tsu (2011. *Tao Te Ching*. Übersetzer Gia-fu Feng und Jane English, mit Toinette Lippe, London, UK: Vintage Books.
2. Ebd.
3. Roth, HD (1999). *Original Tao: Inward Training (Nei-yeh) and the Foundations of Taoist Mysticism*, Columbia University Press, New York.
4. Buck, C (2014). *Acupuncture and Chinese Medicine: Roots of Modern Practice*. Singing Dragon Press, London.
5. Watson, Burton (2013). *The Complete Works of Zhuangzi*. New York: Columbia University Press.
6. Ge Hong, *Inner Chapters of the Master Who Embraces Simplicity (Baopuzi yang sheng lun)*, in Kohn, L (2012). *A Source Book in Chinese Longevity*. Three Pines Press.
7. Davis B and Chen Wei-Ming (2004). *The Taijiquan Classics: An Annotated Translation*, Blue Snake Books.
8. With thanks to Sandra Hill.
9. Lao Tsu (2011. *Tao Te Ching*. Übersetzer Gia-fu Feng und Jane English, mit Toinette Lippe, London, UK: Vintage Books.
10. Unschuld, P (2011). *Huang Di Nei Jing Su Wen*. University of California Press: Oakland, CA.
11. Ebd.
12. Roth, HD (1999). *Original Tao: Inward Training (Nei-yeh) and the Foundations of Taoist Mysticism*, Columbia University Press, New York.
13. Wile D (1996). *Lost T'ai-chi Classics from the Late Ch'ing Dynasty*, State University of New York Press.
14. *Classic on the Central Void in the Inner Sphere (Huangting Neijing Jing)*. Das *Huangting Jing* ist unterteilt in das *Neijing Jing* und das *Waijing Jing*. Beide Bücher wurden von dem daoistischen Gelehrten und Adepten Wei Fu-ren aus der Jin-Dynastie (4. Jahrhundert oder früher) überliefert. Seine Ursprünge gehen jedoch auf Lao Zi zurück. Passagen übersetzt von Heiner Fruehauf
15. Entnommen aus www.internalartsinternational.com/free/ thoughts-daoist-physiology-fundamental-inner-alchemy-dantian-curious-me- ridians-part-1.
16. Dies ist eine modernisierte Version der Übersetzung, gefunden in Knoblock, J and Riegel, J (translators), (2001). *The Annals of Lu Buwei: A Complete Translation and Study (of the Lushi Chunqiu)*. Stanford University Press.
17. Davis B and Chen Wei-Ming (2004). *The Taijiquan Classics: An Annotated Translation*, Blue Snake Books.
18. Knoblock, J and Riegel, J (2000). *The Annals of Lu Buwei*, 3rd century BCE. Stanford University Press, Stanford: Ca.
19. Gia-Fu Feng and Jane English (2008). *Chuang Tsu: Inner Chapters, Amber Lotus*.
20. Lao Tsu (2011). *Tao Te Ching*. Übersetzer Gia-fu Feng und Jane English, mit Toinette Lippe, London, UK: Vintage Books.
21. Rickett, WA (1998). *Guanzi: Political, Economic, and Philosophical Essays from Early China*. Princeton University Press, New Jersey.
22. In Zhang Yu Huan and Ken Rose (2001). *A Brief History of Qi*. Paradigm Publications.
23. *Essence of Combat Science – An Interview with Mr. Wang Xiangzhai about the Essence of Combat Science*: https://xinyimeditation.com/wp-content/uploads/2012/10/Wang-Xiangzhai-Interview.pdf.
24. Wilms, S (2010). »*Nurturing Life in Classical Chinese Medicine: Sun Simiao on Healing without Drugs, Transforming Bodies and Cultivating Life*«, The Journal of Chinese Medicine, vol 93, p10.
25. Lao Tsu (2011). *Tao Te Ching*. Übersetzer Gia-fu Feng und Jane English, mit Toinette Lippe, London, UK: Vintage Books.
26. *Essence of Combat Science – An Interview with Mr. Wang Xiangzhai about the Essence of Combat Science*: https://xinyimeditation.com/wp-content/uploads/2012/10/Wang-Xiangzhai-Interview.pdf.

27. Davis B and Chen Wei-Ming (2004). *The Taijiquan Classics: An Annotated Translation*, Blue Snake Books.
28. Gia-Fu Feng and Jane English (2008). *Chuang Tsu: Inner Chapters*, Amber Lotus.
29. Lao Tsu (2011. *Tao Te Ching*. Übersetzer Gia-fu Feng und Jane English, mit Toinette Lippe, London, UK: Vintage Books.
30. Ebd.
31. Roth, HD (1999). Original Tao: *Inward Training (Nei-yeh) and the Foundations of Taoist Mysticism*, Columbia University Press, New York.
32. Davis B and Chen Wei-Ming (2004). *The Taijiquan Classics: An Annotated Translation*, Blue Snake Books.
33. Ebd.
34. Ebd.
35. *Essence of Combat Science – An Interview with Mr. Wang Xiangzhai about the Essence of Combat Science*: https://xinyimeditation.com/wp-content/uploads/2012/10/Wang-Xiangzhai-Interview.pdf.
36. Ames, RT (Editor). (1998). *Wandering at Ease in the Zhuangzi*, State University of New York Press, Albany.
37. Wile D (1996). *Lost T'ai-chi Classics from the Late Ch'ing Dynasty*, State University of New York Press.
38. In Linda Chih-ling Koo, (1982). *Nourishment of Life: Health in Chinese Society*. The Commercial Press Ltd: Hong Kong.
39. Moshe Feldenkrais, Ingenieur, Physiker und Judo-Meister, begründete die Feldenkrais-Methode, einen subtilen Ansatz zur Körperbewegung, der ein hohes Maß an Körperbewusstsein betont.
40. Tsai Chih Chung (translator), (1986). *Cai Gen Tan [Vegetable Root Discourses]*. Asiapac Comic Series, 1986. China Books & Periodicals: San Francisco.
41. Lao Tsu (2011). *Tao Te Ching*. Übersetzer Gia-fu Feng und Jane English, mit Toinette Lippe, London, UK: Vintage Books.
42. Parnabas V A et al. (2014). »*The Relationship between Relaxation Tech- niques and Sport Performance*«, Universal Journal of Psychology, 2014: 2, 108–112.
43. Li Yi Wu (19th century CE but attributed to Zhang San Feng, 12th to 14th century CE). *Tai Chi Ch'uan Classic*, in Zhang Yu Huan and Ken Rose (2001). *A Brief History of Qi*. Paradigm Publications, Taos NM.
44. Anmerkung der Redaktion: Im Original ist an dieser Stelle eine Fußnote vorhanden; eine zugehörige Quellenangabe ist nicht aufgeführt.
45. Roth, HD (1999). *Original Tao: Inward Training (Nei-yeh) and the Foundations of Taoist Mysticism*, Columbia University Press, New York.
46. Davis B and Chen Wei-Ming (2004). *The Taijiquan Classics: An Annotated Translation*, Blue Snake Books.
47. Nelson, Nicole & Beach, Ponte. (2012). »*Diaphragmatic Breathing: The Foundation of Core Stability*«. Strength and Conditioning Journal. 34. 34–40.
48. Wile D (1996). *Lost T'ai-chi Classics from the Late Ch'ing Dynasty*, State University of New York Press.
49. Attributed to Wu Yuxiang in Davis B and Chen Wei-Ming (2004). *The Taijiquan Classics: An Annotated Translation*, Blue Snake Books.
50. Li I-yu 1832–92: *Song of the Essence and Application of Tai-chi Chuan*. In Wile D (1996). *Lost T'ai-chi Classics from the Late Ch'ing Dynasty*, State University of New York Press.
51. Zhang Sanfeng zugeschrieben in Davis B and Chen Wei-Ming (2004). *The Taijiquan Classics: An Annotated Translation*, Blue Snake Books.
52. Wilms S (2010). »*Nurturing Life in Classical Chinese Medicine: Sun Simiao on Healing without Drugs, Transforming Bodies and Cultivating Life*«, The Journal of Chinese Medicine, vol 93, p10.
53. Hua Tuo an seinen Schüler Wu Pu, aufgezeichnet in *Sanguo* zhi (Record of Three Kingdoms). In Kohn, L (2008). *Chinese Healing Exercises: The Tradition of Daoyin*. University of Hawai'i Press, Honolulu, HI.
54. Bowman K (2017). *Move Your DNA: Restore Your Health Through Natural Movement*. Propriometrics Press.
55. Zitiert in Drazin, I (2009). *Maimonides: Reason Above All*. Gefen Publishing House, Jerusalem.

56. Knoblock, J and Riegel, J (2000). *The Annals of Lu Buwei*, 3rd century BCE. Stanford University Press, Stanford: Ca.

57. *Ge Hong, Inner Chapters of the Master Who Embraces Simplicity* in Kohn, L (2012). *A Source Book in Chinese Longevity*. Three Pines Press.

58. Moore SC et al. (2012). »*Leisure time physical activity of moderate to vigorous intensity and mortality: A large pooled cohort analysis*«, PLOS Medicine, vol 9(11), e1001335.

59. Stanley-Baker, M (2006). »*Cultivating body, cultivating self: a critical translation and history of the Tang dynasty Yangxing yanming lu (records of cultivating nature and extending life)*«. Indiana University MA thesis.

60. O'Keefe JH et al (2012). »*Potential adverse cardiovascu- lar effects from excessive endurance exercise*«. Mayo Clin Proc. 2012 Jun;87(6):587–95.

61. *Yangxing yanming lu [Records of Cultivating Nature and Extending Life]*, in Kohn, L (2008). *Chinese Healing Exercises: The Tradition of Daoyin*. University of Hawai'i Press, Honolulu.

62. Araujo CG, de Souza e Silva CG, Laukkanen JA, et al. »*Successful 10-second one-legged stance performance predicts survival in middle-aged and older indi- viduals*«. British Journal of Sports Medicine 2022;56:975–980.

63. Zhang Yu Huan and Ken Rose (2001). *A Brief History of Qi*. Paradigm Publications, Taos NM.

64. Orakelknochen stammen aus dem 2. Jahrtausend vor Christus. Auf Schildkrötenpanzern, Ochsenköpfen oder anderen Knochen wurden Fragen in einer antiken (Orakel-) eingeritzt. Der Knochen wurde dann erhitzt, bis Risse entstanden, aus deren Muster die Antwort abgelesen werden konnte.

65. Steben B. »*The Culture of Music and Ritual in Pre-Han Confucian Thought: Exalting the Power of Music in Human Life.*« https://core.ac.uk/download/ pdf/234717755.pdf.

66. Brindley E F (2012). *Music, Cosmology, and the Politics of Harmony in Early China*, State University of New York Press.

67. Wing-Tsit Chan (1969). *A Source Book in Chinese Philosophy*, Princeton Paperbacks.

68. Finando S and Finando D. »*An Introduction to Classical Fascia Acupuncture*«, The Journal of Chinese Medicine October 2014, 2014, p12–20.

69. Ingber D E (1998). »*The Architecture of Life*«. Sci Am. January; 278 (1) 48–57.

70. Schleip R, Müller DG. »*Training principles for fascial connective tissues: scien- tific foundation and suggested practical applications.*« J Bodyw Mov Ther. 2013 Jan;17(1):103–15.

71. Knoblock, J and Riegel, J (2000). *The Annals of Lu Buwei*, 3rd century BCE. Stanford University Press, Stanford: Ca.

72. Deadman, P, Al-Khafaji, M and Baker, K (2011). *A Manual of Acupuncture*. Journal of Chinese Medicine Publications, Hove.

73. Langevin HM (2006). »*Connective tissue: A body-wide signaling net-work?*«, Medical Hypotheses, vol 66(6), pp1074–7.

74. In Wu L, editor Chinese-English Edition. Beijing: China Science and Technology Press.

75. Langevin HM (2006). »*Connective tissue: A body-wide signaling net-work?*«, Medical Hypotheses, vol 66(6), pp1074–7.

76. Wile D (1996). *Lost T'ai-chi Classics from the Late Ch'ing Dynasty*, State University of New York Press.

77. Unschuld, P (2011). *Huang Di Nei Jing Su Wen*. University of California Press: Oakland, CA.

78. Ebd.

79. Shiou-Zhong Yang (trans.) 1993. *Heart and Essence of Dan-xi's Methods of Treatment: A Translation of Zhu Dan-xi's Zhi Fa Xin Yao*«. Blue Poppy Press.

80. Cao Tvet al (2015). »*Duration and magnitude of myofascial release in 3-dimen- sional bioengineered tendons: effffects on wound healing*«. J Am Osteopath Assoc. 2015 Feb;115(2):72–82.

81. Kay, A D and Blazevich, A J (2012). »*Effect of Acute Static Stretch on Maximal Muscle Performance: A Systematic Review*«. Medicine & Science in Sports & Exercise 44(1):p 154–164.

82. Buric I et al. »*What Is the Molecular Signature of Mind-Body Interventions? A Systematic Review of Gene Expression Changes Induced by Meditation and Related Practices*«. Front Immunol. 2017 Jun 16;8:670.

83. Nuzzo, J.L (2020). »*The Case for Retiring Flexibility as a Major Component of Physical Fitness*«. Sports Med. 2020 May;50(5):853–870.

84. Davis B and Chen Wei-Ming (2004). *The Taijiquan Classics: An Annotated Translation*, Blue Snake Books.

85. Ebd.

86. Scofield KL, Hecht S. *Bone health runners, cyclists, and swimmers.* Curr Nov-Dec;11(6):328–34.81. »in endurance athletes: Sports Med Rep. 2012

87. Unschuld, P (2011). *Huang Di Nei Jing Su Wen.* University of California Press: Oakland, CA.

88. Anmerkung der Redaktion: Im Original ist an dieser Stelle eine Fußnote vorhanden; eine zugehörige Quellenangabe ist nicht aufgeführt.

89. ChenWeiming, Paul Brennan (trans.) 1925. *The Art of Taiji Boxing.*

90. Gary Carter, persönliche Mitteilung.

91. Amy Hunter, persönliche Mitteilung.

92. Alghadir AH, Zafar H, Iqbal ZA. »*Effect of tongue position on postural stability during quiet standing in healthy young males*«. Somatosens Mot Res. 2015;32(3):183–6.

93. di Vico R, Ardigò LP, Salernitano G, Chamari K, Padulo J. »*The acute effect of the tongue position in the mouth on knee isokinetic test performance: a highly surprising pilot study*«. Muscles Ligaments Tendons J. 2014 Feb 24;3(4):318–23.

94. Hsiu-fen Chen. »*Visual Representation and Oral Transmission of Yang-sheng Techniques in Ming China*«, www.readkong.com/page/visual-representation-and-oral-transmission-of-yangsheng-3884340.

95. Entnommen aus https://pubmed.ncbi.nlm.nih.gov/19082797

96. Twal WO, Wahlquist AE, Balasubramanian S. »*Yogic breathing when compared to attention control reduces the levels of pro-inflammatory biomarkers in saliva: a pilot randomized controlled trial.*« BMC Complement Altern Med. 2016 Aug 18;16:294.

97. Wile D (1996). *Lost T'ai-chi Classics from the Late Ch'ing Dynasty*, State University of New York Press.

98. Davis B and Chen Wei-Ming (2004). The Taijiquan Classics: An Annotated Translation, Blue Snake Books.

99. Chen Ziming (1237). *Comprehensive Compendium of Good Formulas for Women*, in Yi-Li, Wu (2010). *Reproducing Women: Medicine, Metaphor, and Childbirth in Late Imperia China*, University of California Press, Berkeley, CA.

100. Unschuld, P (2011). *Huang Di Nei Jing Su Wen.* University of California Press: Oakland, CA.

101. Lao Tsu (2011. *Tao Te Ching.* Übersetzer Gia-fu Feng und Jane English, mit Toinette Lippe, London, UK: Vintage Books.

102. I In Despeux, C, »*The Six Healing Breaths*« *chapter*, in Kohn, L (Ed.) (2006). *Daoist Body Cultivation: Traditional Models and Contemporary Practices.* University of Hawaii Press, Honolulu: HI.

103. Anmerkung der Redaktion: Im Original ist an dieser Stelle eine Fußnote vorhanden; eine zugehörige Quellenangabe ist nicht aufgeführt.

104. Roth, HD (1999). *Original Tao: Inward Training (Nei-yeh) and the Foundations of Taoist Mysticism*, Columbia University Press, New York.

105. Zhuangzi, zitiert in Kohn, L (2008). *Chinese Healing Exercises: The Tradition of Daoyin.* University of Hawai'i Press, Honolulu, HI.

106. Charlotte Furth (1999). *A Flourishing Yin: Gender in China's Medical History.* University of California Press.

107. Bordoni B, Purgol S, Bizzarri A, Modica M, Morabito B. »*The Influence of Breathing on the Central Nervous System.*« Cureus. 2018 Jun 1;10(6).

108. Ma X, Yue ZQ, Gong ZQ, Zhang H, Duan NY, Shi YT, Wei GX, Li YF. »*The Effect of Diaphragmatic Breathing on Attention, Negative Affffect and Stress in Healthy Adults.*« Front Psychol. 2017 Jun 6;8:874.

109. Lundberg JO. »*Nitric oxide and the paranasal sinuses.*« Anat Rec (Hoboken). 2008 Nov;291(11):1479–84.

110. Weitzberg E and Lundberg JO (2002). »*Humming Greatly Increases Nasal Nitric Oxide*«, Am J Respiratory Crit Care Med.

111. Eby GA (2006). »*Strong humming for one hour daily to terminate chronic rhinosinusitis in four days: a case report and hypothesis for action by stimulation of endogenous nasal nitric oxide production*«, Med Hypotheses.

112. Zelano C et al. »*Nasal Respiration Entrains Human Limbic Oscillations and Modulates Cognitive Function.*« J Neurosci. 2016;36(49):12448–12467.

113. Lin Yutang (1961). *The Importance of Understanding.* Heinemann.

114. Elliott, WJ, Izzo JL, Jr (2006). »*Device-Guided Breathing to Lower Blood Pressure: Case Report and Clinical Overview*«, MedGenMed.

115. Unschuld, P (2011). Huang Di Nei Jing Su Wen. University of California Press.

116. *Yangsheng yaoji [Essentials of Nourishing Life]*, zitiert in Ishinpo, 10th century CE. In Yoshinobu Sajkade, »*Longevity Techniques in Japan: Ancient Sources and Contemporary Studies*« in Kohn, L (1989). *Taoist Meditation and Longevity Techniques*, Centre for Chinese Studies Publications, Ann Arbor, MI.

117. Unschuld, P (2011). *Huang Di Nei Jing Su Wen.* University of California Press.

118. Lao Tsu (2011). *Tao Te Ching.* Übersetzer Gia-fu Feng und Jane English, mit Toinette Lippe, Vintage Books, London.

119. Luders E et al. (2009). »*The underlying anatomical correlates of long-term meditation: Larger hippocampal and frontal volumes of gray matter*«, NeuroImage, vol 45(3), pp672–8.

120. Luders E et al. (2011). »*Enhanced brain connectivity in long-term meditation practitioners*«, NeuroImage, vol 57(4), pp1308–16.

121. Roth, HD (1999). *Original Tao: Inward Training (Nei-yeh) and the Foundations of Taoist Mysticism*, Columbia University Press, New York.

122. Sun Simiao (652 CE). *Qianjin Yifang Supplement to Essential Prescriptions for Every Emergency worth a Thousand in Gold]*, chapter 15. Trans. Sabine Wilms.

123. Roth, HD (1999). *Original Tao: Inward Training (Nei-yeh) and the Foundations of Taoist Mysticism*, Columbia University Press, New York.

124. Knoblock, J and Riegel, J (trans.) (2001). *The Annals of Lu Buwei: A Complete Translation and Study (of the Lushi Chunqiu)*, Stanford University Press.

125. Li Ao, 9th century CE; in Chang, C (1977), *The Development of Neo-Confucian Thought*, Greenwood Press, Westport.

126. Mund M and Mitte K (2012). »*The costs of repression: a meta-analysis on the relation between repressive coping and somatic diseases.*« Health Psychol. 2012 Sep;31(5):640–9

127. Unschuld, P (2011) *Zhang Jiebin's 17th century CE commentary on the Yellow Emperor's Inner Classic, 2nd century BCE to 1st century CE. Huang Di nei Jing Su Wen.* University of California Press.

128. Cheng Hao, in Siu-Chi Huang (1999), *Essentials of Neo-Confucianism*, Greenwood Press.

129. Koton S et al. (2004). »*Triggering risk factors for ischemic stroke: A case-crossover study*«, Neurology, vol 63(11), pp2006–10.

130. Unschuld, P (2011). *Huang Di nei Jing Su Wen.* University of California Press.

131. Ebd.

132. Gia-fu Feng und Jane English (Übersetzer), (1974). *Chuang Tsu: Inner Chapters.* Wildwood House.

133. Li Yuheng (1570). *Unfolding the Mat With Enlightening Words (Tuipeng Wuyu).*

134. Unschuld, P (2011). *Huang Di nei Jing Su Wen.* University of California Press: Oakland California.

135. Ebd.

136. Ebd.

137. Roth, HD (1999). *Original Tao: Inward Training (Nei-yeh) and the Foundations of Taoist Mysticism*, Columbia University Press, New York.

138. Watkins LL et al. (2013). »*Association of anxiety and depression with all cause mortality in individuals with coronary heart disease*«, J Am Heart Assoc. 2013 Mar 19;2(2).

139. Roth, HD (1999). *Original Tao: Inward Training (Nei-yeh) and the Foundations of Taoist Mysticism*, Columbia University Press, New York.

140. Unschuld, P (2011). *Huang Di nei Jing Su Wen.* University of California Press.

141. Lao Tsu (2011. *Tao Te Ching.* Übersetzer Gia-fu Feng und Jane English, mit Toinette Lippe, London, UK: Vintage Books.

142. Tsai Chih Chung (Übersetzer), (1986). *Cai Gen Tan [Vegetable Root Discourses].* Asiapac Comic Series. China Books & Periodicals: San Francisco.

143. Stevenson, S. »*There's Magic in your smile*«, Psychology Today, 25 June 2012.

144. The Arts of Sleeping, Walking, Sitting and Standing, in Lin Yutang (1961). *The Importance of Understanding.* Heinemann.

145. Gia-fu Feng und Jane English (Übersetzer), (1974). *Chuang Tsu: Inner Chapters.* Wildwood House.

146. Hidemi Ishida, »*Body and Mind: The Chinese Perspective*«, in Kohn, L (1989). *Taoist Meditation and Longevity Techniques*, Centre for Chinese Studies Publications, Ann Arbor, MI.

147. *Xiang Xu kommentiert das Zhuangzi. Yangxing yanming lu [Nourishing Inner Nature and Extending Life]*, 7th/8th centuries CE, übersetzt von Kohn, L (2012). A Source Book in Chinese Longevity. Three Pines Press.

148. Lun Yu. *Conversations and Discourses [of Confucius]*, in Science and Civilisation in China: Volume 4, Physics and Physical Technology. Joseph Needham, 1971.

149. Auszug aus https://chinatxt.sitehost.iu.edu/Thought/Inner_Enterprise.pdf

150. Übersetzt von Heiner Fruehauf.

151. »*Commentaries on the hexagram Fellowship with Men*«, Wilhelm, R (1989). I Ching or Book of Changes. Trans. Baynes, CF and Wilhelm, R. Penguin, 1989.

152. *At the Heart of Healing: Connection, Ornish Lifestyle Medicine.* Available: www.ornishspectrum.com/ proven-program/ love-support.

153. Lao Tsu (2011). *Tao Te Ching.* Übersetzer Gia-fu Feng und Jane English, mit Toinette Lippe, Vintage Books, London.«

154. In David Hinton (2010). *Classical Chinese Poetry: An Anthology.* Farrar, Straus and Giroux, New York

155. Livia Kohn (2012) *A Source Book in Chinese Longevity*, Three Pines Press.

156. Vohs KD, Mead NL and Goode MR (2008). »*Merely activating the concept of money changes personal and interpersonal behavior*«, Current Directions in Psychological Science, vol 17(3), pp208–12.

157. Anmerkung der Redaktion: Im Original ist an dieser Stelle eine Fußnote vorhanden; eine zugehörige Quellenangabe ist nicht aufgeführt.

158. Dunn EW, Aknin LB and Norton MI (2008). »*Spending money on others promotes happiness*«, Science, vol 319(5870), pp1687–8.

159. Knoblock, J and Riegel, J (trans.) (2001). *The Annals of Lu Buwei: A Complete Translation and Study (of the Lushi Chunqiu)*, Stanford University Press.

160. Davis B and Chen Wei-Ming (2004). *The Taijiquan Classics: An Annotated Translation*, Blue Snake Books.

161. Ebd.

162. Tianjun Liu and Xiao Mei Qiang (2013). *Chinese Medical Qigong*, Singing Dragon.

163. Chen Weiming (1925). *The Art of Taiji Boxing*, übersetzt von Paul Brennan.

164. Davis B and Chen Wei-Ming (2004). The Taijiquan Classics: An Annotated Translation, Blue Snake Books.

165. Unschuld, P (2011). *Huang Di nei Jing Su Wen.* University of California Press.

166. Lao Tsu (2011. *Tao Te Ching.* Übesretzer Gia-fu Feng und Jane English, mit Toinette Lippe, London, UK: Vintage Books.

167. Liu I-ming (2006). *Awakening to the Tao.* Übersetzer Thomas Cleary, Shambhala Publications Inc. Boston: MA.

168. Lutang Sun, Joseph Crandall (2000). *Classical Taijiquan: Taijiquan Xue: A Study of Taijiquan, Smiling Tiger Martial Arts.*

169. Roth, HD (1999). *Original Tao: Inward Training (Nei-yeh) and the Foundations of Taoist Mysticism*, Columbia University Press, New York.

170. In Kohn, L (2008). *Chinese Healing Exercises: The Tradition of Daoyin.* University of Hawai'i Press, Honolulu, HI.

171. Unschuld, P (2011). *Huang Di Nei Jing Su Wen.* University of California Press: Oakland, CA.

172. Ebd.

173. Ebd.

174. Ebd.

175. Zitiert in Johannes Fabricius Alchemy (1976). *The Medieval Alchemists and their Royal Art*, Diamond Books.

176. Matthaeus Merian (1618). *Basilica philosophica.*

177. Roth, HD (1999). *Original Tao: Inward Training (Nei-yeh) and the Foundations of Taoist Mysticism*, Columbia University Press, New York.
178. Harper, D, 998. *Early Chinese Medical Manuscripts: The Mawangdui Medical Manuscripts*. Wellcome Asian Medical Monographs: London.
179. Lao Tsu (2011). *Tao Te Ching*. Translators Gia-fu Feng and Jane English, with Toinette Lippe, London, UK: Vintage Books.
180. Gia-Fu Feng and Jane English (2008). *Chuang Tsu: Inner Chapters*, Amber Lotus.
181. Graham, A. C. 1986. *Chuang-tzu: The Inner Chapters*. Allen and Unwin: London.
182. Aus *Zhuangzi* chapter 11, Zai You (Letting Things Be), Übersetzung von Liu, 2010.
183. Anmerkung der Redaktion: Im Original ist an dieser Stelle eine Fußnote vorhanden; eine zugehörige Quellenangabe ist nicht aufgeführt.
184. Knoblock, J, Riegel, J, 2000. *The Annals of Lu Buwei: A Complete Translation and Study*. Stanford University Press.
185. Quoted in Kohn, L, 2005. *Health and Long Life: The Chinese Way*. Three Pines Press: St. Petersburg.
186. Kohn, L (2008). *Chinese Healing Exercises: The Tradition of Daoyin*. University of Hawai'i Press, Honolulu, HI.
187. Unschuld, P (2011). *Huang Di Nei Jing Su Wen*. University of California Press: Oakland, CA.
188. In Stanley-Baker, M (2006). »*Cultivating body, cultivating self: a critical translation and history of the Tang dynasty Yangxing yanming lu (records of cultivating nature and extending life)*«. Indiana University MA thesis.
189. Ge Hong, *Inner Chapters of the Master Who Embraces Simplicity (Baopuzi yangsheng lun)*, in Kohn, L (2012). *A Source Book in Chinese* Longevity. Three Pines Press.
190. *Taiqing daoyin yangsheng jing (Great Clarity Scripture on Healing Exercises and Nourishing Life)* zitiert in Kohn, L (2008). *Chinese Healing Exercises: The Tradition of Daoyin*. University of Hawai'i Press, Honolulu, HI.
191. Despeux, C (1989). *Gymnastics: The Ancient Tradition*. In Kohn, L (1989). *Taoist Meditation and Longevity Techniques*, Centre for Chinese Studies Publications, Ann Arbor, MI.
192. Sun Simiao, *On Preserving Life (Baosheng ming)* in Kohn, L (2008). *Chinese Healing Exercises: The Tradition of Daoyin*. University of Hawai'i Press, Honolulu, HI.
193. Sabine Wilms. »*Nurturing Life in Classical Chinese Medicine*: Sun Simiao«. Journal of Chinese Medicine, Number 93, June 2010.
194. 1954 stellte das Tangshan Workers' Sanatorium 100 Betten für Qigong-Patienten zur Verfügung, von denen die meisten an »Neurasthenie« und Magenbeschwerden litten und sieben Stunden am Tag übten. Es folgte ein größeres Sanatorium in Beidahe, wo noch heute das Beidahe Rehabilitation Hospital unter der Leitung von Liu Guizhens Tochter Liu Yafei besteht.
195. Chen Shou, der sich der Entwicklung des *Qigong* verschrieben hatte, starb im Alter von 46 Jahren an den Folgen der heftigen Kritik während der Cutural-Revolution, und Zhou Qianchuan, ein Linienhalter der Emei-Tradition, starb 1971 im Gefängnis.
196. David A. Palmer (2007). *Qigong Fever: Body, Science, and Utopia in China*, Columbia University Press.
197. Chinese Health Qigong Association (2017). *Ba Duan Jin. Singing Dragon.*
198. Bromley, M et al, 2010. Jing Shen: A Translation of *Huainanzi Chapter 7.*
199. Auszug aus www.chungwahhealth.com/?page_id=26.
200. Ebd.
201. Ebd.
202. Auszug aus www.academia.edu/8264307/The_Story_of_Dr_Huan_Duke_Jing_and_the_Shaman_from_Mulberry_Fields.
203. Song Shuming (1908). *The Taiji Art,* übersetzt von Paul Brennan.
204. Davis B and Chen Wei-Ming (2004). *The Taijiquan Classics: An Annotated Translation*, Blue Snake Books.
205. In Sun Lutang (2003). *A Study of Taijiquan*. Übersetzt von Tim Cartmell, North Atlantic Books 2003.
206. Wile D (1996). *Lost T'ai-chi Classics from the Late Ch'ing Dynasty*, State Uni-versity of New York Press.

207. Auszug aus http://kung-fu.se/Baguazhang_circlewalk_2.html.

208. Diamond Body: *The Origins of Invulnerability in the Chinese Martial Arts*, Meir Shahar, in *Perfect Bodies: Sports, Medicine and Immortality*. Vivienne Lo ed. The British Museum Research Publication.

209. *Essence of Combat Science – An Interview with Mr. Wang Xiangzhai about the Essence of Combat Science*: https://xinyimeditation.com/wp-content/uploads/2012/10/Wang-Xiangzhai-Interview.pdf.

210. Zitiert in Farquhar, J and Qicheng Zhang (2012). *Ten Thousand Things: Nurturing Life in Contemporary* Beijing. Zone Books, New York, p180–1.

211. Roth, HD (1999). Original Tao: *Inward Training (Nei-yeh) and the Foundations of Taoist Mysticism*, Columbia University Press, New York.

212. Sabine Wilms trans. (2014). *Confucius. ›Lun Yu, Analacts‹*. Verfügbar unter www.happygoatproductions.com/translation-files.

213. *One Hundred and Eighty Precepts of Lord Lao, (4th century CE)*, in Selin, H (2003). *Nature Across Cultures: Views of Nature and the Environment in Non-Western Cultures*. Springer, New York.

214. In Paper, J, »*Daoism and Deep Ecology: Fantasy and Potentiality*«, in Girardot, NJ, Miller, J and Liu Xiaogan (Editors), (2001). *Daoism and Ecology: Ways Within a Cosmic Landscape. Center for the Study of World Religions,* Cambridge: MA.

215. Li Qingzhao war die berühmteste Dichterin Chinas.

216. Furth, C (1999). *A Flourishing Yin: gender in China's Medical History*, 960–1665. University of California Press, Berkeley: CA.

217. Xiangxiu, Stilname Ziqi, vermutlich 221– 300 n- Chr., zitiert in Stanley-Baker, M (2006). »*Cultivating body, cultivating self: a critical translation and history of the Tang dynasty Yangxing yanming lu (records of cultivating nature and extending life)*«. Indiana University MA thesis.

218. Unschuld, P (2011). *Huang Di Nei Jing Su Wen*. University of California Press: Oakland, CA.

219. Joseph Needham, mit Lu Gwei-Djen (2000). *The Spring and Autumn Annals of Master Lu in Science and Civilisation in China*, vol 6 Biology and Biological Technology, part VI Medicine, Cambridge University Press, 2000.

220. *Ge Hong (283–343), Baopuzi neipian [Inner Chapters of the Master Who Embraces Simplicity]*, zitiert und übersetzt in Campany, RF (2002). *To Live as Long as Heaven and Earth: A Translation and Study of Ge Hong's Traditions of Divine Transcendents (Daoist Classics)*, University of California Press.

221. Knoblock, J and Riegel, J (2000). *The Annals of Lu Buwei*, 3rd century BCE. Stanford University Press, Stanford, CA.

222. Thomas Michael (2016). *In the Shadows of the Dao: Laozi, the Sage, and the Daodejing*, State University of New York Press.

223. Stanley-Baker, M (2006). »*Cultivating body, cultivating self: a critical trans- lation and history of the Tang dynasty Yangxing yanming lu (records of cultivating nature and extending life)*«. Indiana University MA thesis.

224. *In Zhang Enqin (1990). Health Preservation and Rehabilitation, A Practical English-Chinese Library of Traditional Chinese Medicine.* Shanghai College of Traditional Medicine.

225. Linda Chih-ling Koo (1982). *Nourishment of Life: Health in Chinese Society*. The Commercial Press Ltd, Hong Kong.

226. In Soshitsu Sen XV (1998). *The Japanese Way of Tea: From Its Origins in China to Sen Rikyau.* Übersetzer V. Dixon Morris von Soshitsu Sen, University of Hawaii Press: Honolulu, HI 1998.

227. A. C.Graham (1999). *Disputers of the Tao: Philosophical Argument in Ancient China.* Open Court.

228. Davis B and Chen Wei-Ming (2004). *The Taijiquan Classics: An Annotated Translation*, Blue Snake Books.

229. Yichun Shengyi (Refined Medicine Remembered), in Scheid, V. (2007). *Currents of Tradition in Chinese Medicine 1626 to 2006*. Eastland Press: Seattle.

230. Hidemi Ishida, »Body and Mind: The Chinese Perspective«, in Kohn, L (1989). *Taoist Meditation and Longevity Techniques,* Centre for Chinese Studies Publications, Ann Arbor, MI.

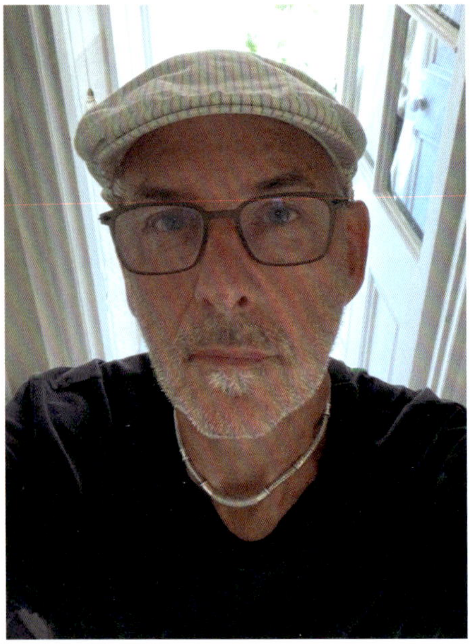

Über den Autor

Peter Deadman ist seit über 50 Jahren im Bereich Gesundheitsförderung tätig.

1971 war er Mitbegründer von Infinity Foods, einem Naturkostladen, der sich auf natürliche und biologische Lebensmittel spezialisiert hat und heute eine große Arbeitergenossenschaft ist, die über ihre Einzelhandelsgeschäfte in Brighton und ihr Lager-/Vertriebszentrum in ganz Großbritannien echte Lebensmittel anbietet.

1978 erwarb er die Qualifikation als Akupunkteur und 1993 als Praktiker für chinesische Kräutermedizin. Seit über 40 Jahren hält er international Vorträge über Chinesische Medizin und gesunde Lebensweise.

1979 gründete er das *Journal of Chinese Medicine,* das er bis 2017 herausgab und redigierte.

1998 veröffentlichte er zusammen mit den Autoren Mazin Al-Khafaji und Kevin Baker das Handbuch »*A Manual of Acupuncture*«. Es ist in gedruckter und digitaler Form in Englisch, Französisch, Italienisch, Deutsch, Niederländisch, Portugiesisch, Spanisch und Polnisch erhältlich und gilt als das Standardwerk für das Studium der Akupunkturpunkte.

Er praktiziert seit über dreißig Jahren *Qigong* und unterrichtet diese Kunst seit fünfzehn Jahren in Großbritannien und international.

Im Jahr 2016 veröffentlichte er »*Live Well Live Long: Teachings from the Chinese Nourishment of Life Tradition*« (Gut leben, lange leben: Lehren aus der chinesischen Tradition der Lebenspflege). Dieses Werk ist eine Zusammenfassung der fast 2500-jährigen *Yang Sheng*-Tradition und umfasst auch mehrere Jahrzehnte der Lebensstilforschung.

Er lebt in Brighton und Hove. Seine Frau Jenny ist Psychotherapeutin, sie haben zwei Töchter und drei Enkelkinder.

www.peterdeadman.com

Wir werden sanft und schwach geboren,
aber beim Tod sind wir steif und hart.
Grüne Pflanzen sind zart und voller Saft.
Wenn sie sterben, sind sie verwelkt und trocken.
Deshalb sind die Steifen und
Unbeugsamen Jünger des Todes.
Die Sanften und Nachgiebigen
sind Jünger des Lebens.«

Daodejing, 4. Jahrhundert v. Chr.

堅強者死之徒柔弱者生之徒